Preface 前　言

健康是人类生存的基本需求。心理健康是顺利开展学习、工作、事业和幸福人生的前提。现阶段，我国社会经济高速发展，生活节奏明显加快，工作竞争日趋激烈，人们的心理压力和负担过重，很容易产生并积累负性情绪。大学生是青年中的精英，他们的心理健康问题日益受到社会关注。而近些年多次出现的因学生心理失衡引发的恶性事件，让我们深深感受到加强大学生心理健康教育、全面提升大学生心理素质与健康水平的紧迫性和重要性。

在这种形势下，国家教育部就加强大学生心理健康教育工作下发了一系列文件，尤其是2011年教育部为深入贯彻落实全国教育工作会议、教育规划纲要以及全国加强和改进大学生思想政治教育工作座谈会的精神，进一步推进大学生心理健康教育工作科学化建设，特制定了《普通高等学校学生心理健康教育工作基本建设标准（试行）》和《普通高等学校学生心理健康教育课程教学基本要求》。根据新大纲新要求，并结合大学生的身心特点和思想情况，我们编写了本教材。

全书共分十二章，包括心理健康的基础知识、自我认识、人格发展、生涯规划、学习心理、情绪管理、人际交往、恋爱心理、压力与挫折、生命教育和心理危机应对等内容，基本上涵盖了大学生在校学习、生活期间面临的主要心理问题，是大学生心理健康教育课程的必备教材，也是关注自身成长与心理健康的大学生朋友的有益读本。在全书的各个章节中，均设计有“典型案例”、“相关知识”、“心理小故事”、“心理测试”、“心理训练”、“思考与练习”等部分，以提高趣味性、实用性和有效性，使学生在轻松快乐的气氛中受到良好的启迪和引导，从而促进学生心灵成长。

本书由王哲和贾楠同志担任主编，负责全书的方案编写、提纲设计、资料收集、统稿和修改工作。王哲、王飞、贾楠、孙波、孟奇恺、于惠舒、彭波、任文芳、郝艳君和张琼琼同志负责各章节的编写。由于心理健康教育工作是一个不断完善和改进的过程，加之编者水平有限，疏漏难免，敬请读者、同业指正。

编者

2012 年 6 月

目　录 Contents

第一篇

心理健康的基础知识

PART1

Chapter 1

第一章 大学生心理健康导论

案例

在每名学生心中，考上理想的大学是从小就树立的远大理想。然而，进入大学以后，面对着丰富多彩、充满挑战的大学生活，大学生们应该充满激情地去适应、去融入、去挑战、去驾驭，这样的生活，需要健康地去面对。韩梅梅是一名女大学生，她原本出生在一个幸福的家庭，父母收入稳定，还有一个大她两岁的哥哥，一家四口过着让人羡慕的生活。直到她五岁的那年，噩耗传来，父母因意外突然离世，从此她和哥哥便由好心的亲戚抚养长大。亲戚家生活并不富裕，再加上她们兄妹二人的花销，生活的艰辛可想而知，可是韩梅梅并没有因此消沉，她一直坚信这一切困苦只是她生命中的一段经历，难关一定会渡过，美好的生活就在前方。她独立自主、自强不息、心地善良、学习刻苦，以优异的成绩考入大学。进入大学以后，她在努力学习的同时利用业余时间做家教、当促销员，再没向家里要过一分钱。每天的学习、工作，使她瘦小的身体越发显得单薄，可是，她却总是笑盈盈的，从不叫苦。功夫不负有心人，韩梅梅在大学学习成绩一直名列前茅，赢得了身边老师和同学的赞赏，获得了“国家级奖学金”，荣获“三好学生”、“立志英才”等荣誉称号，大家都说她是一朵笑颜绽放的梅花。

韩梅梅是一位家庭不幸的大学生，尽管如此，她仍然热爱生活、热爱学习、乐观向上，不因生活的不幸而怨声载道、痛苦沉沦，而是笑对艰辛、勇敢面对，取得了良好的成绩，这都缘于她有良好的人生态度和健康的心理。大学是一个五彩缤纷的世界，每一名学生都有着各自的成长故事。试问，如果韩梅梅的心理脆弱不堪，她能否承受人生的风雨磨难？如果她没有良好的心理素质，她能否坚持学习，取得如此优异的成绩？当然是不能的。良好的心理素质、健康的心理状态是我们生活的重要保障，关系着每一位学子的成长。

第一节　健康与心理健康

自从人类诞生以来，人们就开始追求健康。但是健康的内涵究竟是什么？不同的时代有不同的解释。人类对健康的追求是与生产力水平、科学技术发展和社会进步密切联系的，随着科学技术与社会文化的发展，以及人们对各种健康问题的认识、研究与解决，对健康概念的认识逐步趋向全面、完善。

一、现代人的健康观

（一）健康的科学定义

健康是每个人所向往的。世界卫生组织（World Health Organization，WHO）前总干事马勒（Halfdan Mahler）博士曾指出："必须让每个人认识到，健康并不代表一切，但失去了健康，便丧失了一切。"对于健康的概念，传统的观点认为，躯体没病就是健康。因此，人们重视锻炼身体，却忽视了心理卫生的保健。

"健康"一词最早出现于我国儒家经典著作《周易》和《尚书·洪范》。《周易》曰："天行健，君子以自强不息。"《尚书·洪范》曰："身其康强，子孙其逢，吉。""健康"有"刚健"、"无病"，于是"安乐"之意。

1948年WHO提出，健康是一种生理、心理与社会适应都趋于完满的状态，而不仅是没有疾病和虚弱的状态，并进一步指出健康的新概念：一是精力充沛，能从容不迫地担负日常工作和生活，而不感到疲劳和紧张；二是积极乐观，心胸开阔，勇于承担责任；三是精神饱满，情绪稳定，善于休息，睡眠良好；四是自我控制能力强，善于排除干扰；五是应变能力强，能适应外界环境的各种变化；六是体重得当，身材匀称；七是眼睛炯炯有神，善于观察；八是牙齿清洁，无空洞，无痛感，无出血现象；九是头发有光泽，无头屑；十是肌肉和皮肤富有弹性，步伐轻松自如。

1989年，WHO进一步深化了健康的概念，认为健康不只是指身体无疾病，健康应包括躯体健康、心理健康、道德健康以及社会适应良好，要求人们从这四个方面综合评价一个人的健康。

相关知识：身心健康自我评估的七大标准

（1）快食：吃饭不挑食、不偏食，津津有味。

（2）快眠：较快入睡，睡眠质量好，精神饱满。

（3）快便：快速通畅地排泄，感觉轻松自如。

（4）快语：说话流利，头脑清醒，思维敏捷。

（5）快行：行动自如协调，迈步轻松有力，动作流畅。

（6）良好的个性：性格柔和、适应环境，为人处世好。

（7）良好的人际关系：与人相处自然融洽，朋友多。

记住这"五快"、"两良好"，你就可以随时评价自己的整体健康状况。

（二）亚健康概念

从健康的外延分析，过去人们将健康与疾病看成非此即彼的两个极端，无病便是健康，健康就是无病；现在人们更多地将健康看成一个连续体，在健康与疾病之间没有截然的分界点，在两个端点之间有一个很大的空间，既非健康又非疾病。人们将这一中间状态称为亚健康状态，或者“第三状态”。“第三状态”最早是苏联科学家布克曼（Buchmann）提出的。20 世纪 80 年代初，世界卫生组织提出了“亚健康”这个崭新的概念，即一种介于健康与疾病之间的“第三状态”，又称为“次健康”、“疾病前状态”、“灰色状态”、“潜临床状态”、“半健康”等。

从医学上来说，处于“第三状态”的人，虽然各项体检指标均为正常，也无法证明有某种器质性疾病，但与健康人相比却又显得生活质量差、工作效率低、极易疲劳，许多人常有食欲不振、睡眠不佳、腰酸腿痛、疲乏无力等症状。从心理健康的角度来看，处于“第三状态”的人，虽然没有明显的精神疾病与心理障碍，但无论如何都应该归为一种心理的非健康状态，外在表现为：学习、工作效率不高，情绪低落、反应迟缓、失眠多梦、白天困倦、注意力不集中、记忆力减退、烦躁、焦虑等。

二、心理健康的界定

（一）心理健康的概念

现代社会的发展对人才提出了更高的要求，人们的健康观念也在不断地发生着变化。心理健康的观念越来越被人们所接受，也越来越受到人们的重视。但对心理健康的认识却有很多种，下面介绍几种观点。

1. 国外心理学家的观点

（1）美国人格心理学家戈登·奥尔波特（Gordon W. Allport，1897—1967）认为心理健康包括 7 个方面：①自我意识广延；②良好的人际关系；③情绪上的安全性；④知觉客观；⑤具有各种技能，并专注于工作；⑥现实的自我形象；⑦内在统一的人生观。

（2）马斯洛（Maslow）和密特尔曼（Mittelman）提出心理健康的 10 条标准：①是否有充分的安全感；②是否对自己有较充分的了解，并能恰当地评价自己的能力；③自己的生活和理想是否切合实际；④能否与周围环境保持良好的接触；⑤能否保持自身人格的完整与和谐；⑥是否具备从经验中学习的能力；⑦能否保持适当和良好的人际关系；⑧能否适度地表达与控制自己的情绪；⑨能否在集体允许的前提下，有限度地发挥自己的个性；⑩能否在社会规范的范围内，适度地满足个人的基本需求。

（3）美国学者坎布斯（A. W. Combs）认为，一个心理健康、人格健全的人应有 4 种特质：①积极的自我观念；②恰当地认同他人；③面对和接受现实；④主观经验丰富，可供利用。

2. 国内心理学家的观点

（1）王极盛等认为，人的心理健康标准应包括 5 个方面：①智力正常；②情绪健康：情绪稳定与心情愉快是情绪健康的重要标志；③意志健康：行动的自觉性和果断性是意志健康的重要标志；④统一协调的行为：一个心理健康的人，他的行为是一致的、统一的，思想与行动是统一的、协调的，他的行为有条不紊，做起事来按部就班；⑤人际关系的适应。

（2）樊富珉提出大学生心理健康的7个标准：①能保持对学习较浓厚的兴趣和求知欲望；②能保持正确的自我意识，接纳自我；③能协调与控制情绪，保持良好的心情；④能保持和谐的人际关系，乐于与人交往；⑤能保持完整统一的人格品质；⑥能保持良好的环境适应能力；⑦心理行为符合年龄特征。

（3）郑日昌认为心理健康包括6个方面：①正视现实；②了解自己；③擅长与人相处；④情绪乐观；⑤自尊自制；⑥乐于工作。

（4）黄珉珉认为，心理健康的标准有8个方面：①能进行正常的学习、生活和工作；②能与他人和睦相处，保持良好的人际关系；③具有健全的人格；④具有良好的情绪体验；⑤具有正常的行为；⑥有正常的心理意向；⑦有良好的适应能力及对紧急事件的适应能力；⑧有一定的安全感，有信心和自立性。

（5）颜世富对健康提出12条标准：①智力正常；②有安全感；③情绪稳定，心情愉快；④意志健全；⑤对自己有充分的了解，并做出恰当的评价；⑥适应能力强；⑦能够面对现实，乐于工作、学习、社交；⑧人际关系和谐；⑨人格完整和谐；⑩睡眠正常；⑪生活习惯良好；⑫心理和行为与年龄相符合。

从广义上讲，心理健康是一种持续高效而满意的心理状态；从狭义上讲，心理健康是知、情、意、行的统一，是人格完善协调，人际关系的和谐与社会适应良好。迄今为止，关于心理健康还没有一个统一的概念，国内外学者一般认同心理健康标准的复杂性，既有文化差异，也有个体差异。一般而言，判断个体心理健康与否，主要从两个标准考虑。

其一，统计学标准。通常借助一些有针对性的心理测量工具了解个体的心理状况，然后与常模相比较。这个方式科学严谨，对个体与群体都方便实用，在心理学研究中应用较多，在了解大学生的心理健康状况、实施心理健康教育中常常用到。

其二，经验标准，即当事人按照自己的主观感受来判断自己的健康。研究者凭借自己的经验对当事人的心理健康进行判定，重在关注当事人的主观心理感受。由于每个人先天的遗传及后天的环境不同，经验标准更强调其个别差异。同样的生活事件，由于当事双方自我认知不同，自我体验不同，自我评价也不尽相同。

人的心理健康是指一种持续的、积极的心理状态。个体在这种状态下，能够与环境有良好的适应，其生活具有活力，能充分发挥其身心潜能，就可被视为心理健康。

（二）心理健康的等级

心理健康与生理健康是健康概念不可分割的部分，但是心理健康的标准并不像生理健康那样具体、精确、绝对。因为心理现象是主观精神现象，它的度量很难有一个固定而清晰的界限。根据中外心理健康专家们的研究，可将人的心理健康水平大致分为三个等级。

（1）*一般常态心理者*。表现为心情经常愉快，适应能力强，善于与别人相处，能较好地完成同龄人发展水平应做的活动，具有调节情绪的能力。

（2）*轻度失调心理者*。表现为不具有同龄人所应有的愉快，和他人相处略感困难，生活自理有些吃力，若主动调节或通过专业人员帮助，可恢复常态。

（3）严重病态心理者。表现为严重的适应失调，不能维持正常的生活、工作，如不及时治疗将会恶化，可能成为精神病患者。

（三）界定心理健康标准时应遵循的基本原则

（1）心理活动与外部环境是否具有同一性，即一个人的所思所想、所作所为是否正确地反映外部世界，有无明显的差异。

（2）心理过程是否具有完整性和协调性，即人在心理活动中认识、情感、意志三个过程，内容是否完整，是否协调一致。

（3）个性心理特征是否具有相对稳定性，即人的个性心理特征在没有重大的外部环境改变的前提下，人的气质、性格、能力等个性特征相对稳定，行为表现出一贯性。

由此可见，在具体界定心理健康标准时，一般应该从环境适应能力、挫折耐受能力、情绪调控能力、社会交往能力、自我意识水平等方面提出明确的标准。

心理小故事：心理健康问题的关注

20世纪初，美国有一位大学生叫比尔斯（C. W. Beers），1876年出生于康涅狄格州，18岁考入耶鲁大学的商学院就读商科。比尔斯思维敏捷，分析问题视角独特，对很多经济学问题都有自己独到的见解，深受商学院知名教授的重视与青睐，被预言为耶鲁大学冉冉升起的一颗经济学新星。然而，命运改变了他一生的生活轨迹！

比尔斯与哥哥住在一起，他的哥哥患有癫痫症，发作时四肢抽搐、口吐白沫、声似羊鸣（此病俗称羊角风）、痛苦万分，使他非常害怕。他带哥哥遍访名医，始终也未能治愈，且在寻医的过程中，医生告知他此病有遗传性。这条消息对比尔斯而言犹如晴天霹雳，他总担心自己也会像哥哥一样，终日生活在恐惧、担心、焦虑之中，终于在1900年因精神失常自杀未遂，被送进了精神病院。在住院期间，比尔斯亲眼目睹了精神病人所受到的种种粗暴、残酷的待遇与非人的生活，不胜悲愤。同时他深深感受到了社会对精神病人的歧视、偏见、冷漠。

三年以后，比尔斯病愈出院，他立志把自己的余生献给精神病患者。他向各个有关方面呼吁，要求改善精神病患者的待遇，并从事预防精神病的活动，但响应者甚少。于是，比尔斯根据自己的亲身经历和体会，用生动的文笔写成了《自觉之心》（*A Mind That Found Itself*），并于1908年3月出版。当时著名的心理学家、哈佛大学教授威廉·詹姆斯（W. James）给此书以高度评价，并为书作序。《自觉之心》问世后，在美国引起了巨大的轰动，使得社会各界人士对精神病患者的治疗方式展开了激烈的讨论，特别是在医学界关于治疗精神病，引发了一场空前的革命。康奈尔大学校长列文斯通·法兰（L. Farrand）等名人都被此书感动，纷纷支持比尔斯。于是1908年5月，世界上第一个心理卫生组织——“美国康涅狄格州心理卫生协会”诞生了，为心理健康运动的发展奠定了坚实的基础。比尔斯是发起人。协会的工作有5项：①保持心理健康；②防治心理疾病；③提高精神病患者的待遇；④普及关于心理疾病的正确认识；⑤与心理卫生有关机构合作。1909年2月，在比尔斯等人的积极努力下，“美国全国心理卫生委员会”在纽约成立，比尔斯任顾问。此后，心理卫生运动不仅在美国发展迅速，而且扩展到世界各国。1930 年，“第一届国际心理卫生大会”在华盛顿召开，到会 3 042 人，代表多个国家和地区，成立了一个永久性的“国际心理卫生委员会”，它的宗旨是：“完全从事慈善的、科学的、文化的、教育的活动，尤其关注世界各国人民的心理健康的保持和增进，心理疾病、心理缺陷等的研究、治疗与预防，以及全体人类幸福的增进。”

资料来源：欧阳辉，王宝森等．大学生心理健康学［M］．沈阳：辽宁教育出版社，2001.

心理健康运动的兴起与普及绝非偶然，它反映了社会发展的需要，也证明它符合人类自身的利益。随着现代化工业的发展、科学技术的进步，人们的生活和工作节奏大大加快，各种心理和社会的紧张刺激越来越多，对人们身心健康造成的威胁和危害也越来越大。在现代社会中，人人离不开心理健康。

三、生理健康和心理健康的辩证关系

无数科学事实和实践经验都证明，人的生理活动和心理活动是密切相关、互为依存的。不存在无生理活动的心理活动，也不存在无心理活动的生理活动，正如一张纸的正反面一样。因此，人的生理健康与心理健康是辩证统一的。

首先，当生理或心理一方面产生疾病时，另一方面也会受到影响。不少人都有这样的经历：当生理上有疾病时，情绪会低落、烦躁不安、容易发怒；当面临重要考试而紧张焦虑时，则会食而无味、胃口大减、失眠、头痛、易疲劳。许多研究表明，情绪主宰健康。强烈而持久的负性情绪，如烦恼、忧愁、焦虑、疑惧、失望等，最终会导致生理疾病。临床报告也指出，青年学生在应考期间，因精神负担过重，思想过度紧张、焦虑甚至恐惧，加之身体极度疲劳，正常饮食规律常被打破，容易导致急性胃炎、急性胃溃疡。因此，长寿学者胡兰夫德指出：“一切对人不利的影响中，最能使人短命和夭亡的是不良的情绪和恶劣的心境。”

其次，生理健康是心理健康的基础，而心理健康反过来也能促进生理健康。心理健康的人，生理上有了某些疾病，也比较容易治疗。我国古代有“养生五难”的说法。这“五难”是：名利不去为一难；喜怒不除为二难；声色不去为三难；滋味不除为四难；精神虚散为五难。它说明声色、利欲、喜怒无常、斤斤计较、患得患失、精神空虚等心理状态对身体健康有很大危害。心理学专家指出，人的身体内有一种有助于身心健康的力量，这种力量就是良好情绪的力量。一个人若善于调节情绪，经常保持心情愉快，就能够未病先防、有病早除。斯宾塞（Herbert Spencer，1820—1903）说得好：“良好的健康状况和由之而来的愉快情绪，是幸福的最好的资本。”

由此可见，生理健康和心理健康的辩证统一是现代健康的根本，健全的心理寓于健康的身体，健康的身体又依赖于健全的心理。

四、你的心理健康吗

你的心理健康吗？也许你会说，我不会自杀，更不会杀人，但这是否就意味着你的心理健康呢？

典型案例：高级碎饼干的故事

虽然生在外地、长在外地，但小陈一直强调自己是上海人，因为她父母都是真正的上海人，只是因为无可奈何的原因，他们从学校毕业以后，被分配到外地工作，一去就是几十年。在这期间，小陈的父母多次努力想回上海，但一直难圆其梦。好在小陈没有辜负父母的期望，高中毕业，终于如愿以偿，考回了上海。由于大学晚饭吃得早，所以大家都有一个习惯，准备些饼干点心，作晚上夜宵与平时零食。有一次，一位同学用非常便宜的价钱买回了碎饼干，大家觉得很合算，于是宿舍里五位外地同学都一窝蜂去买碎饼干做点心。两位上海同学除外，因为她们每次回家，父母都会为她们准备好各种各样精美的点心与零食。小陈也跟着大家买碎饼干，但有趣的是，每次小陈买回碎饼干，总要一本正经地对全宿舍的同学宣布："我买的是高—级—碎饼干，很贵的！要不要尝尝？跟一般的碎饼干可不一样！"一开始，大家还真会尝尝她的碎饼干有什么高级之处，尝过之后，似乎也没什么特别，但是，如果你这样说了，小陈会很生气。后来大家发现，小陈每次买回来的碎饼干都是高级的。这样的事重复多了，宿舍里的同学便会窃笑，但小陈对她的这种微妙的心理毫无觉察，仍然每次都郑重地宣布："我这碎饼干是高级的！"

实际上，这种脆弱的自尊心和无意识地寻求补偿与保护的心理，在大学生中是较为普遍的，这便是我们平常所说的虚荣心。也许你会说虚荣心谁都有，算不上不健康。果真是这样吗？一位家境贫困的女生，为了不使别人知道自己的"窘迫"，从来不在同学面前提起自己的父母和家庭，每天进餐时避开同学，只打一两白饭，而在穿衣上却要"名牌"。实际上，虚荣心是健康心理的大敌，因为它导致人回避现实、自欺欺人！虚荣心强的人，往往是内心不安全、不自信的人。就如同小陈，在外地人与上海人之间，她一直缺乏一个明确的自我确认，内心一直为不能做真正的上海人而耿耿于怀、而自卑。为了缓解内心的这种不安全感，她便在行为上模仿上海人、以上海人自居，在这样的心理背景下，自然演绎出"高级碎饼干"的故事。

值得一提的是，三年之后，临近毕业，宿舍里的同学重提"高级碎饼干"的故事，小陈已经能够坦然地面对自己当初的可笑心理，她抱出自己的饼干盒，掏出一包话梅递给大家，拖腔拉调地吆喝："欢迎品尝高级碎饼干，不一样的，是高—级—的！"大家相视一笑（不再是窃笑），继而大笑成一团。此时的小陈已经非常自信。

资料来源：季丹丹，曹迪．青春导航——大学生心理健康［M］．沈阳：辽宁大学出版社，2006.

曾经有人说，你们搞心理健康教育的人，整天就在挑人的毛病，在你们的眼里，没有一个人是健康的，所有人都有心理毛病。而我要说，并不是说所有人都有毛病，只是所有人都还有可以完善的地方。心理健康教育的目的就在于帮助人自我完善。

相关知识：学说三句话

"算了吧！"——生活中有许多事，可能你付出再多努力都无法达到，因为一个人目标的实现要受各种条件的限制，只要自己努力过、争取过，结果已经不很重要了。

“不要紧！”——不管发生什么事，没有过不去的坎。上天在关上一扇门时，必定会打开一扇窗，那么现在要做的就是寻找那扇窗。

“会过去的！”——不管雨下得多么大，连续下了多少天，你都要对天晴充满信心，因为一切都会过去的。不论何时，都要以积极的心态去面对生活，坚信总有雨过天晴之时。

第二节　大学生心理发展的特点

在校大学生是文化层次较高的，最富有理想、朝气的青年群体。与西方国家的大学生不同，中国大学生的群体特征相对突出，表现在年龄段的相对集中（一般在18～23岁）、学习和生活环境相对封闭、学习条件相似等方面。大学生的心理活动特征以其生理特征为基础，同时又受社会环境和教养方式的影响。因此，要了解大学生的心理健康问题，必须熟悉大学生的心理发展特点。

一、大学生的生理特征

18～23岁的大学生，其生理特征主要表现在体、力、脑、性四个方面的巨大变化。

（1）体，突出地体现在身高和体重的急剧变化。人一生有两次生长高峰：一是出生到1周岁，这一时期身高可增加50%，体重可增加一倍；二是青年期，男女青年平均每年的身高和体重都增长较快。迅速的成长使青年人骨骼粗壮、肌肉发达，在体形上跻身成人的行列。

（2）力，青年期生命力处于最旺盛时期。身体的各个系统、器官全面发展；心脏的重量猛增至出生时的10倍，肺活量达4 800毫升，食欲极佳，胃肠容量达到最大，体温、脉搏、呼吸、血压发生明显变化，脑垂体加快各种激素的分泌，新陈代谢处于最佳状态。青年人充满了生机和活力。

（3）脑，大脑和神经系统处于最发达状态。脑重量达到极值，脑神经细胞的分化机能达到成人水平，大脑的第一和第二信号系统的功能已经完善。由于大脑的发达和完善，使得青年人能够理智地走向社会。

（4）性，青春期是性萌发和性成熟最神秘、最敏感的时期。第一、第二性征突出变化，男女性别差异明显。在青年中期，个体的生理发育已接近完成，已具备了成年人的体格以及各种生理功能，故又称此阶段为性成熟期。

青年时期的体、力、脑、性四个方面的巨变，为青年的心理变化提供了良好的物质基础。

二、大学生的心理特征

（一）心理发展的过渡性

青年期是少年向成年人转变的过渡期，也是少年心理向成人心理过渡的关键期。从心理发展水平看，多数大学生的心理正处于迅速走向成熟但又没有达到完全成熟的时期。从心理发展过程看，认知迅速发展，达到了相对成熟；认知的核心要素思维已由经验型向理论型转化；情感也从激情体验、易感状态逐步升华过渡到富于热情、充满青春活力；社会道德感和社会责任感增强。在意志行动上，则从容易冲动发展到具有一定的自控力，形成相对稳定的行为习惯。从个性发展看，性格、能力等个性心理特征都达到相对稳定和渐至成熟的水平；理想、信念、自我意识等个性意识经过大学阶段逐渐接近成人的发展水平。

（二）心理发展的可塑性

大学时代是人生各种心理品质全面发展、急剧变化的时期。大学生在这一时期心理发展存在不稳定、可塑性大的特点。例如：在认知方面容易偏执；在情绪方面容易走极端；在意志方面有时执拗；在个性方面，虽然许多个性品质已基本形成，但却容易受外界或生活情境的影响。

（三）心理发展的矛盾性

当代大学生由于在学校受教育时间长，从家门到校门，没有社会生活经验，从而心理成熟滞后于生理成熟。经济上不独立以及现代价值多元化的影响等，使得大学生的心理既存在积极面，又存在消极面，这必然导致各种矛盾和冲突。大学生常见的心理矛盾有以下几种。

1. 理想与现实的矛盾

大学生对未来有自己的设想，一般理想比较高，希望将来能发挥自己的才能，成为对社会有用之人。然而，在现实生活中往往难以找到实现理想的途径，有的面对前进道路上的障碍没了信心和方法；有的只有美好的向往而没有切实的行动；有的眼高手低，不喜欢“从我做起，从小事做起”，只想做大事而一鸣惊人，这就必然产生理想与现实的矛盾。

2. 情绪与理智的矛盾

大学生的情绪是丰富而动荡的，往往容易激动、兴奋，也容易消沉、失望，特别在挫折面前，情绪容易走向极端。其原因是心理发育相对滞后，往往从某种感性认识或经验直觉出发评价自己以及周围的人和事情，以个人的情趣、好恶为标准处理问题。

3. 独立与依赖的矛盾

从中学进入大学，每个人在生理上逐渐成熟，在心理上则增强了独立的倾向。大学生独立意识、自我意识大大加强，渴望摆脱家庭和老师的束缚。但是，大学生还处于学习阶段，经济上必须依赖父母的供给，而且缺乏独立生活的经验，还不能真正依靠自己的力量来独立解决生活中遇到的一些问题，不能恰当地处理社会交往中的各种关系，一时难以摆脱对家庭、老师的依赖，也就不可避免地造成独立与依赖的矛盾。

4. 乐群与防范的矛盾

大学生一般远离亲人，渴望交友，乐于群体活动。但大学生彼此之间相处的时间较短，一时难以建立心贴心的真情与友谊，在与他人的交往中，总是带有试探和防范的心理，这就产生了乐群与防范的矛盾。因此，大学生经常感叹接触的人很多，信得过的人却很少；同学很多，知心朋友却很少。

5. 自尊与自卑的矛盾

经过激烈的竞争进入大学校园的大学生成为青年中的佼佼者，受到社会的称赞、父母的宠爱、同龄人的羡慕，容易产生一种优越感和自豪感，表现出强烈的自尊心。然而，大学里人才济济，高手如林。许多高中时期的尖子生，其优势不再明显，失去了往日的荣耀，易产生心理失衡。有的同学因此就怀疑自己、否定自己，产生了自卑感、挫折感和焦虑感，表现为自我评价过低、丧失信心、悲观失望、不求进取，甚至走向退学和轻生等极端。

6. 竞争与求稳的矛盾

当代大学生平等竞争意识较强，渴望在平等的条件下参与竞争，以便充分地发挥自己的能力，实现自己的奋斗目标。他们对那些投机取巧、靠侵害别人的利益获取好处的行为深恶痛绝。但在实际竞争中他们又怕风险，抱怨竞争的残酷性，出现求稳心态。竞争与求稳的冲突在择业时表现得尤为突出。

以上这些心理矛盾如果得不到合理解决和正确引导，就容易引发心理问题。

（四）大学生心理发展的差异性

不同年级的大学生心理发展的特点不同，具体表现在以下几个方面。

1. 适应期

大学新生怀揣“胜利者”的喜悦进入大学后，突出的问题主要是如何适应大学生活，如何建立起新的人际关系。有调查显示，在大学新生中，有适应不良和人际交往问题的占68.7%，他们的心理矛盾主要是：自豪感和自卑感交织；新鲜感和恋旧感交织；轻松感和紧张感交织；奋发感和被动感交织。这个时期一般是在大学一年级。

2. 发展期

当新生适应了大学生活，建立起了新的心理平衡后，大学生活进入了相对稳定的时期，这是大学生成才定型的关键时期。大学生大多产生了自信心，竞争意识增强，突出的心理问题是：成才道路的选择与理想的树立，学习目标的实现，学习态度的确立，学习方法的掌握，以及学习心理结构的形成。这个时期是大学生人生观的形成时期，也是实现大学教育目标的关键时期。这个时期一般是在大学二年级至三年级。

3. 成熟期

大学生经过3～4年的大学生活和学习，世界观、人生观逐步形成，心理逐渐成熟，他们的心理特点与成人的心理特点有许多相近之处。但是，这个时期也是大学生从学生生活向职业生活的过渡阶段，他们又要面临新的心理适应。例如，是继续升学还是就业？是留在国内深造还是联系出国？求职择业中双向选择的压力，也使大学生的心理又掀起波澜。这时他们的心理特点主要是：紧迫感、责任感和忧虑感同时存在。

三、大学生的社会适应性特征

社会适应性是指人与社会相互作用时的心理承受水平以及自我调节能力。它包括人的气质、性格、应激能力等心理指标。社会适应性能影响和制约一个人对知识的运用、经验的积累和才能的发挥。例如，在应激状态下，一个人的情绪稳定性和应变能力往往比智慧显得重要。

在校大学生总体上是从学校到学校的生活道路，主要的生活环境是学校这个相对独立、相对封闭、相对单纯的环境，而且备受呵护，因此在社会适应方面还存在局限。目前，我国大学生在社会适应方面出现了较为明显的特征，主要体现在社会认知片面、自我定位偏差、就业与职业胜任问题、心理调适能力和人际调适能力低下等几个方面。

第三节 大学生心理健康的标准

伴随着我国高等教育大众化阶段的来临，越来越多的适龄青年有机会进入大学，接受高等教育。虽然大学作为“传递高深学问的场所”依旧是青年心中的象牙塔，但大学生们已渐渐走出“天之骄子”的神话，开始回归现实生活。此刻，成长的压力与动力并存，机遇与挑战同在，个人成长与心理困惑共生。如何使自己保持良好的心理状态，这是每个大学生面临的任务。

一、大学生心理健康及其意义

（一）大学生心理健康的含义

综合国内外专家学者的观点，根据大学生这一特殊群体的年龄特征、心理特征和社会角色特征，大学生心理健康应从两个层面来理解。一是指心理健康状态，即心理健康是一种持续的、积极的心理状态，个体在这种状态下能更好地适应环境、发展自我。具体表现在：个体对内部环境具有安全感，对外部环境能以社会认可的形式去应对，能充分体现出生命的活力，最大限度地发挥出其身心功能和潜能。表现在行为上，一方面，能为社会所接受；另一方面，又能为自身带来快乐和成就。二是指维持心理健康、保持和改善个体对环境的适应、减少问题行为以及预防与治疗精神疾病的原则和措施。

综上所述，大学生心理健康的概念可定义为：个体能够适应发展着的环境，具有完善的个性特征，且其认知、情绪反应、意志行动处于积极状态，并能保持正常的调控能力。

（二）大学生心理健康的意义

大学生心理健康是学校教育的重要目标之一。一方面，只有通过积极的教育措施，才能预防不健康的心理，防止产生心理疾病，保证大学生成为有理想、有道德、有文化、有纪律的一代新人。另一方面，心理健康又是学生有效地学习和工作的一个必要条件。在学习和工作中，如果学生能够心情舒畅、精神振奋，就可以发挥更大的主观能动性，产生事半功倍的效果。相反，如果学生情绪紧张、焦虑不安、心烦意乱、灰心绝望，学习和工作则往往事倍功半。

心理学家的研究结果证实：每个人都会在某种程度上具有创造的天性，但只有保持健康心理的人才会把创造性表现出来。心理不正常者，包括情绪低落者、焦虑者等，往往无法发挥出自己正常的水平，甚至无法专心学习和工作。美国心理学家推孟（L. M. Terman）在《天才的发生学研究》中，分析了同为高智商的150名最成功者和150名最不成功者，发现他们之间的主要区别在于：取得最后成果的持久力、锲而不舍的精神、自信心、社会适应力和实现目标的内驱力等健康的心理素质方面。

在现实生活中，我们也常看到心理健康的人其目标追求明确、具体而现实，在目标实现过程中既能持之以恒，又能沉着应对困难和挫折，因而在事业上能比一般人更有建树。对当代大学生而言，健康的心理对其成长的作用体现在以下几个方面。

第一，健康的心理是顺利完成学业的基本条件。大学学习是一项艰苦的脑力劳动，需要消耗大量的生理和心理能量，会带来疲劳和紧张。健康的心理使学生在学习时能全神贯注、记忆清晰、联想丰富、思维敏捷，使整个智力活动处于兴奋活跃状态，从而有助于提高学习效率。同时，也使学生在这种状态下感受到学习的乐趣和身心的愉悦。

第二，健康的心理有利于大学生自我意识的发展和个性的完善。心理健康的大学生具有自我反省与自制力。健康的心理能使其正确认识和评价自己，正确地对待生活中的挫折；使其思想开放，无论身处顺境还是逆境，都能以乐观态度、进取精神正视现实、正视自己，以社会道德、法律规范来约束自己。反之，心理不健康的大学生，则会表现出精神不佳、自卑、忧郁、苦闷与悲观，造成情绪、性格、人际关系上的缺陷，直接影响其社会适应能力和成才目标的实现。

典型案例：成长的挫折

他来自一个良好的家庭，父母都是高级知识分子，作为家庭中的独生子，他享受到父母无所不在的爱。从小学到大学，他走得非常顺利，进入一所名牌大学学习自己喜欢的专业，似乎成功一直垂青于这位一帆风顺的年轻人。然而，在高手如林的大学，他不再一枝独秀。大学第一学期的考试中，班级30个人，他只获得了第16名的成绩，这样的结果是他不能接受的。用他自己的话讲："这种挫败感是从来没有过的！"随着学业成绩平平，他感到空前的压力。渐渐地他变得沉默寡言，离群索居，原来那个阳光男孩变得郁郁寡欢，昔日的鲜花、荣誉和掌声离他远去了。他谈道："这一年的大学生活如同炼狱般难熬，原来的优势和优越感在一夜之间就离我远去了，像做了一场梦一样。背着同学和父母，我不知偷偷哭过多少次，我已在告诫自己要接受平凡的自我，以一颗平常心对待这一切，但想要做到很难，毕竟以前太顺了，顺利得连自己都以为生活本来就如此。"

这是在自我实现过程中遇到的困惑。幸运的是，他看到了自己成长的动力，他主动向学校心理辅导部门求助，并进行了自我分析与自我定位，顺利渡过了成长中的挫折，在后来的大学生活中，他逐渐调整自己的目标，并以积极的心态面对挫折，顺利完成了大学学业并考上了研究生。

资料来源：段鑫星，程靖，等. 大学生心理危机干预［M］. 北京：科学出版社，2006.

第三，健康的心理有利于大学生学习成绩的提高。许多研究表明，大学生的学习成绩与智力虽然有关联，但两者只是中等程度的相关。有些大学生虽然智力不太突出但成绩较优异，有些大学生虽然智商很高但成绩平平。对于已具备了一定知识基础的大学生而言，学习兴趣、学习动机、情绪、态度、意志和个性特点等非智力因素对学习更具有影响力，它们对学习活动起着动力、定向、激励、强化、维持和调节等作用。心理学研究证实：心理健康的学生，学习成绩优于心理不健康者；心理健康的学生，其工作效率胜于心理不健康者。

第四，健康的心理有助于大学生潜能的开发。20 世纪初，美国著名的心理学家威廉·詹姆斯（William James，1842—1910）就曾断言，普通人只开发了他们全部潜能的极小部分。他说："与我们应该成为的人相比，我们只苏醒了一半，我们的热情受到打击，我们的蓝图没能展开，我们只用了我们头脑和身体资源中极小的一部分。"在肩负重任，面临全面建设小康社会、推进中国特色社会主义进程的今天，大学生的潜能开发显得尤为重要。健康的心理会促进大学生开发自己的潜能，注意发展、完善和实现自我。在面对生活中某些失败的教训时，他们一般不会产生哀怨或沮丧的不良情绪，而是建设性地对待问题，努力去争取活动的成功。

第五，健康的心理有利于大学生满怀信心地走向社会。现代社会要求人才不仅具有良好的思想品德、优异的学识才能，还要有稳定的情绪、良好的人际交往能力和较强的社会适应能力等心理素质。健康的心理会促使大学生：在大学学习时，积极培养和提高自身的综合素质，目标明确地努力追求成功；在遇到失败和挫折时，善于总结经验，积极寻找新途径和新方法；在面对选择时，勇于表现自己，善于推销自己，充满自信，不畏艰难、不怕失败，以较强的知识储备和充分的思想准备，满怀信心地走向社会。

心理小故事：心理对人的行为的影响

弗洛姆（Erich Fromm）是美国一位著名的心理学家。一天，几个学生向他请教：心态对一个人会产生什么样的影响？他微微一笑，什么也不说，就把他们带到一间黑暗的房子里。在他的引导下，学生们很快就穿过了这间伸手不见五指的神秘房间。接着，弗洛姆打开房间的一盏灯，在这昏黄如烛的灯光下，学生们才看清楚房间的布置，不禁吓出了一身冷汗。原来，这间房子的地面有一个很深很大的水池，池子里蠕动着各种蛇，包括一条大蟒蛇和三条眼镜蛇，有好几条毒蛇正高高地昂着头，朝他们"滋滋"地吐着芯子。就在这蛇池的上方，搭着一座很窄的木桥，他们刚才就是从这座木桥上走过来的。

弗洛姆看着他们，问："现在，你们还愿意再次走过这座桥吗？"大家你看我我看你，都不作声。过了片刻，终于有 3 个学生犹犹豫豫地站出来。其中一个学生一上去，就异常小心地挪动着双脚，速度比第一次慢了许多；另一个学生战战兢兢地踩在小木桥上，身子不由自主地颤抖着，才走到一半，就挺不住了；第三个学生干脆弯下身来，慢慢地从小桥上爬了过去。

"啪"，弗洛姆又打开了房间内另外几盏灯，强烈的灯光一下子把整个房间照耀得如同白昼。学生们揉揉眼睛再仔细看，才发现在小木桥的下方装着一道安全网，只是因为网线的颜色极暗淡，他们刚才都没有看出来。弗洛姆大声地问："你们当中还有谁愿意现在就通过这座小桥？"学生们没有作声。"你们为什么不愿意呢？"弗洛姆问道。"这张安全网的质量可靠吗？"

学生心有余悸地反问。

弗洛姆笑了："我可以解答你们的疑问了，这座桥本来不难走，可是桥下的毒蛇对你们造成心理威慑，于是，你们就失去了平静的心态，乱了方寸，慌了手脚，表现出各种程度的胆怯。可见，心态对行为当然是有影响的啊。"

资料来源：季丹丹，曹迪．青春导航——大学生心理健康［M］．沈阳：辽宁大学出版社，2006.

二、大学生心理健康的标准

综合考虑国内外学者对心理健康及其依据的多种论述，根据大学生这一特殊群体的年龄特征、心理特征和社会角色特征，可归纳出当代大学生心理健康的 8 条基本标准。

一是智力正常。智力，是人的观察力、注意力、记忆力、想象力、思维力、创造力及实践活动能力等的综合，包括在经验中学习或理解的能力、获得和保持知识的能力、迅速而成功地对新情境做出反应的能力、运用推理有效地解决问题的能力等。这是大学生学习、生活与工作的基本心理条件，也是适应周围环境变化所必需的心理保证，因此，也是衡量大学生心理健康的首要标准。一般来说，衡量大学生的智力是否正常，关键要看其是否正常地、充分地发挥了自我效能。大学生智力正常且充分发挥的标准是有强烈的求知欲和浓厚的探索兴趣；智力结构中各要素在其认知活动和实践活动中能积极协调地参与，并能正常地发挥作用，乐于学习。

二是情绪健康。其标志是情绪稳定和心情愉快。这是大学生心理健康的一个重要指标，因为情绪在心理状态中起着核心作用，情绪异常往往是心理疾病的先兆。大学生情绪健康应包括以下内容：愉快情绪多于负性情绪，乐观开朗、富有朝气，对生活充满希望；情绪较稳定，善于控制与调节自己的情绪，既能克制又能合理宣泄自己的情绪，情绪的表达既符合社会的要求又符合自身的需要，在不同的时间和场合有恰如其分的情绪表达；情绪反应与环境相适应，反应的强度与引起情境相符合。

三是意志健全。意志是人在完成一种有目的的活动时进行的选择、决定与执行的心理过程。意志健全者在行动的自觉性、果断性、顽强性和自制力等方面都表现出较高的水平。意志健全的大学生在各种活动中都有自觉的目的性，能适时地做出决定并运用切实、有准备的方式解决所遇到的问题，在困难和挫折面前，能采取合理的反应方式，能在行动中控制情绪和言而有信，而不是行动盲目、畏惧困难、顽固执拗。

心理小故事：驴子的故事

人生必须渡过逆流才能走向更高的层次，最重要的是永远看得起自己。

有一天，某个农夫的一头驴子不小心掉进一口枯井里，农夫绞尽脑汁想办法要救出驴子，但几个小时过去了，驴子还在井里痛苦地哀嚎。

最后，这位农夫决定放弃，他想这头驴子年纪大了，不值得大费力气把它救出来，不过无论如何，这口井还是得填起来。于是农夫便请来左邻右舍帮忙，打算一起将井中的驴子埋了，以免除它的痛苦。

农夫的邻居们人手一把铲子，开始将泥土铲进枯井中。当这头驴子了解到自己的处境时，刚开始哭得很凄惨。但出人意料的是，一会儿这头驴子就安静下来了。农夫好奇地探头往井底一看，出现在眼前的景象令他大吃一惊：当铲进井里的泥土落在驴子的背部时，驴子的反应令人称奇，它将泥土抖落在一旁，然后站到铲进的泥土堆上面！

就这样，驴子将大家铲倒在它身上的泥土全数抖落在井底，然后再站上去。很快地，这只驴子便得意地升到井口，然后在众人惊讶的表情中快步地跑开了！

就如驴子的情况，在生命的旅途中，有时候我们难免会陷入“枯井”里，会有各种各样的“泥沙”倾倒在我们身上，而想要从这些“枯井”脱困，秘诀就是：将“泥沙”抖落，然后站到上面去！

资料来源：张云．大学生心理健康向导［M］．上海：华东师范大学出版社，2007.

四是人格完善。人格是个体比较稳定的心理特征的总和。人格完善就是指有健全统一的人格，个人的所想、所说、所做都是协调一致的。人格完善包括人格结构的各要素完整统一；具有正确的自我意识，不产生自我同一性混乱，以积极进取的人生观作为人格的核心，并以此为中心把自己的需要、目标和行动统一起来。

五是自我评价正确。正确的自我评价是大学生心理健康的重要条件，大学生在进行自我观察、自我认定、自我判断和自我评价时，能做到自知，恰如其分地认识自己，摆正自己的位置，既不以自己在某些方面高于别人而自傲，也不以某些方面低于别人而自卑，面对挫折与困境，能够自我悦纳，喜欢自己，接受自己，自尊、自强、自制，适度自爱，正视现实，积极进取。

六是人际关系和谐。良好而深厚的人际关系，是事业成功与生活幸福的前提。和谐的人际关系，既是大学生心理健康不可缺少的条件，也是大学生获得心理健康的重要途径。其表现为：乐于与人交往，既有广泛而深厚的人际关系，又有知心朋友；在交往中保持独立而完整的人格，有自知之明，不卑不亢；能客观评价别人和自己，善取人之长补己之短，宽以待人，乐于助人，积极的交往态度多于消极态度，交往动机端正。

七是社会适应正常。个体应与客观现实环境保持良好秩序，既要进行客观观察以取得正确认识，以有效的办法应付环境中的各种困难，不退缩；又要根据环境的特点和自我意识的情况努力进行协调，或改变环境适应个体需要，或改造自我适应环境。

八是心理行为符合大学生的年龄特征。大学生是处于特定年龄阶段的特殊群体，大学生应具有与年龄和角色相适应的心理行为特征。

三、正确理解心理健康的标准

心理健康的标准是一种理想尺度，它一方面为人们提供了衡量心理是否健康的标准，同时也为人们指出了提高心理健康水平的努力方向。正确认识和运用大学生心理健康标准应注意以下几个问题。

一是标准的相对性。事实上，大学生心理健康与不健康并无明显界限，而是一个连续化的过程。如果将正常比作白色，将不正常比作黑色，那么，在白色与黑色之间存在着一个巨大的缓冲区域：灰色区域，大多数人都散落在这一区域内。对于多数大学生而言，在人生的发展过程中面临心理问题是正常的，从良好的心理状态到严重的心理疾病之间有一个广阔的过渡带。在许多情况下，异常心理与正常心理，变态心理与常态心理之间没有绝对的界限，只是程度的差异而已，不必大惊小怪，应积极加以矫正。与此同时，个体灰色区域也是存在的，大学生应提高自我保健意识，及时进行自我调整。

二是整体协调性。把握心理健康的标准，应以心理活动为基本考察其内外关系的整体协调性。从心理过程看，健康的人的心理活动是一个完整统一的协调体，这种整体协调保证了个体在反映客观世界过程中的高度准确性和有效性。事实表明，认识是心理健康的起点，意志行为是人格面貌的归宿，情感是认识与意志之间的中介因素。因而，心理不健康与有不健康的心理和行为表现不能等同。心理不健康是指一种持续的不良状态。偶尔出现一些不健康的心理和行为并不等于心理不健康，更不等于已患心理疾病。因此，不能仅从一时一事而简单地给自己或他人下心理不健康的结论。

三是发展性。心理健康的状态不是固定不变的，而是动态变化的。随着人的成长，经验的积累，环境的改变，心理健康状况也会有所改变。事实上，不健康的心理可能是人在发展中不可避免的发展性问题，随着个体的心理成长逐渐调整而趋于健康。

如果每个人在自己现有的基础上能够做不同程度的努力，那么，每个人都可追求自身心理发展的更高层次，从而不断发挥自身的潜能。大学生心理健康的基本标准，是他们能够进行有效地学习和生活。如果正常的学习和生活都难以维持，就应该及时予以调整。

心理小测试：心理健康测试表

下列30项中，如果是“常常”或“几乎是”，就写“A”；如果是“偶尔”或“有点儿”就写“B”；如果是“完全没有”，就写“C”。因为是你自己的事情，所以请你坦率地写记号：

1. 上床后，无论如何也睡不着，即使睡着，也不能熟睡，只是做梦。

2. 心情焦躁不安，做事没有效率，情绪也在不断地变化，精力不集中，健忘——符合其中一项。

3. 懒得做任何事，也没有做的精神。虽然很着急，认为这样不行，却仍然游手好闲，虚度光阴。

4. 与人见面感到麻烦。

5. 对诸如“口中积着唾液”，“自己身体有怪味”或“有口臭”等这种事情很在意。

6. 有种想法浮现在脑海难以忘记，无论如何也难以排除。

7. 没有道理的失败，严重失败，不道德或粗暴的事情，犯罪——有做了其中的事的感觉。

8. 担心是否锁着门或着了火，躺在床上后，又起来确认，或刚一出门就返回之类的事情。

9. 脸红，或与人见面时，害怕给对方有不愉快印象的倾向。

10. 一紧张就出汗或血一下子涌上大脑，身体无缘无故地开始颤动。

11. 高处、宽敞场所、上锁的狭窄房间、电梯、隧道、地道、拥护的人群——害怕其中的一项的倾向。

12. 害怕特定的动物、交通工具（电车、公共汽车等）、尖物及白色墙壁等稍微奇怪的东西的倾向。

13. 感到被谁监视、被窥探或被人暗地里说坏话。

14. 有别人想加害自己，企图陷害自己的感受。

15. 不触摸什么或不做卜算之类的东西，就不能外出，不能从事工作，不能上台阶，走路不隔一基石迈步，就不舒服，以及此类的东西。

16. 伏案工作或学习时，数纸的页数、铅笔的支数，对其他事情也是如此，不计算就不行。

17. 从早晨到上班，或从回家到就寝，有不按程序办事就不行的倾向。

18. 一天必须洗几遍手，公用电话的话筒不擦就不能使用，或对不洁物体极端在意。

19. 在鸦雀无声的集合或重要会议中，被想叫喊的冲动所驱使，或其他害怕和冲动的倾向。

20. 站在经常有人自杀的著名场所、悬崖边、大厦顶、路边，有摇摇晃晃跳下去的感受。

21. 面临担心的事情和困难的场面，就有呕吐、泻肚、胃疼、头痛、心脏病发作、发疼及发热的症状。

22. 白天突然被不可抗拒的睡眠所袭扰，无论如何抵抗还是睡着了。

23. 恰如报社记者不能整理文章，广播员广播出现错误一样，认为自己的学习和朋友方面出现棘手的征象。

24. 对心脏声音和呼吸作用非常介意，或为此难以成眠。

25. 突然感受到心脏停止跳动、呼吸困难、要晕倒或类似的事情。

26. “灾难临头”或“受到不幸”等畏惧虚构的事情的倾向。

27. 非常担心是否患癌症、脑中风、心脏病、各种传染病及其他疾病的倾向。

28. 悲观地看待事情，无精打采，情绪忧郁，心情不好。

29. 认为自己不行，或给周围添麻烦，虽然想活着，但又无可奈何。

30. 除以上列举的症状外，被断定“自己一定是神经症”的时候。

自我诊断的方法：A 是 2 分，B 是 1 分，C 是 0 分，请算出合计分。

评价如下：

0～5 分，请放心，你的心理非常健康，神经强韧，能顺利地适应现实。但是，也许过于强韧，请反省自己是否给周围的人“有点缺乏细致和灵活”的印象。

6～13 分。如果你还在城市，并从事脑力劳动或费神的工作，大致还属于健康的范围，但是你必须改正“神经症与自己完全无关”的想法，你也有患神经症的可能性。

14～25 分，你在精神方面有些疲劳，应该减少工作量，或通过休假或休闲的方式改变情绪。应该采取适当的治疗方法。

26～30 分，是黄牌警告，有可能患了神经症，所以建议你去看心理医生。虽在这种自我诊断中得分较高，但立即断定自己是神经症还为时过早，不过还是有必要找专门的医生进行细致的检查。

第四节 大学生心理健康的维护和促进

一、影响大学生心理健康的因素

社会环境、家庭影响、学校教育与大学生自身因素都直接影响大学生心理健康水平。

（一）社会环境

社会物质、社会意识、社会风气、社会舆论四方面对大学生的影响较大。市场经济带来物质产品的巨大丰富，利益格局的重新调整等，这些都会对大学生产生一定的影响。在社会意识方面，社会主义市场经济体制的建立和发展，必然伴随着价值观念的转换。社会的变迁过程，实际上也是一种心理态度、人生价值观和思想行为等定位、更新和变革的过程。与此同时，社会风气、社会舆论也会在成长着的大学生中留下深层的心理积淀。正确的舆论有利于大学生心理健康成长，不正确甚至错误的舆论会对大学生心理的健康成长构成不良影响。社会各种因素的综合作用，必然对大学生心理产生不良的投射效应。

（二）家庭影响

家庭的影响主要包括家庭的情绪氛围、父母的教养态度及家庭结构、家庭经济状况四个方面。家庭是人生的奠基石，父母是孩子的第一任老师，对学生的成长与成才的影响是长久而深远的。家庭的情绪氛围是良好心理素质形成的前提，家庭成员间的语言及人际氛围，直接影响着家庭中每个成员的心理，对个性逐渐成熟的大学生影响更具有特别的意义。父母的教养态度和教育方法直接影响孩子的行为和心理，民主、平等而非命令、居高临下的，开明而非专制的，潜移默化而非一味娇宠的教育方法，有利于学生心理的健康发展；家庭结构的变化如单亲家庭、重新组合家庭等必然对正在读书的大学生心理有一定影响；家庭经济状况特别困难甚至贫困的学生易产生心理不适感。

（三）学校教育

教育层面的影响分两个方面：一是高等教育观念的变化，高等教育逐步适应市场，专业拓宽，提高学生的适应力与能力，应试教育逐步弱化；二是高等教育招生、就业体制的改变，学生交费上学，在一定范围内自主择业，市场增加了对高校与学生的约束机制。这一切都直接冲击着当今大学生的心理，他们必须承担上学所需要的教育成本，面对求学、择业过程中选择机会的增多，选择难度的增大，他们有着更多的焦虑、不安、失落、无所适从。而在择业过程中，人才市场的不规范更深深地刺激着当今大学生的心理。学生既希望参与竞争，又担心失利；既希望手中握有更多的机遇，又担心失去原有的保障。

（四）大学生自身因素

自身因素分为个体心理品质、环境变迁、人际关系与生活事件四个方面。

一是个体心理品质方面的因素。自然人与社会人的冲突、文化人与社会人的冲突、成才与成人的相互关系、心理品质的稳定与耐挫折能力等都是影响个体心理健康水平的重要因素。

二是生活环境与学习环境的变化。大学生活空间相对狭小，生活方式各不相同，学习环境包括教学方式、师生关系、学习主体、竞争对手与竞争方式等都发生了改变，如果不能及时调整自己以适应新的生活、学习环境，易产生心理不适。

三是人际关系的变化。大学是社会的缩影，进入大学后，学生的人际交往关系也有了扩大和发展。大学生迫切希望得到他人的认同，获得归属感和尊重感，而他们与人交往、相处的经验又相对较少。

四是日常生活事件的困扰。个人患病、评优落空、考试失败、经济困难、学习压力过大或负担过重、失窃或被人误会等生活事件，特别是对人身造成重要影响的事件，对大学生的心理健康水平影响是直接的。

二、维护和促进大学生的心理健康

大学生的心理健康与否，不仅关系到学生个人的学习、生活、发展和高等教育目标的实现，更关系到民族与国家的未来。因此，大学生心理健康的保持与维护显得非常必要与重要。

影响大学生心理健康的因素是多方面的，因此，大学生心理健康的保持与维护便成为一项系统工程。社会、家庭和包括高校领导与管理人员、教师、班导师、辅导员在内的学校教育工作者，都有责任促进大学生的心理健康。大学生既是教育的客体，也是自我教育的主体，因此，更有责任并通过具体措施来保持与维护自身的心理健康。

（一）大学生心理健康的自身关注

1. 培养健全良好的个性

人的任何活动都是在一定的个性参与下实现的。不良的个性容易诱发心理疾病，而良好的个性对心理失调具有“免疫”能力。大学生培养健全良好的个性品质，提高人格境界，有益于积极有效地开展各种活动，促进身心健康发展。个性是心理现象的重要组成部分，是指在个体思想和行为中表现出来的比较稳定的特征和倾向，是心理活动长期积累的结晶。它包括个体的认知素质、情感品质、意志品质、兴趣素质、性格品质等。大学生要保持与促进自身的心理健康，必须注重良好个性品质的培养。具体而言，应注意以下几点。

（1）*树立正确的人生观与世界观。*只有树立正确的人生观和世界观，才能对社会、对人生、对世界的事物，有正确的认识和了解，并能采取适当的态度和行为反应，做到冷静而稳妥地处理事情；同时要心胸开阔，保持乐观主义精神，提高对心理冲突和挫折的耐受能力，防止心理障碍的发生。

(2) 通过多种途径正确认识自我，并培养悦纳自我的态度，做到自信、自尊、自重和自豪。

(3) 培养宽广的胸怀，保持乐观情绪，做到心胸宽广、豁达大度。

(4) 有多方面的兴趣和爱好。珍惜学习机会，热爱自己所学的专业，并注意保持广泛的兴趣，发展自己的想象力和创造力。

(5) 磨炼意志，迎难而上，培养良好的意志品质。一方面，要有勇敢面对逆境的心理准备，对挫折有正确的认识，不断提高对挫折的承受能力，在挫折面前不惊慌失措，采取理智的应对方法，化消极因素为积极因素；另一方面，能够根据实际情况，不断调整自己的心理需要和心理期望。

虽然大学生的个性在进入大学学习之前已基本定型，具有稳定性，但是个性又具有可塑性，大学生可以通过大学教育教学活动、文体活动、人际交往活动、社会实践活动和自我教育活动，进一步培养和健全良好的个性。

2. 加强心理卫生知识的学习与应用

心理卫生又称精神卫生，是与生理卫生相对而言的，我国著名心理学家潘菽在《教育心理学》一书中指出："我们因注重身体的健康，故研究生理卫生；我们若要使心理得到健全的发展，则必须注重心理卫生。"

(1) 掌握一定的心理卫生知识。大学生可通过自学、讲座、课堂教学和各种宣传媒介等途径，学习并掌握好心理卫生知识，它将有益于大学生从理论上正确理解和认识自身出现的心理问题，是大学生自我心理保健的理论武器和向导。

(2) 学习负担适量。大学生的主要任务是学习，很多心理活动都与学习有关。研究表明，个体在适度的压力和焦虑情绪之下，可以提高思考力和机敏度。因此，大学生的学习应有一定的压力，这种压力对心理健康发展及学业的完成是必要的，但不能过分加重负担。许多新生入学，容易出现两种倾向：一是觉得苦读中学这么多年，好不容易进了大学，可以好好轻松一下，而大学相对中学来说，大学里有更多的自由，也比较轻松，没有老师家长的过多的干涉与束缚，于是终日玩乐，不思进取，高呼"60 分万岁"，任自己的大学时光荒废过去；二是个体不太适应大学的学习方式，同时周围又强手云集，以前在本地区的那种优势不复存在，再加上家乡的父老乡亲给予自己的厚望，于是感到压力很大，产生高度焦虑，这种状况导致他们在学习上疲于应付，进而其自信心受到严重影响。这两种不良倾向，最终都可能导致学业挫折，给学生带来苦恼及自我否认等心理问题。

(3) 生活节奏合理，有张有弛。大学校园生活是丰富多彩的，这为大学生合理安排生活节奏，积极参加多种多样的文体活动提供了十分有利的外在条件。丰富的校园生活既可调剂紧张的学习生活，又可使大学生开阔视野、广交朋友，发现自己在各方面的潜力，增加与他人相处的经验，从而经常体验到愉悦。这种平稳的积极状态，能使大学生充分发挥其潜在能量，增强自信，使自己的生活有节奏感，劳逸结合可以提高学习效率，使学习得到最佳的效果。

（4）注意保护大脑。大脑是心理活动的最重要的物质基础。大脑受到损伤，心理健康就无从谈起。过度的疲劳、紧张，或长时间的高度兴奋、强烈刺激，都会引起脑力衰竭。而脑力一旦衰竭，恢复起来就比较困难。因此，大学生千万注意不要图一时之快、逞一时之强，而忽视了用脑卫生。

3. 保持健康的情绪

情绪对于心理健康来说，是至关重要的。几乎每一种心理疾病都有其情绪上的表现。稳定而良好的情绪状态，使人心情开朗，轻松安定，精力充沛，对生活充满乐趣与信心。相反，如果一个人情绪波动不稳，患得患失，喜怒无常，处于不良的情绪状态中，而自己又不会调节和控制，就会产生心理失衡和心理危机，严重的甚至精神错乱。大学生情感丰富而冲动，就更应学会保持健康的情绪。

第一，应学会合理宣泄。找到充分表达自己情绪的方法，既不要压抑自己，也不要放纵自己。每个大学生都应意识到，任何一种情绪，都是由一定的原因引起的。正视这种原因，接受这种情绪，并让它适当地表达出来，才会有益于健康。在生活中，人们难免会遇到不良刺激而出现负面的情绪反应，如愤怒等。然而，剧烈的情绪波动会降低人的理智水平，一旦失去了控制，会带来许多不良后果。所以，一个人应在自己情绪剧烈变化的过程中，及时给予调节控制，以避免愤怒情绪的最终爆发。

第二，对于消极情绪，要学会几种自我疏导、自我排遣的方式。当遇到忧愁、不平和烦恼时，应把它发泄出来。长期压抑情绪是对心理健康有害的。在忧郁的时候，找知心朋友或亲人倾诉，使不良情绪得以发泄，也有可能缓解压抑的心情，甚至大哭一场也不失为一种调整机体平衡的方式。在倾诉郁闷的过程中，还可能获得更多的情感支持和理解，获得认识问题的新视角和解决问题的新思路，增强克服困难的信心。对一件令人沮丧的事，越是注意它，就越会限制自己的思维，使自己越发低沉。这时，不妨将自己的注意力转移到别的事物上去，暂时离开这件不愉快的事，去看看电影、听听音乐，这样便可使忧闷排遣出来。还有一种很好的调节方式就是幽默，幽默能使紧张的精神放松，摆脱窘困的场面，消除身心的某些痛苦，调节和保持心理健康。

4. 建立良好的人际关系，学会关爱

建立良好而真诚的人际关系，是非常重要的心理保健途径。大学生都是同龄人，共同点较多，人际关系比社会上单纯。和谐的人际关系，可以增加自信和理解，减少心理上的不适，实现心理平衡。健康的心理需要丰富的营养，最重要的营养就是爱。爱不是抽象的，它有着十分丰富的内涵。除了大家通常意义上的男女爱情之外，诸如眷恋、关怀、惦念、安慰、鼓励、帮助、支持、理解等，都可归为爱的范畴，而这些都可以从良好的人际关系中得到，反过来，又可以使人际关系更为和谐。大学生的友谊往往是深刻而持久的，它可以成为大学生感情的寄托，可以增加归属感。此外，去关心他人，理解他人，又能促使自己拥有博大的胸怀，从而大大增加生活、学习、工作的信心和力量，最大限度地减少心理应激和心理危机感，这是人们维护和保持心理健康的最基本、最重要的因素之一。一个孤芳自赏、离群索居、生活在群体之外的人，是不可能做到心理健康的。

在交往过程中应该意识到，现实生活中的每个人都不可能是完美无缺的，在个性、行为习惯、价值观念和情绪状态等各个方面都可能会有各自的优点与缺点。因此，对他人要有一种宽容的态度，不要期望过高。对他人期望过高，往往会产生失望感，其结果是使自己的心理平衡受到干扰，对自己制造更大的阻力，也给自信心和心境造成不良影响，而且还会给今后的进一步发展造成不良影响。

5. 树立符合实际的奋斗目标

每个人都有成功的欲望，大学生的这种成功欲望更为强烈。但客观地讲，每个人的能力都有一定的限度，都具有优势和劣势两个方面。一个心理健康的人，应该能对自己的能力做出客观评价，并依此付诸社会实践。做到这一点，对于保护个体，少受挫折及充分发挥才能等都是非常重要的。因此，不对自己过分苛求，把奋斗目标确定在自己力所能及的范围以内，使自己通过艰苦努力，能最终实现目标。成功的体验，对于维持心理健康是极为重要的。

与此相反，如果不自量力，仅凭良好的愿望和热情，盲目地树立宏伟目标，结果往往是目标落空，个人在心理上蒙受打击，产生挫折体验，不仅白白耗费了精力，也给自信心和心境造成不良影响，这些都会影响到今后的进一步发展。

此外，树立切实的目标，还包括不盲目地与人竞争，以避免过度紧张。大学生处于青年阶段，与同龄人在一起容易争强好胜、相互攀比，有些大学生常暗示并鼓励自己与他人竞争。然而，正如前面所指出的，每个人的精力有限，优势各异，如果处处与他人竞争，不可避免地会受到一些挫折、失败。况且，处处竞争会使自己终日生活在紧张的状态之中，心理上承受过大的压力，这对心理健康极为不利。因此，每位大学生应根据自己的实际情况，选择竞争的领域。这样，一方面有利于充分发挥自己的优势，获得成功；另一方面，也会有助于身心健康发展。

6. 学会自娱自乐

一个人如果能注意培养和发展自己的业余爱好，进行多方面的自我娱乐活动，就可在寂寞孤独、烦闷忧郁时，通过自我娱乐来缓解压抑，这对心理健康是极有好处的。人不可能总是工作和学习，利用业余时间，积极开展愉快的娱乐活动，做到积极的放松和休整，才能使自己得到真正的身心保健，并使自己更有效地从事工作和学习。每个大学生在大学阶段，都要依据自己的性格特点和条件，注意培养和发展一些兴趣和业余爱好，学会自娱自乐，这对维护自身的心理健康是十分有益的。

7. 掌握自我心理调节的方法

自我心理调节是指通过自己的认识、言语、思维等活动来调节和改善自己的心理状态，以达到保持和维护心理健康的过程。自我心理调节是自我心理保健的核心，离开了自我调节，心理保健也就无从谈起。大学生有意识地运用自我调节方法，对克服心理障碍、预防心理疾病的发生不仅是必要的，而且是可行的。大学生常用的自我调节的方法有以下几种。

（1）自我暗示法，指借助积极合理的言行，对自己施加影响以达到调节自己心理状态的方法。比如，面临失败和挫折时，可用“失败乃成功之母”来暗示和激励自己。

（2）合理宣泄法，指采取不危害他人、社会和自己的方式，将内心痛苦或怨恨发泄出来，以缓解或消除不良情绪，使心理恢复正常的方法。如在极度痛苦悲伤时放声大哭，或诉诸笔端，或找亲朋好友“一吐为快”，或进行剧烈的劳动与体育运动，或听听音乐、看看幽默小说与杂志，转移注意。

（3）自我代偿法，指当自己某一需要不能满足时，通过别的途径满足需要，或改变原有目标，用另一种目标取代的方法。如长相平凡不出众的同学，可发奋学习，在学业上出类拔萃；当不了学生干部，可通过各种途径展示自己的才华，以弥补自尊和自信等。

（4）自我升华法，指将自己不为社会认可的动机或需要转变为符合社会要求的动机或需要，变消极心理和行为为积极心理和行为的方法。如不少大学生把嫉妒升华为奋发努力、积极进取的动力；把单相思转化为珍视友谊的情感等。

（5）幽默化解法，指自己在遇到挫折或处于尴尬处境时，用机智有趣或可笑而意味深长的语言、行为来化解困境，消除误会，减轻紧张气氛，放松情绪，达到维持心理平衡。如某校一女生上台演讲，在一片热烈的掌声中不慎绊倒在地，下面一阵哄笑，这位女生迅速站起来说：“谢谢大家的掌声，都把我倾倒了。”全场掌声骤起，演讲顺利进行。

（二）学校心理健康教育体系的构建

1. 开设心理健康教育课程

课堂教学可以使学生系统地了解心理学的基本知识，如：正确认识自我与完善自我；有效的情绪调节与管理；挫折应对与意志力培养；培养与塑造良好的个性；学习心理与创造性思维；沟通与人际关系；恋爱心理与爱的能力培养；确立职业生涯规划；心理健康与心理问题的预防。这些都是大学生心理咨询中常见的，是大学生密切关注的内容。这些内容在以往的课程里是没有的，但却是每个大学生都会遇到的，也是大学生所需要的。

2. 开展心理咨询

心理咨询又可分为个体心理咨询和团体心理咨询。个体心理咨询是一对一的形式，学生就自己遇到的问题向咨询者寻求帮助。团体心理咨询是咨询者面对一群具有相同心理困惑的人而采取的心理咨询。大多数的时候，人们总是习惯于采取一对一的个体心理咨询。事实上，团体心理咨询在某些情况下效果非常好，因为对某些人来说，他们需要来自他人的支持。对于那些陷入困境而不能自拔的人，团体咨询往往非常具有价值。如把具有相同人际交往障碍的学生组成一个小组，在这个小组中，他们可以获得一种支持性力量，觉得自己不再孤单，从而增强克服障碍的决心。同时，在心理咨询中心还可以开设热线电话，以便使有困难的学生及时得到帮助。

3. 开发网络心理健康教育

随着高科技的发展，普及单一课堂教育已经不能有效解决大学生普遍存在的心理问题，而网络化教育不分时间、不分地点、没有强制性的这些特点更容易被大学生接受，更有利于帮助他们解决有关学习、生活等一系列心理压力和问题。在网络普及心理健康教育，是对课堂教育的丰富和补充，可以使高校心理健康教育逐步普及走向完善。网络普及心理健康教育的具体方法可以有多种形式，诸如在网上开设心理学方面的课程，举办网上心理健康专题讲座，在网上进行心理健康培养，在网上进行心理健康测试等。

4. 建立三级心理健康防护网

（1）心理卫生的三级预防。传统的心理卫生“三级预防”思想着眼于防病、治病，其目标是使人们不生病，少生病或病了能迅速治愈。具体而言，包括以下几个方面。初级预防：向人们提供心理卫生的知识，以防止和减少心理疾病的发生；二级预防：尽早发现心理疾病患者并提供心理和医学的干预，同时也包括设法缩短病人的病程和降低复发率；三级预防：防止住院病人的心理异常转为慢性，使他们尽快回到社会生产和独立自主的生活中去，同时对慢性病人设法减轻其精神残疾的程度，适当地提高他们的社会适应能力。

（2）心理预防的三级网络。大学生心理健康工作必须有一定的制度和组织保证，必须形成全校师生人人关心心理健康的共识。近年来，许多高校积极努力，逐步建立了三级心理保护网。

1）班级保健网。由心理健康教育工作者在学生中通过各种途径普及心理卫生知识，培训一个心理卫生骨干，如宿舍心理联络员、班级心理健康委员、心理健康社团骨干等。他们生活在学生中，宣传心理健康，及时发现同学中出现的心理问题，并介绍、推荐有困扰的学生去寻求专业帮助。

2）系级保健网。对院、系与学生关系密切的人员，如辅导员、班导师、学生工作相关人员，进行心理健康专题培训，使他们初步了解大学生心理健康的状况，学会区分思想问题与心理问题，并解决一般心理问题，使学生能够得到及时的帮助。如果遇到更难的问题，知道寻找专业机构。

3）校级保健网。以学校心理健康教育机构为主，如大学生心理咨询中心，培训专业人员，以帮助那些有严重心理困扰的学生，并通过心理健康普查，了解学生心理健康状况，有针对性地、有计划地提出切实可行的心理健康方案。

心理小故事：平凡人，平常心

三伏天，禅院的草地枯黄了一大片。

“快撒点草种子吧！好难看哪！”小和尚说。

“等天凉了。”师父挥挥手，“随时！”

中秋，师父买了一包草籽，叫小和尚去播种。

秋风起，草籽边撒、边飘。

“不好了！好多种子都被吹飞了。”小和尚喊。

“没关系，吹走的多半是空的，撒下去也发不了芽。随性！”师父说。

撒完种子，跟着就飞来几只小鸟啄食。

“要命了！种子都被鸟吃了！”小和尚急得跳脚。

“没关系！种子多，吃不完！”师父说，“随遇！”

半夜一阵骤雨，小和尚早晨冲进禅房：“师父！这下可真完了！好多草籽被雨水冲走了！”

“冲到哪儿，就在哪儿发！”师父说，“随缘！”

一个多星期过去。

原本光秃的地面，居然长出许多青翠的草苗。一些原来没播种的角落，也泛出了绿意。

小和尚高兴得直拍手。

师父点点头：“随喜！”

人，以及一群人组成的公司等组织，在这个世界上面临的根本威胁，不是自身能力或机遇上的不足，而是因无法抵御各种刺激（特别是诱惑）而导致的情绪失控，以至于他（它）不顾自然之道，采取了非理性的行动。

禅师的这份平常心，看似随意，其实确实洞察了世间玄机后的豁然开朗。为什么我们在心境上，会反复振荡与浮躁、得意、狂喜、傲慢、迷茫、不安、沮丧、焦虑、恐惧甚至绝望之间？恐怕是因为当我们还是一张白纸时，被灌输了过于狭隘的价值观，树立了急功近利的成就导向。

怀雄心壮志，当然能做事；但怀平常心，有时能把事做得更多更好，因为他心无滞碍，自然能发挥出全部潜力。综观古今中外，真正的高手，都是那些能以平常心之缰牢牢地驾驭雄心壮志这匹烈马的人。所谓“像一个凡人那样活着，像一个诗人那样体验，像一个哲人那样思考。”

如果一个人，真的能放下急功近利的浮躁，顺应自然之道，以关心服务他人为己任，认认真真地做好力所能及的事，抱着互惠互利的原则，与周边环境协调发展；而不是片面地急于从别人那里索取利益和关注，他还会在快速多变的竞争环境中，动辄患得患失，以致如秋雨中瑟缩的叶子般，宠辱“皆”惊，阵脚纷乱吗？

资料来源：http：//bbs. artron. net/archiver/？tid-1429872. html.

思考与练习

1. 如何科学的理解健康？
2. 大学生心理健康的标准有哪些？
3. 影响大学生心理健康的因素有哪些？
4. 如何维护和促进自身的心理健康？
5. 心理训练：关爱与温暖

训练目的：采用问答的方法，学会关注他人，体会被别人关注的感觉。

训练方法：5个人一组，自由提问。一次只能对一个人提一个问题，提问和回答的时间不要过长。每个人都要问到其余4人，你想了解的对方的情况都可以问，答者要尽量回答，如果别人问的问题自己实在不想回答，可以明确表示出来。问题尽量不要重复。提问者会关注别人的信息，回答者因被别人提问而感受被关注的感觉。如果还有问题或者想回答问题的人不便公开回答，可以留到自由交谈时再进行问答。

心理分析：拥有健康心理的人能够真诚地赞美别人，不虚伪地恭维别人；能够善意地批评别人，不会迁就别人的缺点，而是以合适的方式加以指出并帮助其改善，使别人受到关注而增加信心。

Chapter 2

第二章
心理咨询

案例

韩梅梅出生在一个困难家庭，父母用微薄的收入供养她读书。从小她就深深地感到自己和其他小朋友有着很大的不同。别人有漂亮文具她买不起，别人玩的新鲜玩具她不能玩。长期的经济拮据导致了她深深的自卑。看着其他小朋友每天幸福的笑容她总是感到自己是不幸的。她没有朋友，刻意远离群体，独自学习，只有优异的成绩能让她脆弱的内心偶尔强大起来。上大学，一定要上大学，上了大学就没人会瞧不起我了，年幼的韩梅梅在心里无数次地重复着这句话。功夫不负有心人，韩梅梅终于以优异的成绩考入梦想的大学，一切又变得美好了，她终于得到了改变命运的机会。谁知进入大学以后，韩梅梅很不适应新的学习生活环境。大学是天之骄子聚集的地方，很多人都是才华横溢，自己不再是那个人人都夸的天才学生；大学的生活五光十色，自己不再是那个什么都行的全能少年。一种挫败感和失落感让她更加不适应，无助和恐惧再次袭来，一个人吃饭，一个人上自习，独来独往，不与其他人沟通交流。其实，她也很想融入到同学当中去，可是担心自己被拒绝，担心自己不被接受，担心自己被嘲笑……后来，经过学校心理咨询中心老师的咨询和辅导，她明白了一直以来自己都无法逾越的这个障碍是自我，从此，她鼓起勇气和信心面对自己、面对他人，对自己进行重新审视，有了新的认识。韩梅梅学会笑了，懂得了自信和勇敢，懂得了真诚与合作。慢慢地，她发生了改变，不再怨天尤人，不再自寻烦恼，变得勇敢、自信，学习成绩优异，和同学一起快乐地生活，利用业余时间勤工俭学参加社会实践……她感觉自己很幸福。

通过这个事例，我们能够看到，韩梅梅同学遇到的是自我认知方面的心理困扰问题，窘迫的家境使她感觉很自卑，能够正确认识生活、认识自己，通过心理咨询老师的辅导后，心境有了很大的变化，精神面貌也改变了很多，内心的感受也不一样。从自我感觉不幸、怨天尤人、忧郁度日到阳光洒脱地享受幸福生活的改变过程，她的生活和处境没有什么太大的变化，变化的是她的心态，由此，我们可以看到，相同的条件下，心理的健康程度不同，对生活的幸福感觉就不同。心理困扰人人都有，只不过存在的程度有很大的差异，如果这些困扰不能得到及时的解决，就有可能发展为心理问题，甚至会导致心理疾病。因此，在日常生活中，遇到了心理困扰，不要逃避，要通过心理咨询及时地解决。

第一节 心理咨询概述

心理咨询早在20世纪30年代就出现在美国的大学校园里，目前已成为高等教育的重要组成部分。我国的大学生心理咨询活动起步于20世纪80年代中期，现已初步形成规模，并显示出强劲的发展势头。现在，我国很多高校建立了心理咨询机构并开展了心理咨询活动。有人将大学里的心理咨询中心比喻为情感的驿站、心灵的港湾。

一、心理咨询的含义

美国研究者帕特森（C. H. Patterson）是较早对咨询进行定义的学者，他认为咨询是一种人际关系，在这种关系中，咨询人员提供一定的心理氛围和条件，使咨询对象发生变化，做出选择，解决自己的问题，并且形成一个有责任感的独立的个体，从而成为一个更好的人和更好的社会成员。1984年美国出版的《心理学百科全书》提出心理咨询有两种模式，即教育的模式和发展的模式。该书认为："咨询心理学始终遵循着教育的模式，而不是临床的、治疗的或医学的模式。咨询对象被认为是在应付日常生活中的压力和任务方面需要帮助的正常人。咨询心理学家的任务就是教会他们模仿某些策略和新的行为，从而能够最大限度地发挥其已经存在的能力，或者形成更为适当的应变能力。"该书还指出："咨询心理学强调发展的模式，它试图帮助咨询对象得到充分的发展，扫除其成长过程中的障碍。"

《中国大百科全书·心理学》对心理咨询是这样定义的："一种以语言、文字或其他信息为沟通形式，对求助者予以启发、支持和再教育的心理治疗方式。其对象不是典型的精神病患者，而是有教育、婚姻、职业等心理或行为问题的人。"

朱智贤主编的《心理学大词典》对心理咨询是这样定义的："对心理失常的人，通过心理商谈的程序和方法，使其对自己与环境有一个正确的认识，以改变其态度与行为，并对社会生活有良好的适应。心理失常，有轻度的，有重度的，有属于机能性的，有属于机体性的。心理咨询以轻度的、属于机能性的心理失常为范围……心理咨询的目的，就是要纠正心理上的不平衡，使个人对自己与环境重新有一个清楚的认识，改变态度和行为，以达到对社会生活有良好的适应。"

我国香港学者林孟平对心理咨询的定义是："咨询是一个过程，在这个过程中，一位受过专业训练的辅导员，与当事人建立一种具有治疗功能的关系，协助对方认识自己、接纳自己，进而欣赏自己，克服成长中的障碍，充分发挥个人的潜能，使人生有丰富的发展。"

我国学者钱铭怡将心理咨询定义为："咨询师通过人际关系，应用心理学方法，帮助来访者自强自立的过程。"她指出，对心理咨询的理论必须依据四点：第一，咨询的要素之一是人际关系，有良好的人际关系才可能达到帮助来访者的目的；第二，咨询是在心理学有关理论指导下的活动；第三，咨询是一个过程，往往不是一次会谈就能解决问题；第四，咨询是帮助来访者自强自立，而不是包办解决来访者的各种问题。

以上就是国内外关于心理咨询定义的代表性观点，从中可以看出，心理咨询应该具有以下一些核心特征。

（1）心理咨询是一种帮助性人际关系

心理咨询是一种帮助性人际关系，在这种人际关系中，咨询师与来访者（来询者）扮演不同的角色。咨询师帮助来访者更好地理解自己，更有效地生活。来访者在咨询过程中需要接收新的信息，学习新的行为，学会调整情绪以及解决问题的技能。在此过程中，咨询师要意识到自己作为帮助者的角色，而来访者也不能过分依赖咨询师。

（2）心理咨询的目的是消除心理障碍

很显然，在今天激烈的人际竞争中，人们背负着沉重的精神压力，心理亚健康和健康水平低的人越来越多。每一个背负心理伤痛的人都在饱受煎熬，甚至付出了生命的代价。心理咨询工作者的职责就是帮助人们缓解和消除心理障碍，重回健康的精神家园，享受生活的快乐和幸福。

（3）心理咨询是一种专业化服务

心理咨询与日常生活中的“聊天”、“谈心”还是有很大区别的。咨询师必须是受过严格专业训练、拥有这项服务所必需的知识和技能（尤其是具有接受他人的基本态度和理解他人的能力），并得到权威机构认可的专业人员。无论是咨询师还是来访者都应该清楚地意识到这一点。

（4）心理咨询也是一种社会服务

咨询师可以在中小学、大学、医院、诊所、康复中心和工业企业中提供个别或团体的指导和咨询服务，可以帮助人们在个人、社会、教育、职业等诸多方面达到有效的发展，而不限于某个领域或某些问题。所以，心理咨询常常被认为是一种社会服务，通过咨询这个过程，咨询师可以帮助在各种方面遇到困惑的人们作出决定和解决问题。

综上所述，我们可以说，心理咨询是指咨询师运用心理学的有关理论与方法，通过特殊的人际关系，帮助来访者解决心理问题，增进心身健康，提高适应能力，促进个性发展与潜能发挥的过程。

心理小故事：和自己坐个对面

世界上最持久且最可靠的朋友就是你自己，而最被人忽视又最无法躲避的朋友还是你自己。

这样说来，最悲苦的孤独不是身边没有知己，而是心中遗弃了自己，同样，我们最需要的帮助也不是来自别人的关怀，恰恰正是实在而顽强地自助。

连自己都不肯接纳自己，便无法要求这个世界给你一个位置，连自己都不敢正视自己，便无法到红尘中寻找理解。

其实，你是自己人生历史的作者，更是自己的读者，你是自己社会角色的演员，更是自己的观众，也许你做读者的境界深些，你的历史才会更有档次，也许你做观众的水准高些，你的角色才会更见功力，而我们有时常常不在意这些，于是我们学会了自我标榜，而很不乐意自我批判，学会了自我掩饰而很难主动自我曝光。

最大的欺骗是自我欺骗，而自我欺骗最大的受害者正是想逃避受害的自己。

为什么不给自己一点信任，搞明白自己到底一顿吃几两干饭，一天能赶多少里路，究竟手下能操持什么活计？

和自己坐个对面，不妨把自己当个陌生人，冷眼看看自己的梦想是不是妄想，不带偏见地听听自己的誓言是不是谎言，甚至还可能站起来和自己掰掰腕子较较劲，感觉感觉自己的把式是不是把戏。

特别是你更要闭上只想炫耀自己推销自己的嘴巴静静的有耐心地倾听一下，作为反方辩手的自己，不中听又不无道理、不好接受又不难理解、不想去做又不做不行的慷慨陈词。

当然这个时候你是享有最终裁判权和最后决定权，只是你不要独断地排斥更不要武断地拒绝，你对自己也要民主。

不能站在对面换个角度推敲自己反驳自己，那他永远无法完善自己。

和自己坐个对面，不是为了否定自己，而是为了防止片面从而寻求到真谛共同否定谬误，和自己坐个对面，也不是为了泄自己的气，而是为了平抑偏激从而领略到理智一起鼓舞清醒的志气。

自己本身不是敌人，自己身上的错误、虚伪和偏见却是你做人的大敌，对于大敌的熟视无睹和视而不见，终将为自己埋下悲剧的种子和失败的隐患。

更多的时候，自己是你假想的对手，多和自己较量几个回合，才会有准备去和别人较量，有时可怕的不是被别人击败，而是明知自己实力不足技术欠缺，又不去与自己试练，做些调整和改进，最后已无力改变而一败涂地。

和自己坐个对面，尤其是在自己得意的时候和平安无事的时候，这样你才保持了赢家的姿态，你才不愧为自己心灵最忠实的朋友。

资料来源：http：//www. duwenzhang. com/wenzhang/renshengzheli/ganwu/20071003/1041. html.

二、心理咨询与心理安慰

当一个人心理上遇到难以排解的困苦时，他可以找亲朋好友诉苦一番或痛哭一场，那样可以得到许多宽心话和精神安慰。一般说来，安慰具有情绪宣泄和暂时恢复心理平衡的功能。但是，心理咨询的过程并非一般人理解的劝慰人或开导人，也非少数人理解的仅仅处理心理障碍。心理咨询过程实际上是“人格重构”的过程，它所追求的目标是帮助咨询者实现“心灵再度成长”的任务。一般人在互相安慰时，总是会劝说对方尽快尽早的忘却其不快的经历。“过去的事情就让他过去吧”，这大概是人们平时互相劝慰时的共同准则。但心理咨询人员不会这样简单的劝说来访者忘却过去，而是竭力使人积极地看待个人所经受的挫折和磨难，将不愉快的经历当做自我成长的良机。与一般安慰不同的另一点是，心理咨询要避免使来访者依赖他人，要促进其独立性与自立性。虽然，心理咨询不同于一般的安慰，但他并不排斥使用安慰效应。

三、心理咨询与心理治疗

（一）心理治疗的含义

《美国精神病学词汇表》将心理治疗定义为：“在这一过程中，一个人希望消除症状，或解决生活中出现的问题，或因寻求个人发展而进入一种含蓄的或明确的契约关系，以一种规定的方式与心理治疗家相互作用。”心理治疗家弗兰克（J. Frank）认为心理治疗是受过专业训练的、为社会所认可的治疗师通过一系列目的明确的接触或交往，对患有疾病或遭受痛苦并寻求解脱的人所施加的一类社会性影响。美国精神科医师沃尔培格（L. R. Wolberg）认为，从临床观点来说，心理治疗是一种“治疗”工作，即由治疗师运用心理学的方法，来治疗与病人心理有关的问题。治疗师必须是受过训练的专家，他们尽心与病人建立治疗性的关系，试图消除病人心理与精神上的症状，并使病人获得人格上的成长与成熟。

我国心理学家陈仲庚认为，心理治疗是治疗师与来访者之间的一种合作努力的行为，是一种伙伴关系；治疗是关于人格和行为的改变过程。研究者曾文星、徐静认为，心理治疗是应用心理学的原则与方法，通过治疗师与被治疗者之间的相互关系，治疗病人的情绪、认知以及与行为有关的问题。治疗的目的在于解决病人所面对的心理困难，减少焦虑、忧郁、恐慌等精神症状，改善病人的非适应行为，包括对人对事的看法及人际关系等，并促进病人人格的成熟，使其能以较有效且适当的方式来处理心理问题以适应生活。钱铭怡教授把心理治疗定义为：“心理治疗是在良好的治疗关系的基础上，由经过专业训练的治疗师运用心理治疗的有关理论和技术，对来访者进行帮助的过程，以消除或缓解来访者的问题或障碍，促进其人格向健康、协调的方向发展。”

从以上介绍的有关心理治疗的定义中不难发现，这些定义虽不尽相同，各有侧重，但都或多或少地涉及如下内容：心理治疗是一个过程，心理治疗涉及治疗师与来访者之间的关系，心理治疗是治疗师运用有关心理治疗理论和方法，消除或控制来访者的心理问题或心理障碍，改善来访者的心理与适应方式，促进来访者人格的发展与成熟。

综上所述，我们可以认为，心理治疗是由经过严格专业训练的治疗师，根据来访者的特殊心理病理，运用心理治疗的有关理论和技术，通过持续的人际互动，消除或控制患者的心理障碍，恢复和增进其心身健康的过程。

（二）心理咨询与心理治疗的异同

那么，心理咨询与心理治疗之间的关系又是怎样的？几乎每一部有关心理咨询或心理治疗的著作都要回答这样一个问题。归纳现有的研究，主要的观点有以下 3 种。

第一种观点认为心理咨询与心理治疗含义相同，没必要在两者之间进行区分。从心理咨询的角度出发，心理治疗可以被看做是“障碍性咨询”或“治疗性咨询”，即也属于心理咨询的范畴。我国目前许多心理咨询门诊实际上也在做心理治疗工作，彼此之间并没有清晰的界线。

第二种观点认为心理咨询与心理治疗是两回事。持该观点的研究者试图给心理咨询与心理治疗分别赋予不同的内涵，但这是一项非常困难的任务。因为心理咨询与心理治疗的联系实在是太紧密了，即使我们能够区分出若干不同，其共性仍是显而易见的；即使我们能够在理论上找到若干差异，其实践中的联系也是无法避免的。

第三种观点认为心理咨询与心理治疗既有区别又有联系。在这方面，哈恩（M. E. Hahn）的话非常具有代表性，“就我所知，极少有咨询工作者和心理治疗家对于已有的在咨询与心理治疗之间的明确的区分感到满意……意见最一致的几点可能是：①咨询与心理治疗是不能完全区分开的；②咨询师的实践在心理治疗家看来是心理治疗；③心理治疗家的实践又被咨询师看做是咨询；④尽管如此，咨询和治疗还是不同的”。

我们赞同第三种观点，认为心理咨询与心理治疗之间既有区别也有联系，并且更强调二者的联系。我国心理学家陈仲庚也持有类似观点，他指出：“两者没有本质的区别。这就是说，在关系的性质上，在改变和学习过程上，在指导的理论上都是相似的。如果要求两位专家，一位是心理治疗家，另一位是心理咨询家，各开出他们实施专业工作的理论基础，你会发现所列出的原则和依据十分相似，或有许多重叠之处。心理治疗和心理咨询，如果不是完全相同，至少是很相似的。两者如果有区别也只是人为的，而非本质的。”

如果要对心理咨询与心理治疗作些细微区分的话，那么可以这样说：前者以发展性咨询为主，后者以障碍性治疗为主；前者内容以疑惑、不适为主，后者以障碍、疾病为主；前者是轻度的心理问题，后者在程度上相对重些；前者可以在非医疗环境中开展，后者一般在医疗环境中进行。当然，这种区分都是相对的、人为的，在实际工作中很难将这两者完全区别清楚。

除此之外，二者的相同或相似之处是主要的，具体如下所述。

首先，心理咨询与心理治疗都强调在良好的人际关系氛围中，运用心理学方法解决心理或精神方面的问题。这些共同点可以从学者们关于心理治疗的定义中得到证明。如陈仲庚指出，心理治疗是治疗师与来访者之间的一种努力合作的行为，是一种伙伴关系。曾文星、徐静认为，心理治疗是指应用心理学的方法来治疗来访者的心理问题，其目的在于：通过治疗师与来访者建立的关系，善用来访者求愈的愿望与潜力，改善来访者的心理与适应方式，以解除来访者的症状与痛苦，并帮助来访者促进人格的成熟。美国精神科医师沃尔培格认为，心理治疗是针对情绪问题的一种治疗方法，它由一位经过专门训练的人员以慎重细密的态度与来访者建立起一种业务性的联系，用以消除、矫正或缓和现有的症状，调解异常行为方式，促进积极的人格成长和发展。从以上几则定义中可以看出，心理咨询与心理治疗在咨访关系、解决的问题及从业人员的要求等问题上，都是一致的。

其次，心理咨询与心理治疗所依据的理论和方法是一致的。在心理咨询与治疗中，传统的三大理论体系是：精神分析疗法、行为疗法和当事人中心疗法。此外，20 世纪 20 年代在日本兴起的森田疗法及 20 世纪中期在美国兴起的理性情绪疗法等各种理论，在心理咨询和心理治疗中都是通用的。

最后，心理咨询和心理治疗所遵循的原则是一致的。比如，理解、尊重、保密、疏导、促进成长等基本原则在这两种工作中都必须遵循。此外，它们对从业者的工作态度和职业道德也有同样的要求。

四、心理咨询的作用

事实上，每个人在不同阶段，不同层面，在遇到不同的事件时，都存在或多或少、或轻或重的心理问题。当你感到心情郁闷、焦虑、兴趣下降等不适或异常表现时，不妨果断、大方地走进心理咨询室，去做心理咨询，就像得了感冒看医生一样自然。今后，定期或不定期心理咨询会被越来越多的人接受，甚至会被人们当做一种时尚，因为，心理咨询可以为你提供多方面的支持和帮助。

心理咨询可以教会你管理自己的情绪，使你拥有积极稳定的情绪，避免产生各种情绪障碍，如抑郁症、躁狂症、歇斯底里症等。帮助你学会正确认识自我和周围世界，使你拥有完善的认知体系，避免因为错误归因导致种种失败；帮助你恢复爱的能力，使你学会幸福的工作、幸福的生活、幸福的去爱；使你拥有健全的人格，摆脱自卑、自恋、自闭的不良心态，从而更好地投入到学习、工作和生活中去；帮助你摆脱因失业、失恋、离异造成的痛苦，教会你应付生活中种种挫折的方法；矫治各种人格障碍和神经症；为你提供职业指导；帮助你在人生重大问题上正确独立的选择；帮助你度过人生的各个发展阶段。

第二节 大学生心理咨询

一、大学生心理咨询的内容

大学生心理咨询的内容主要包括心理发展一般问题的咨询、教育与学习咨询、升学与就业咨询和心理及行为障碍咨询等。大学生常见心理异常与心理障碍的咨询有以下四大方面。

（一）心理发展一般问题的咨询

心理发展这方面的咨询内容主要包括：根据不同年龄阶段学生的身心特点及发展规律，帮助学校教师、家长及时解决学生心理挫折导致的心理危机问题；青春期的性心理卫生、异性交往等性心理问题；学生与教师、同学、家长的人际关系；人际沟通及班集体的组织管理问题；家庭、群体和社会对学生身心发展的影响问题；不同时期的心理健康问题；学生的人格发展问题；不适应行为、不良习惯及问题行为的矫治问题；重大事件或应激源对学生的影响等。

（二）教育与学习咨询

教育与学习这部分的咨询内容主要包括：学生的学习动机问题；教学内容、教学方式及教学环境对学生认知过程的影响问题；培养学生良好学习习惯和纠正不良学习习惯；各种学习障碍的治疗与预防问题；学习方法的自我检查与调整；智力发展与品德教育的关系问题；学习困难及学校适应不良问题等。

（三）升学与就业咨询

升学与就业也是大学生心理咨询的重要组成部分。随着市场经济的发展，大学生毕业后自谋职业已成为必然趋势，因此，职业指导将成为大学生心理咨询的主要内容之一。另外，每年均有百万大学毕业生参加研究生入学考试，他们都面临升学考试与专业选择问题。这方面的咨询内容主要有：学生能力、性格与职业兴趣的测量；专业选择问题；职业选择或职业走向问题；就业前的心理适应问题；就业与升学信息咨询等。

（四）心理及行为障碍咨询

心理及行为障碍这方面的咨询内容是指对学生常见的各种心理与行为障碍（或异常）的预防、诊断、治疗及预防处理等。青年期各种生理及心理变化为大学生提出了新的人生课题。另外，早期（如童年期）存在的各种心理与行为障碍也会延续到大学阶段。这些咨询内容主要包括：学校不适应问题，各类神经症（神经衰弱、恐惧症、强迫症、抑郁症、焦虑症等），各类行为障碍（如口吃、刻板行为、多动、不良习惯等），人格障碍或病态人格等。

二、大学生心理咨询的类型

高校开展大学生心理咨询工作往往采取不同的手段和方法，其划分如下。

（一）按照咨询的途径划分

1. 咨询中心咨询

各高校普遍成立了学生的心理咨询中心，有的设立在学生工作部，有的设立在校医院中。在专门的心理咨询机构或医院的心理咨询门诊进行咨询时，心理咨询师与来访者采取面对面的方式交谈，详细了解、分析当事人的心理问题，帮助其摆脱有碍于身心健康的不利因素，以产生新的体验，形成新的行为方式，提高解决问题、适应环境的能力。对已经形成心理障碍者，则分析其病因和症状，制定完整的治疗计划。这种咨询方式掌握情况全面，能够更深入的为来访者提供有效的帮助，是一种首选的心理咨询方法。

2. 电话咨询

电话咨询是指求询者通过电话与咨询师进行交谈的咨询方式。电话咨询具有方便、迅速、及时和保密的特点。求询者通过电话可以不见面的方式向咨询师倾诉内心的烦恼，从而缓解精神压力，并得到咨询者的心理支持，这样可以有效降低求询者的顾虑，尤其是对那些不愿到咨询室进行面询、不愿暴露真实姓名和身份的求询者更为适用。电话咨询的局限在于咨询师不能直接观察和了解求询者的状态，受通话时间限制，咨询不能深入进行。所以，在大学生心理咨询中电话咨询主要用于回答一些知识性的问题和临时缓解一下求询者的精神压力，真正要解决心理问题还是需要到心理咨询机构与咨询师进行面谈。

由于电话咨询具有方便、迅速、及时的特点，电话咨询也是危机干预的重要手段。很多学校都设立了心理咨询热线，有些社会福利机构和研究机构还设立了24小时求助电话，对防止由于心理危机而酿成的自杀与犯罪行为产生了有益的效果。

3. 邮件咨询

它是以通信的方式进行心理咨询。各高校公布心理咨询师的信箱或电子邮件地址，求询者通过来信提出自己要求咨询的问题，心理咨询师给予回信答复。其优点是不受时间限制，特别是那些不善于口头表达的学生或具有较为隐私问题的学生，往往愿意采用。但咨询效果会受当事人的书面表达能力、理解力和个性特点的影响。

4. 专栏咨询

它是指在学校报纸、刊物、电台、电视台和网络开辟心理咨询专栏，对大学生提出的典型心理问题进行公开解答。专栏咨询主要适用于宣传心理保健知识，回答某些有代表性的心理问题，或指导对某些心理障碍的防治，起到社会性寻医指南的作用。专栏咨询的优点是影响面广、量大，而且因大多采用学生喜闻乐见或易于理解的方式，故易于给人留下较深的印象。这种咨询的不足之处在于它往往限于一般性的指导，不可能很有针对性的满足每个人的需要。

5. 现场咨询

现场咨询是指心理咨询机构的专职人员深入到基层或当事人家中，为广大当事人提供多方面服务的一种咨询形式。例如重大考试前深入学校进行考前心理辅导等。

6. 网络咨询

网络具有极强的保密性、及时性，为心理咨询提供了无限发展的空间。通过网络，当事人能够真正毫无顾忌地倾诉自己的隐私，暴露自己的问题，从而使心理咨询师能够在尽可能短的时间内掌握当事人的基本情况，做出适时地分析判断，并可以通过实时交谈不断矫正其分析判断，做出切合实际的引导及处理。网上咨询服务的方式一般有：BBS论坛咨询；QQ，MSN或其他聊天工具的同步咨询；网上咨询室的语音、视频咨询等。随着网络技术的不断提高和互联网的迅速普及，网络咨询将具有十分广阔的前景。

（二）按照咨询的对象划分

1. 直接咨询

直接咨询是指由心理咨询师对来访者直接进行咨询，可采取上面介绍的各种方式。心理咨询师和来访者进行一对一的直接交往和相互作用，使心理咨询的效果得到保证。

2. 间接咨询

间接咨询是指由心理咨询师对当事人的同学、朋友、老师、家长等其他人员所反映的当事人的心理问题进行咨询。由于在咨询人员和当事人之间增加了一道中转媒介，如何处理好心理咨询人员与中转人的关系，使心理咨询的意见为中转人领悟、接受并合理实施，是影响心理咨询效果的一个重要因素。

3. 团体咨询

团体咨询，也称小组辅导，是咨询者对数个有类似心理问题的求询者就共同关心的问题进行咨询的方式。人数一般没有固定的要求，以10人左右为宜。团体咨询的特点是在较短的时间里由专业人员直接面对较多的求询者，便于观察、了解和指导，求询者之间可以互相交流和讨论，从而使他们之间互相产生影响和互相提供支持。

因为团体心理咨询比较符合大学教育的特点，又较为大学生所乐于接受，对解决大学生的心理问题效果较好，所以，近年来，团体心理咨询在高等学校发展迅速，团体咨询的理论和技术在心理健康课程以及心理训练课程中被广为应用。团体咨询的局限性在于保密性不强，求询者在初期有防御反应，不易建立信任关系，咨询深度也受到较大限制，因此团体咨询在大学生心理咨询中多用于解决一般性心理问题，如恋爱问题、时间管理问题、人际交往问题等，深层次的心理问题还需要通过个体心理咨询或心理治疗加以解决。

三、大学生心理咨询的原则

咨询的方式是多样的，咨询的内容更是多样的。面对众多的问题和不同的对象，心理咨询的进行要坚持一些基本的原则。咨询原则是指导心理咨询工作的一些基本原理，是咨询工作的规律概括和经验总结，也是对心理咨询过程的一般要求，对心理咨询工作具有指导意义。

（一）来访者自愿原则

所谓来访者自愿原则是指每一次咨询都是以来访者愿意使自己有所改变为前提的，咨询员不能以任何形式强迫来访者接受或维持心理咨询。有人也将这一原则叫做“来者不拒，去者不追”原则，还有人将这一原则通俗地概括为“咨询员不主动”原则。

（二）价值中立原则

价值中立原则是指在咨询过程中，咨询员要尊重来访者的价值信念体系，不以自己的价值观念为准则，对来访者的行为准则任意进行价值判断。尽管人们对这一原则的理解会不大一致，但咨询心理学家都一致同意尊重来访者的价值准则，咨询员不能以任何方式向来访者强行灌输某一价值准则，或强迫来访者接受自己的观点、态度。

（三）信息保密原则

信息保密原则是指未经来访者同意，咨询员不能以任何方式向任何人或机构泄露来访者信息。开始接触时，咨询者的自我介绍和适当介绍一点有关心理咨询的情况是必要的，这可以缓和气氛。但是，开始进入会谈以后，咨询者只有热情友好地倾听来访者的叙述才能使其愿意吐露心声。咨询者要让来访者自由地回答问题，而自己随时都表现出对来访者的问题感兴趣，注意倾听，而且要有回应，只有这种倾听的行为，才是打开来访者内心世界的钥匙。同时还要注意，与来访者的谈话不要轻易表态下结论，应持一种非评判性态度，这是使来访者感到轻松的重要因素。

其实，咨询关系的建立是一项贯穿咨询活动全过程的任务，在咨询的各个阶段都应十分重视，尤其是在咨询的开始阶段，这项工作尤为重要。

相关知识：来访者须知

(1) 心理中心服务的对象是本校注册的大学生，实行免费服务。

(2) 来访者应预约登记咨询，可预约时间，也可指定心理咨询师，预约时间确定后，应准时到达。若有变，应及时告知咨询人员。

(3) 一般情况下，心理咨询不可能一次就会取得明显的效果或者彻底解决问题，它是一个持续的过程，来访者对心理咨询师的工作应充满信心与信赖，这是心理咨询获得成功的关键。

(4) 心理咨询需要来访者与咨询师的直接交流（电话或者面谈），因此，不可以代替别人咨询。

(5) 每次咨询时间以50分钟为一个单位。因此，请注意掌握话题和谈话时间。

(6) 如果来访者对咨询老师的工作不满意，可以当面指出，也可向心理咨询中心投诉。

(7) 来访者应了解心理咨询的基本原则包括以下三点。

1) 保密原则：咨询员都会为来访者保密。

2) 无条件积极关注原则：咨询员都不会以道德的观念去评判来访者的对错，来访者所做的一切都有来访者的理由。

3) 助人自助原则：在咨询的过程中，来访者自己的心理能够得到成长。

四、大学生心理咨询的误区

目前，尽管各高校普遍开展了各种形式的心理咨询工作，为帮助大学生适应校园生活，提高大学生的心理健康水平，做了大量的有益工作。但是应该看到，仍然有一部分大学生遇到问题时，不能及时、主动地寻求帮助，导致心理困扰发展为心理障碍和心理疾病。甚至极个别学生自以为遇到了无法克服的障碍，选择了轻生的道路，给家庭、同学和朋友带来了极大的痛苦。究其原因，是大学生对于心理咨询工作还存在着一定的误解。

（一）误区一，认为去做心理咨询的人都是精神病人

有些人会以为接受心理咨询的人，通常是脑子有毛病的人，是精神不正常的人，是患有严重精神疾病的人，认为去做心理咨询丢人，这是由对心理咨询的不了解而产生的误解。

在学校，进行心理咨询的人通常是遇到了个人发展方面的问题（比如人际关系、恋爱情感、学业等），或者是个人出现了不同程度心理困扰（比如失眠、心情压抑、内心冲突等）并请求帮助的人。他们都是一些精神正常的人。你不能因为某人想知道如何才能搞好人际关系而去做心理咨询，就认为这人有精神病；你也不能因为某人情绪有些烦躁，心情有些压抑而去做心理咨询，就认为此人脑子有毛病。

精神病是指重型精神障碍，他们没有或几乎没有自知力，他们没有病感，不会主动求医，精神病人需要去专门的精神病医院由专业的精神科医师治疗。

（二）误区二，我心理没病，所以不需要心理咨询

有些人认为心理有病的人才需要心理咨询，这是不正确的。其实心理健康是人们的共同需求，并不仅仅是某些人的问题。虽然有心理障碍或心理疾病的人因深受心理困扰之苦，正常生活已受到严重干扰，到了不得不治的地步（如恐惧症、焦虑症、强迫症等），相比之下，这些人的心理健康需要更为迫切，更需要心理咨询，但这只是低层次的心理健康要求，对于大多数人来说，克服性格弱点、消除低落情绪、开发自身潜能等仍是终身需要考虑的问题。而更进一步地帮助人们培养和维护健全的人格，使人们的心理始终处于良好的状态才是健康的最终目的。

（三）误区三，心理咨询师具有透视人心的本事，能看透我的想法

心理咨询师没有特异功能，也不能透视人心。个别人把心理学等同于神秘学说，如算命、占卜、特异功能等，其实，心理咨询师除了心理学方面的专业知识与一般人不同外，并无其他特别之处。心理咨询师受过扎实的心理学与心理咨询训练，又有经过训练的良好观察力，知道心理活动的科学规律，并有非常客观的逻辑分析能力，可以判断某些潜意识的心理活动，但这一切都必须来自真实、客观、全面的资料。心理咨询师自己不能、也不能借助高科技的仪器看出他人的具体想法。

（四）误区四，心理咨询应该一次解决问题

许多初次心理咨询的人都幻想心理医生能一次把自己长期的压抑与痛苦一扫而光，拨开心理迷雾，远离烦恼与困惑，重新还我轻松的心情与振奋的斗志。

然而，心理医生不是什么神仙，更无什么超常人的功夫，“解铃还须系铃人”，心理咨询是帮助人自己解决自己的问题，是助人自助，心理医生不可能包办解决问题，必须有求助者本人的主动参与、多次实践才能解决问题。除非是非常简单的心理问题，可以一次心理咨询达到理想的效果。许多问题都是“冰冻三尺非一日之寒”，涉及方方面面，有成长方面的原因、性格方面的原因、家庭方面的原因等，心理咨询不可能一次解决。心理咨询是帮助求助者认识自己、接受现实从而超越自我。

所以心理咨询需要一个了解的过程，一个讨论、分析、操作、反馈、修正、再实践的程序，一般不可能一次解决问题，并且心理咨询每次都有时间的限制。

心理小故事：关于心理咨询的态度

1988年的暑假，一位美国临床心理学家来中国讲学，主题是关于“心理健康与心理咨询”。他向与会者讲述了这样一个故事：一个男生与一个女生第一次约会，男生迟到了10分钟，他向那位女生说：“对不起，我迟到了，我是去看我的心理医生，在那里耽搁了一点时间。”故事很简单，那位临床心理学家接着向与会者提问，问大家如何看待那位迟到的男生，如何评价他们的关系的进一步发展。一些与会者认为，那位男生“有问题”，本来迟到了就不对，还说去看“心理医生”，是不是心理不正常或脑子不对劲呢？他们的关系可能一下子就告

吹了。当时，那位美国临床心理学家解释说，如果同样的事发生在美国，那么去看心理医生的理由是成立的，那位女生大概会这样想：①去看心理医生，说明他受教育的层次高，知道心理健康的意义和作用；②去看心理医生，说明他的经济条件有保障（在美国看心理医生收费是很高的）；③直说自己去看心理医生说明他诚实。他们的关系会很好地发展。

这则故事反映了人们对待心理咨询的不同态度。据悉，美国每年接受心理咨询和精神护理的人数多达6 000万，占全美人口24%。美国人被称为是世界上最自信、最讲究实际的人，他们绝不会因面子问题，而使自己的健康或生活质量受影响。他们之所以能够接受心理咨询，是因为他们敢于面对自己的内心矛盾和困扰，是因为他们迫切需要现实的幸福和快乐，而不愿沉溺于心灵的痛苦之中。而他们之所以能够得到心理咨询的帮助，走出心理困扰，是因为他们愿意改变自己去适应环境，而不是期望环境改变来适应自己。在美国等西方国家，成功人士身边总是少不了两个臂膀——一个是律师，另一个是心理咨询师。

第三节　团体心理咨询

心理学研究证明，团体对一个人的成长与发展有重要的影响。因为人是社会的动物，人必须作为团体的一分子，才能满足需要和期望。心理咨询的实践已经充分证明，在帮助那些有着共同成长课题和有类似问题及困扰的人时，团体心理咨询是一种经济而有效的方法。

一、团体心理咨询概述

团体心理咨询是一段助人过程，指在团体咨询员的领导下，团体成员围绕某一共同关心的问题，通过一定的活动形式与人际互动，互相启发、诱导，促使个体在交往中通过观察、学习、体验，认识自我、探索自我、接纳自我，调整和改善与他人的关系，学习新的态度与行为方式，以发展良好的生活适应能力。

与一对一的个别咨询相比，团体心理咨询的特点和长处在于：效率高，省时省力；感染力强，影响广泛；效果容易巩固。有心理学家曾指出："在帮助那些有着共同成长课题和有类似问题及困扰的人时，团体心理咨询是一种经济而有效的方法。心理辅导员如果把自己可以胜任的工作局限于个别辅导的话，他也就限制了自己可以提供服务的范围。"

团体心理咨询的一般作用有：第一，培养同他人相处与合作的能力；第二，加深自我了解，增强自信心，开发潜能；第三，加强团体的归属感、凝聚力及团结；第四，有助于德育功能的实现。

美国是团体心理咨询发展较早，也是理论及策略研究较为领先的国家。当前在美国，团体咨询已不仅仅局限于对心理障碍者的咨询，而是涵盖了教育、工作和生活的许多方面，团体心理咨询的种类和形式也越来越多样化。例如，美国的团体心理咨询类型有教育团体、指导生活技巧团体、心理治疗团体、支持和自助团体、任务团体以及成长团体等。

其实，在心理健康教育中，团体心理咨询的应用领域很广。就高校而言，团体咨询领域主要有：大学生成长问题辅导、心理健康问题指导、领袖才能训练、人际关系辅导、就业技能训练、学习技能训练、各类工作坊、特殊群体工作等。

二、团体心理咨询的操作过程

（一）团体心理咨询的准备

1. 培训咨询师和助手

咨询师是团体咨询活动得以顺利开展的前提和基础。因此，在团体咨询开始之前，首先要对咨询师进行培训。一个优秀的咨询师不仅要能接纳自己，还要能与他人和睦相处；不仅要具备团体领导技能，而且要有针对特定主题的知识。咨询师的培训内容包括：知识学习，如离婚的影响有哪些、怎样开展自信心训练；技能技巧训练，如对他人的情感、反应、情绪、言语产生同感的能力；此外，自信、情绪稳定、善于表达情感、尊重别人、乐于助人、宽容、思维敏捷等素质训练也是必不可少的。对于比较大的团体咨询活动，还需要培训助手以帮助咨询师布置场地、配合咨询师开展活动。

2. 确定咨询目标

团体心理咨询开展之前，最重要的就是要选定一个合适的活动目标，因为今后的整个活动都是围绕着这个目标开展的。目标从大的方面说有发展性目标和治疗性目标两类，但具体到一个实际的团体心理辅导活动，目标必须具体、明确、具有可操作性。

当活动目标确定后，还需要为活动想一个好听的名字，要具有独特性、可理解性，同时又富有吸引力，还要考虑到未来成员的心理承受力，比如叫“挑战自我”，“人际交往小组”名字，不必都带上“团体心理咨询与治疗”。

3. 设计团体咨询计划

合理、有效的团体咨询计划是团体咨询活动开展的依据，也是取得预期效果的重要前提。计划内容包括：

（1）小组规模

团体心理咨询是以小组（集体）形式开展的，活动计划首先就因考虑到小组的规模，小组人数过少，组员会感到有压力、乏味；人数过多，组员间不易沟通、参与交往机会受到限制。所以必须确定一个较理想的小组规模，一般说来 7 ~ 15 人较为恰当。

（2）活动时间、次数及频率

小组活动可分为集中式小组和持续式小组，集中式小组是将组员集中住宿，在几天时间内进行团体心理辅导活动，一般以 3 ~ 5 天为宜，最长不超过一周；持续式小组是定期的，一般 8 ~ 15次为宜，每周 1 ~ 2 次；每次 1.5 ~ 2 小时/次，持续 4 ~ 10 周，活动时间要考虑到组员的方便。

（3）活动场所：安静，有足够空间，使人有安全感。此外在计划中还要考虑经费预算。

4. 咨询前的准备工作

根据活动需要准备卡片、笔记本、收录机、磁带、摄像机、电视机、照相机、音响等。

5. 小组成员的选择

（1）招募

小组成员的招募应坚持自愿参加的原则。招募途径主要有三种：一是通过宣传手段，成员报名参加；二是辅导者根据平时辅导情况，建议某些人参加；三是由其他人介绍。其中宣传招募是最常用的，宣传方式也是多种多样的，如贴海报、开讲座、利用大众传媒等，这里要注意的是宣传应有吸引力，同时又不能过分夸张，此外对活动时间、地点、内容、经费、报名起止时间等都要说清，以便成员选择。

（2）筛选

为使团体咨询活动更具针对性，在所有报名者的基础上还要进行筛选。筛选可分为初筛与第二次筛选，初筛时一般用量表进行筛选，可以用一两个合适的量表，选出组分较高的人然后进行第二次筛选，这次可同时用几种技能，一是面谈法，了解一些报名者的基本情况，二是量表法，填一些能反映活动目标的量表，以备以后评估之用，三是请他们写一份简单的自我情况报告，包括入组目标、生活中重要的人和事等，经过这次筛选就可以确定最终的组员，另外，还需要让组员们填写申请书，以保证他们遵守小组规则，顺利完成各项活动。

相关知识：团体咨询申请书（样例）

1. 我自愿参加人际交往技巧训练。

2. 我相信，参加人际交往技巧训练后，我的人际交往能力将会有很大的提高，我会以自觉的态度对待交往，以真诚之心投入交往，责己严、责人宽。

3. 我保证按时参加每一次活动，有事提前请假。

4. 我愿意在小组活动中坦诚地谈论自己的一切。

5. 我保证对小组活动保守秘密。

6. 在小组活动中，我会与组员保持团结友爱的关系，不攻击、贬损任何组员。

7. 积极服从、配合主持老师和同学的安排。

8. 我保证认真完成老师布置的每一项作业。如果有两次不完成作业的现象发生，愿意接受被小组开除的决定。

9. 希望参加训练后，得到：__________

申请人：（姓名）

（二）团体心理咨询的操作过程

从小组活动开始到活动结束可以分为几个不同的阶段，对怎样划分这些阶段不同的研究者持有不同的意见，有分为三个阶段的，即导入、实施、结束阶段；有分为四个阶段的，还有分为十几个阶段的。其实，无论怎样划分，其基本过程都是一样的。这里我们就以三个阶段为例来说明小组活动的运用过程。

1. 导入阶段

导入阶段一般指小组的第一、第二次聚会，目的是让组员相互熟悉、相互了解、消除紧张感，初步建立一种安全、信任的气氛，为以后的活动奠定一个良好的基础。

小组活动开始时，组员大都互不相识。一方面他们很想知道其他组员的背景、问题等，同时又有点儿恐惧感、焦虑感，怕不被人接纳，又怕在他人面前出丑，所以这一阶段的活动一般是一些比较简单、容易的互相认识的游戏活动。因此这一阶段的活动又称为热身运动、破冰运动。

导入阶段的活动可以分为静态讨论、动态活动两类，前者适合于一些解决问题的小组，后者适合于多种类别的小组，尤其适合于青少年。

活动开始时，咨询师可以先大致介绍一下团体心理咨询及小组的情况，然后同组员集体宣誓，遵守小组规则。之后可以采取一些活动，如轻柔体操，使组员紧张的情绪得以放松，接下来可以用做游戏的方式让组员进行自我介绍、介绍他人，比如最佳拍档游戏、猜猜我是谁、征集签名等，然后可以让组员谈谈在组中的感受，聚会结束时可以让组员回去写一下在组中的感受及对以后活动的期望、建议，等再次聚会时大家分享作业，以后每次聚会结束都有这种作业，当组员已比较熟悉，能开放自己时，导入阶段便告结束，开始进入第二阶段。

经典案例：轻柔体操

活动目的：放松、减轻焦虑、活跃气氛。体操与运动也是心理生活治疗的一部分。体操可以协助成员对自己身体更加敏感，对自己的存在更有实质的把握。

活动时间：酌情而定。15～30分钟。小组初期。

活动准备：全体成员围成圆圈，面对圆心，指导者也在队伍里，要求有足够的空间。

活动步骤：咨询师先带头做一个动作，要求成员不评价不思考，模仿做三遍，然后每个人依次做一个自己想出来的动作，大家一齐模仿，无论什么动作都可以引起放松、减轻紧张气氛。有时，一些极富创造性的动作会引起大家愉快的笑声。

2. 实施阶段

这一阶段是团体心理咨询的关键阶段，活动的目标都主要是在这一阶段达到的。这一阶段是在前一阶段组员之间形成相互信任、相互坦诚关系的基础上，运用成员间的相互影响，采用成员彼此谈论自己或别人的心理问题和成长经验，争取别人的理解、支持、指导；利用小组内互动反应，发现自己的缺点和弱点，努力加以纠正等形式，把小组当成一个安全的实验场所，练习改善自己的心理与行为，以期能扩展到现实和理想生活中。

这一阶段采取的小组活动形式和技能因辅导目的、类型、对象的不同而不同。有的小组采用讲座、讨论、写作会、写日记等形式；有的小组采用自由讨论；有的小组主要采用行为训练、角色扮演等技能；其中以系列活动的形式居多。常用的有：自我探索活动的“我是谁”、“生命线”、“自画像”、“座右铭”、“生命计划”等；价值观探索活动的“临终遗言”、“火光熊熊”、“生存选择”、“姑娘与水手” 等；相互支持活动的“热座”、“金鱼钵”、“戴高帽”等；示范作用活动的“心情故事”、“现代启示录”、“特别的爱给特别的你” 等。

这一阶段尽管各类团体心理辅导依据的理论不同，活动方式不同，实施技能各异，但过程是相同的。

经典案例：理想的我

活动目的：寻找理想的我与现实的我之间存在的差距。

活动时间：约 30 分钟。

活动准备：笔和纸。

活动步骤：

(1) 将班级中的学生按 3 ~ 4 人划分为若干小组。

(2) 要求每个学生认真思考理想中的我具有哪些特征，在 8 分钟内至少列举出 10 个“理想的我”的特征（越多越好）。

(3) 每组学生分别轮流对每个组员的“现实的我”的特征进行评价，然后每个组员对同学的评价与自己所认为的“理想的我”进行比较，寻找两者间存在的差距，时间大概 15 分钟。

(4) 每个小组选派一名代表，谈谈参加此次活动的感受。

3. 结束阶段

结束阶段是指小组的最后几次聚会，不一定就指最后一次聚会，这一阶段的目的是巩固小组辅导的成果，作好分别的心理准备，辅导者应该充分把握时机，给小组活动划上一个完满的句号，终结阶段做得好可以使成员深入掌握在小组中取得的经验，对小组留下美好的回忆，能把小组中的学习成果应用到正常生活中，达到真正的成长目标。

结束活动的方式可以分成三类：回顾与反省，大家一起回想一起做了些什么，有哪些心得体会，有哪些意见；祝福与道别，可以自制一些小礼物互相赠送，也可以说一些鼓励与祝福的话，维持并增进已建立的友谊；计划与展望，讨论今后的打算，应该定什么计划，对未来有什么展望等。

在这一阶段，常采用的活动有：总结会、联谊会、反省会、大团圆等形式。通过前两阶段的活动，原来互不相识的人已成为朋友，集体气氛和谐亲密、心情舒畅、相互信任，在这种气氛下离别多少都会有些伤感，因此，需要安排好结束工作。活动结束后，也可在必要时再重新聚会，进一步交流，了解小组活动的保持效果情况。

三、团体心理咨询的常用技能

团体心理咨询的技能有很多种：头脑风暴、难题解决办法、角色扮演行为训练、各种习作与活动、演讲会、报告会、参观访问、影视观赏等。一般根据小组活动目标和参加对象的不同而不同。所有技能中运用最多的是头脑风暴、角色扮演和行为训练。下面分别予以简介。

（一）头脑风暴

头脑风暴是运用最普遍的小组活动技能，主要目的在于沟通意见、集思广益、解决问题。头脑风暴是指小组成员不受实际限制集思广益的一种技能。头脑风暴的理论基础是人们常因假想的禁忌对他们的创造性施加不必要的限制，这些禁忌可能根本不存在或者可以做出改变。一旦思想可以敞开，成员可以做出创造性的改变，而这种改变会消除束缚。头脑风暴的基本原则是没有任何想法被认为太狂野或太疯狂而不可以提出。在头脑风暴这个过程中，各种想法不被品评和指责这一事实也可以降低成员的防御感。头脑风暴可以在整个团体内或以三四人为小组进行。一个限定的时间可以帮助团体保持注意。

（二）角色扮演

角色扮演是指用表演的方式来启发小组成员对人际关系及自我情况有所认识的技能，角色扮演通常由小组成员扮演日常生活情境中的角色，使成员把平时压抑的情绪通过表演得以释放、解脱，学习人际关系的技巧及获得处理问题的灵感并加以练习。角色扮演有助于找到成员情绪压抑的症结所在，从而找到解决的方法。角色扮演一般由小组成员寻找素材，然后稍加准备，对全体组员讲明场景，让组员自愿选择角色，扮演中可以互换角色。最后要注意发起组员进行讨论、互相启发、互相支持。

（三）行为训练

行为训练是指以行为学习理论为指导，通过特定程序，学习并强化适应的行为，纠正并消除不适应的一种心理辅导与治疗技能。小组中的行为训练是通过咨询师的示范、指导和小组成员间的人际互动实现的，行为训练包括放松训练、自信训练、情绪表达训练、打招呼训练等。行为训练一般应由易到难，首先提供示范，对行为训练做得较好的成员要及时强化。

团体训练活动：我们，相识在大学

一、训练目的

通过相应的团体训练活动，产生轻松的气氛，使学生们相互交流、沟通，相识、相知，找到他们心理上的共同性，体验到被人关注和接纳的美好，打破开始时的拘谨和陌生感，消除不安全感和无助感，从而对未来充满希望和力量。

二、训练目标

1. 使新生互相认识，体验真诚交流的快乐，彼此获得情感支持。

2. 改善新生焦虑、孤独、心理的不安全感进而无助感。

3. 使新生建立初步信任和团队的合作精神，以尽快地适应新生活，为建立良好的班集体打下基础。

三、训练活动要求

整个辅导过程中，辅导者创设宽松愉悦的氛围，鼓励学生积极地参与和体验，将感受与他人分享。同时要求团队中的成员真诚地对待每一位同学，积极接纳他人，尽可能地配合他人。

四、训练内容和步骤

1. 热身活动（我想有个家，爱的奉献，解结）

（1）成员站立，手拉手围成圆圈。然后注意听辅导者的口令，按照口令分别重新组成五人组、三人组或八人组的小圆圈。每次变换过程中被剩下来的人站到一边，为大家即兴表演一个节目。辅导者要注意调动现场气氛，鼓励成员大胆参与。

（2）成员随机分组，每组8～10人，要求各组人员在不借助任何其他物品的情况下都坐在别人的大腿上。坚持时间长者为胜，失败的那一组要集体为大家表演节目。

（3）成员分成两组，每组成员手拉手围成一圈，要求每人记住自己的左右邻居，不能搞错。然后松开手，在圈内走动。等听到辅导者喊“停”时，立即停下不动。找到原来身边人的手后，重新拉住。于是形成交叉拉手的网结。接着，大家在不松手的情况下想办法把这个“结”理顺，恢复到一开始不交叉的手拉手的状态。两组合并成一组，重新再做一次。

2. 相识活动（人际互动滚雪球）

（1）2人一组自我介绍

（2）4人一组他人介绍。经过自我介绍的两个组合成四人小组，每位成员将自己刚才认识的朋友介绍给另外两个新朋友

（3）8人组连带介绍。两个4人小组合并成8人组后，从其中一个人开始，每人用一句话介绍自己。一句话中必须包含三个内容：姓名、所属、最主要的特点。当一个人说完后，后面的人必须从第一个人开始讲起。（如我是某某旁边的某某某，某某专业，特点……）全组成员可以协助他人完整正确的表达，从而在多次重复过程中，彼此了解和记住他人的信息。

3. 思考、澄清与分享：大学初体验

（1）成员互相认识后，围成一个圆圈坐下。辅导者站在中间，总结本次活动的感受和体会，并引出将要讨论的主题——大学初体验。

（2）成员依次说出自己初入大学的感受，每个成员说完后，其余成员予以集体鼓励。

（3）互相分享体会、交流经验。辅导者对大家讨论中提出的问题予以整理，可邀请部分老师和高年级优秀学生帮助解答。

4. 活动结束（全体成员合唱《同一首歌》和《真心英雄》）

思考与练习

1. 心理咨询和心理安慰、心理治疗有何异同？

2. 大学生心理咨询的内容主要有哪些？

3. 什么是团体咨询？简述团体心理咨询的操作过程和常用方法。

4. 寻找打开心理之锁的钥匙。

每一个人都希望拥有幸福快乐的生活，但由于心理问题的产生具有一定偶然性的特点，因此无论是我们自己，还是周围的同学亲友，都有可能遇到这样或那样的心理问题，有时甚至是比较严重的心理问题。那么，当自己真的在某个地方出现问题的时候，又该到哪里去寻找打开

心理之锁的钥匙呢？想一想，把你想到的结果写在下面。

当我在学习方面遇到问题时，我可以去求助于：________、________、________。

当我在爱情方面遇到问题时，我可以去求助于：________、________、________。

当我在人际关系方面遇到问题时，我可以去求助于：________、________、________。

当我在个人发展方面遇到问题时，我可以去求助于：________、________、________。

当我在其他方面遇到问题时，我可以去求助于：________、________、________。

5. 心理训练：将心比心

在我们成长的道路中，每个同学都曾经遇到过一些挫折和痛苦，让我们一起回忆，当我们由于学业考试压力、人际关系紧张、发生情感危机等原因使得心情很坏，情绪很差的时候，我们希望周围的人们如何对待我们？

当我们感到心里苦闷的时候，我希望能从父母那里得到：__________；能从老师那里得到：__________；能从朋友那里得到：__________；能从同学那里得到：__________。

6. 心理测试：SCL-90 症状自评量表

测试要求：（1）独立的、不受任何人影响的自我评定。

（2）评定的时间范围是“现在或最近一周”。

（3）每次评定一般在 20 分钟内完成。

以下列出了有些人可能会有的问题，请仔细阅读每一项，然后根据最近一周来自己的感觉进行打分。其中，“没有”记 1 分，“较轻”记 2 分，“中等”记 3 分，“较重”记 4 分，“严重”记 5 分。

表 2-1　SCL-90 症状自评量表（问卷）

症　状	分　值
1. 头痛	
2. 神经过敏，心里不踏实	
3. 头脑中有不必要的想法或字句盘旋	
4. 头晕和昏倒	
5. 对异性的兴趣减退	
6. 对旁人求全责备	
7. 感到别人能控制您的思想	
8. 责怪别人制造麻烦	
9. 忘性大	
10. 担心自己的衣饰整齐及仪态的端正	
11. 容易烦恼和激动	
12. 胸痛	
13. 害怕空旷的场所或街道	
14. 感到自己的精力下降，活动减慢	
15. 想结束自己的生命	
16. 听到旁人听不到的声音	
17. 发抖	

（续）

症　状	分　值
18. 感到大多数人都不可信任	
19. 胃口不好	
20. 容易哭泣	
21. 同异性相处时感到害羞不自在	
22. 感到受骗、中了圈套或有人想抓住您	
23. 无缘无故地突然感到害怕	
24. 自己不能控制地发脾气	
25. 怕单独出门	
26. 经常责怪自己	
27. 腰痛	
28. 感到难以完成任务	
29. 感到孤独	
30. 感到苦闷	
31. 过分担忧	
32. 对事物不感兴趣	
33. 感到害怕	
34. 感情容易受到伤害	
35. 旁人能知道您的私下想法	
36. 感到别人不理解您、不同情您	
37. 感到人们对您不友好，不喜欢您	
38. 做事必须做得很慢以保证做得正确	
39. 心跳得很厉害	
40. 恶心或胃部不舒服	
41. 感到比不上他人	
42. 肌肉酸痛	
43. 感到有人在监视您、谈论您	
44. 难以入睡	
45. 做事必须反复检查	
46. 难以做出决定	
47. 怕乘电车、公共汽车、地铁或火车	
48. 呼吸有困难	
49. 一阵阵发冷或发热	
50. 因为感到害怕而避开某些东西、场合或活动	
51. 脑子变空了	
52. 身体发麻或刺痛	
53. 喉咙有梗塞感	
54. 感到没有前途没有希望	
55. 不能集中注意	
56. 感到身体的某一部分软弱无力	
57. 感到紧张或容易紧张	
58. 感到手或脚发重	

（续）

症　状	分　值
59. 想到死亡的事	
60. 吃得太多	
61. 当别人看着您或谈论您时感到不自在	
62. 有一些不属于您自己的想法	
63. 有想打人或伤害他人的冲动	
64. 醒得太早	
65. 必须反复洗手、点数目或触摸某些东西	
66. 睡得不稳不深	
67. 有想摔坏或破坏东西的冲动	
68. 有一些别人没有的想法或念头	
69. 感到对别人神经过敏	
70. 在商店或电影院等人多的地方感到不自在	
71. 感到任何事情都很困难	
72. 感到一阵阵恐惧或惊恐	
73. 感到在公共场合吃东西很不舒服	
74. 经常与人争论	
75. 单独一人时神经很紧张	
76. 觉得别人对您的成绩没有做出恰当的评价	
77. 即使和别人在一起也感到孤单	
78. 感到坐立不安心神不定	
79. 感到自己没有什么价值	
80. 感到熟悉的东西变成陌生或不像是真的	
81. 经常大叫或者摔东西	
82. 害怕会在公共场合昏倒	
83. 感到别人想占您的便宜	
84. 为一些有关“性”的想法而很苦恼	
85. 认为应该因为自己的过错而受到惩罚	
86. 感到要赶快把事情做完	
87. 感到自己的身体有严重问题	
88. 从未感到和其他人很亲近	
89. 感到自己有罪	
90. 感到自己的脑子有毛病	

评分规则：将因子F1（躯体化）、F2（强迫）、F3（人际关系敏感）、F4（抑郁）、F5（焦虑）、F6（敌意）、F7（恐怖）、F8（妄想）、F9（精神病性）、F10（其他）各自所包含的项目得分分别累计相加，即可得到各个因子的累计得分；将各个因子的累计得分除以其相应的项目数，即得到各个因子的因子分数——T分数，如表2-2所示。

结果解释：在对大学生进行心理健康测评和心理咨询过程中，比较粗略、简便、直观的判断方法是看各因子的T分数是否超过3分（1~5分评分制），如表2-3所示。当T≥3时，即表明该因子的症状已达中等以上的严重程度。此时，应对受测大学生采取必要的心理治疗措施。

表 2-2 SCL-90 测验答卷得分换算表

因 子	所属因子的项目编号	累计得分（S）	T 分数（S/项目数）
F1	1，4，12，27，40，42，48，49，52，53，56，58		/12
F2	3，9，10，28，38，45，46，51，55，65		/10
F3	6，21，34，36，37，41，61，69，73		/9
F4	5，14，15，20，22，26，29，30，31，32，54，71，79		/13
F5	2，17，23，33，39，57，72，78，80，86		/10
F6	11，24，63，67，74，81		/6
F7	13，25，47，50，70，75，82		/7
F8	8，18，43，68，76，83		/6
F9	7，16，35，62，77，84，85，87，88，90		/10
F10	19，44，59，60，64，66，89		/7
阳性项目总数：（=90－选择“没有”的项目数）	总累计得分：	总因子分数：	

表 2-3 正常人 SCL-90 的因子分布

项 目	X+SD	项 目	X+SD
躯体化	1.34+0.45	敌意	1.50+0.57
强迫	1.69+0.61	恐怖	1.33+0.47
人际关系敏感	1.76+0.67	妄想	1.52+0.60
抑郁	1.57+0.61	精神病性	1.36+0.47
焦虑	1.42+0.43	阳性项目数	27.45±19.32

Chapter 3

第三章

大学生心理困惑及异常心理

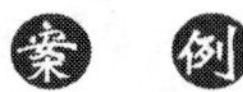

韩梅梅是一名二年级的研究生，人长得很漂亮，得体的衣着能够衬托出一名女大学生的素养。从小学到研究生，她一直都很优秀。她走进咨询室时给我的感觉是，表情紧张、眼神不定、不敢抬头看人，初始交谈时面部肌肉很紧张、说话时偶尔出现颤巍的情形。她说自己实在没办法了，才来心理中心的，渴望老师帮她解决困扰自己的问题。尽管在外人看来她一直都是优秀的，但没一个人知道她内心最大的困惑就是从来不敢看男孩子一眼。特别是进入了大学后，看到其他同学每天在一起有说有笑，非常羡慕，但自己一直不敢与外班、外院（学院）的同学交往，特别是男同学。

韩梅梅家住某省山区，家里有一个哥哥和一个弟弟，小的时候爷爷、奶奶和父亲从来没有像别的爷爷、奶奶、父亲那样和自己在一起有说有笑地玩，因此她一直都认为自己不好。无论自己做什么，做得多么好，在他们眼里自己永远不如哥哥和弟弟优秀，自己也远不及哥哥和弟弟那么受宠。上大学前，家里好像都没给自己买过新衣服，就连上学时用的书包、文具都是哥哥和弟弟剩下的。一次在大学放暑假回家赶火车时，人特别拥挤，自己险些没上去车，一名男同学着急了，拉住她的双手把她拽上了车，但就在那名男同学抓住她双手的瞬间，她自己感觉眼前一黑，像失去了知觉一样，等她完全稳过神来，发现自己心跳厉害、周身出虚汗，同学看到她面色发白，以为她身体得病了……自己就不明白为什么见到陌生人就害怕，更不用说是男同学了。

其实，韩梅梅这种情况是当前大学生普遍存在的、非常具有代表性的心理问题之一——人际交往困难。

当今大学生群体由于家庭、社会以及自己心理意识等诸多原因，在各自成长的道路上会出现很多的心理困惑、心理问题以及心理疾病、精神疾病。

第一节 大学生常见的心理困惑及异常心理

大学生正处在人生成长的关键时期，心理活动活跃而复杂，面临学习、生活、就业等各方面的竞争与挑战，常常会产生一些心理矛盾。了解大学生常见的心理困惑，对于积极调试自我，提高心理健康素质，具有十分重要的意义。

一、人际交往困难

大学生人际交往困难是大学生活中的最普遍、最突出的问题，本章开头提及了一个典型的社交恐惧症的案例。卡内基曾说，一个人的成功，只有15%是由于他的专业技术，而85%则要靠人际关系和做人处世能力。

（一）人际交往的概念及其重要性

人际交往，也称人际沟通，指个体通过一定的语言、文字、肢体动作、表情等表达手段将某种信息传递给其他个体的过程。人际交往对于个体成长具有重要意义。

第一，人际交往促进深化自我认识。

在我们的交往活动中，有时候两方面的评价会有一定的差距，不少人会因此而产生烦恼。这就要求我们要善于调节两方面的评价，全面提高自己的综合素质。正确的自我认识，有助于我们找到自己的社会位置，扮演好自己的社会角色。

第二，人际交往促进社会化进程。

人际交往是社会发展的必然产物，也是社会发展的基本前提。没有人际交往过程中所形成的各种各样的网络关系以及人们所担当的各种各样的社会角色，社会就不成其为社会，发展也无从谈起。人际交往与我们密不可离，是我们生活的一部分，贯穿生命的始终。良好的人际交往能力是青少年社会化的起点，是将来在社会立足的生存需要，也是为社会做贡献的本领。

相关知识：人际交往能增加安全感

心理学家曾经做过一项实验：将实验对象分为高恐惧组和低恐惧组。高恐惧组的实验对象被告知，他们将参加一项电击实验，电击会很痛，但不会留下永久性伤害；低恐惧组的实验对象被告知，电击只是有些轻微的震动，不会产生任何伤害性后果。然后，在实验对象等待接受电击的时间里，研究者逐个询问他们是愿意独自接受电击，还是想与其他人结伴一起接受电击。

结果发现，高恐惧组的人强烈要求与他人结伴一起接受电击；低恐惧组的人也有结伴接受电击的倾向，只是没高恐惧组的人强烈。由此可见，与人交往能增加人的安全感。

资料来源：帕特．“消极”思维的力量［M］．北京：中国轻工业出版社，2002.

第三，人际交往是实现人生价值的桥梁。

人生的意义在于奉献，人际交往是我们奉献的桥梁。良好的人际交往，能让我们掌握更多社会的信息，知道对方的生活和需要，保持和对方联系。一来可以为对方提供服务和支持，为今后对方支持和帮助自身奠定基础；二来可以在人际交往过程中彼此交换信息，以便彼此通过这些交流的信息在生活上、学习上都获得互惠。同时，人际交往也是信息的有效传递和交流，信息就是机遇，掌握了机遇，大学生成功的概率就高，与未来在社会上实现自我价值的距离就会越来越近。

（二）人际交往中常见的心理困惑

与中学时代相比，大学阶段的人际交往更为复杂。有的学生存在害羞、自卑心理，与人交往时内心紧张，不敢表现自己，这些学生往往独来独往，不愿与人交往；有的学生以自我为中心，不注意沟通方式，缺乏人际交往的经验和技巧，在人际交往中常常遇到各种挫折。人际交往中常见问题主要表现为没有知心朋友、感到孤独和寂寞、与人交往有困难、不敢或不愿与人交往、社交恐惧等，其心理困惑主要表现在以下两个方面：

1. 孤独心理

孤独心理是指因缺乏与人交流、经常独处而产生的孤单、寂寞的心理体验。暂时的独处能够使大学生感受到心灵的宁静，但是长期独处会影响心理健康，给大学生带来负面影响。严重的孤独会使人产生挫折感。

2. 嫉妒心理

嫉妒心理指与他人比较时，发现自己在能力、地位等方面不如别人而产生的一种怨恨、烦恼，甚至带有破坏性的复杂感情。嫉妒在女大学生当中较为普遍，必须加以调试，如多参加课外活动，不断充实自己；保持良好的心态，正确对待别人的优点，取长补短，努力完善自己。

相关知识：人际交往的黄金法则

海南有个岛上的人喜欢吃蛇，并常把它作为贵重的礼物送给别人。有一次，这个岛上的一个人到北方旅游，他把腊蛇作为行程中的干粮。等到了齐国，那里的人很热情地招待他。他觉得很过意不去，便用自己所带的一条长腊蛇作为礼物来酬谢主人，吓得主人直吐舌头，转身就跑。此人不知这是为什么，还以为自己所送的礼物不够贵重，于是他转过身去，叫自己的仆人挑了一条更大点的腊蛇送给主人作礼物。

人际交往的黄金法则不是用你喜欢的方式对待别人，而是用对方喜欢的方式对待他。区分对象的不同特点，采取不同的策略，只有这样才有可能取得想要的效果。

资料来源：陈佩雄．学会用人学会管人［M］．长春：吉林音像出版社，2006.

3. 猜疑心理

猜疑心理是指由个体主观推断而产生对他人不信任的复杂情绪体验。猜疑心重的人比较敏感，不信任他人，甚至可能把别人的好意曲解为恶意，猜疑会严重影响与同学之间的关系。

二、适应问题

上大学生之前，大多学生都是在父母的陪伴下，过着“衣来伸手，饭来张口”的生活。然而，我们踏入大学校门的第一天起，所有这些陪伴（拐棍）都远离了我们。到了吃饭时间，吃什么，在哪里吃，和谁吃，这些再也没有父母给我们准备好了，一切的一切都要靠自己来定夺，一切都要靠自己去锻炼和成长。因此，大多新生入校后都会或多或少地存在一定的适应问题。

（一）大学生常见的适应问题

大学生的适应问题主要集中在大学一年级，主要包括生活自理和学习等方面。

1. 生活适应问题

大学生来自祖国的五湖四海，许多大学生长期生活在家乡，进入大学后，对异地的地理环境、气候环境、语言环境和饮食等既有一种新奇感，又有一种不适感。此外，进入大学后的住校集体生活也对大学生产生较大冲击。很多学生之前在家里都是娇生惯养，在集体生活中难免有很多不适应。

2. 学习适应问题

进入大学后，学习任务、学习方法、学习要求等各个方面都发生了很大变化，不再是被教师、家长看着学习、写作业，而更多是自主学习；不少学生面对这种新变化感到迷茫，一时很难适应。

相关知识：青蛙实验

19 世纪末，美国心理学家曾做过一个著名的青蛙实验：经过精心策划安排，他们把一只活蹦乱跳的青蛙冷不防丢进沸水锅里，这只反应灵敏的青蛙在千钧一发的生死关头，用尽全力跳出了水面，成功地死里逃生。

半小时后，他们使用一个同样大小的锅，锅里放满冷水，然后把青蛙放在锅里。这只青蛙在水里不时地来回游动。接着，实验人员偷偷在锅底下用炭火慢慢加热。青蛙不知究竟，仍然在微温的水中享受“温暖”。过了一段时间，等水温热到它熬不住的时候，却已无力逃生。

启示：人的生活环境总是处于不断变化之中，“变”是永恒的真理，只有学会适应不断变化的外在环境才能得到发展。

资料来源：欧阳辉，闫华，林征．大学生心理健康应用教程［M］．沈阳：辽宁教育出版社，2010.

（二）如何尽快适应大学生活

对于刚刚进入一个新环境的大学新生来说，适应环境很重要，因为它关系着将来的发展。“首先要提高自己的生存能力”，这也是最基本的适应。在应试教育下走出来的孩子从小就养成一种学习、学习再学习的习惯，其他事情不闻不问，到了大学，自由空间相对加大，在这种环境下就要提高独立做事、解决问题的能力。尽快适应大学生活，可以从以下几点做起。

1. 确立明确的目标

结合自身实际情况，制定自己的远期目标和近期目标。目标要有一定的挑战性，但通过努力可以实现，目标越具体越好。如果目标过于高远，达不到目标，看不到希望，就会失望沮丧，使能量耗费，很容易造成能量枯竭症，从而失去动力。

不妨利用1～2个学期的时间确立自己的目标，即毕业之后考研究生还是找工作，如果考研究生，在以后的学习中要努力学习专业知识、外语；如果想将来能找个好工作，就要积极参加文体、社会活动，善于积累，提高自身的社会实践能力和综合素质。

2. 准确定位自我，调整心态

上大学之前，几乎每个学生都是佼佼者，甚至是当地的尖子，都是在一片赞扬声中学习和生活着，但进入大学后这些似乎都不见了，没有人再将自己当做中心，没了那些赞扬，没了中学时期老师和同学的关注，总之，原来的优越感一下子都没了。在大学的校园里每个人都太平常了，没有了往日的辉煌。这对生活在往日一片赞赏和别人羡慕的氛围下生活的大学生来讲，的确是一个很大的心理落差。这就需要大学生尽快忘记过去，面对现实，放眼未来。过去的不代表现在，更不能代表将来，未来的要靠今天努力去重新建立。同样，别人也和我一样，所有的一切都要重新开始。平和自己的心态，走过以前的“赞赏”生活，开始明天的努力和奋斗。

经典案例：正确看待自己

美国前总统林肯小时候长得很丑，声音沙哑，说话结巴，语言跟不上思维。他在人生的历程中历经了种种坎坷，亲人去世、竞选州长失败、竞选参议员失败，面对这一次次人生的打击和挫折，他并没有灰心，而是始终对自己充满自信，努力取长补短，最后他惊人地把自己所有的毛病都变成一种长处和风格，甚至他说话时沙沙的声音，都成了人们醉心于他的演讲的一个不可忽视的因素。林肯在51岁时终于当上了美国总统。

资料来源：李锦云．大学生心理健康辅导［M］．北京：北京大学出版社，2010.

3. 学会利用资源

尽管是初次迈入大学校门，第一次接触大学同学和老师及校园，但要及时掌握身边的资源，如老师、图书馆、社团组织、同乡、本地区的亲属、朋友等。这些资源掌握之后，我们在学习、生活上一旦遇到了困难，可以及时利用这些资源来帮助我们解决问题，为我们的大学生活助一臂之力。可以说如果及时掌握和利用这些资源，很容易解决我们大学生学习生活的“后顾之忧”。

4. 学会寻求帮助

任何一个人的生活都不可能是一帆风顺，不可能不遇到困难和挫折。在现代社会的高速发展、高度分化和分工环境下，一个人要想单独解决自己想要解决的问题是很难，甚至毫无可能性。怎么办？学会寻求帮助，学会求助是每个大学生在遇到困惑和困难的时候最明智的选择，阳光需要分享，困扰需要分担，求助可以减轻我们的压力。在求助的过程中一般都有这样的一个规律：可以向辅导员、班导师、心理辅导教师以及院、系领导等依次求助。

新生适应问题是普遍存在的问题，经过一个时期后，大学生都会重新认识环境、认识自我、认识校园、认识世界，阳光总在风雨后，短暂的校园生活适应，能够为步入社会这个没有围墙的、更大、要求更高、对自己发展更充分的“大学”后的适应和发展打下坚实的基础。

总之，大学生应尽快了解大学的环境、熟悉大学的生活方式、了解自我、保持良好心态，尽快地适应大学生活。

三、性心理困惑

大学生正处于性生理发育基本成熟、性心理迅速发展的时期。由于受传统观念的影响，性一直是我们民族文化中不愿谈及的话题，性无知、性压抑、性教育滞后等，导致大学生出现一系列性心理困扰。因此，了解大学生常见的性心理困扰，对于有针对性地开展大学生性心理教育，提高大学生心理健康水平十分重要。

大学生出现的各种性冲动、性压抑等都是正常的，标志一个人性生理已经成熟，这是人成长过程中的必然阶段。

（一）人类的性特征

1. 性的普遍性

（1）性与人类共同存在，性是一种自然生理现象，任何一个正常人都有。

（2）人类性行为中，只有性交才能怀孕，所以每个人都是性交的产物。

2. 功能多样性

（1）满足人的生殖需要，是生儿育女的手段。

（2）在维系夫妻关系上起纽带作用。

（3）能满足人的心理需要，维持心理平衡和心理健康。

（4）在某些人群中，是为了达到性以外某种目的的手段。

3. 选择性、排他性

根据生物进化与文化进化的观点，性行为是从严格的程式化的本能性行为发展成为灵活的、有选择的动机性行为。人类性行为的对象或目标是经过选择的，不是泛化而是分化的对象。在所有文化中，异性恋是占优势的性趋向，而婚姻是性交的主要背景，婚姻与性交是一对双生子，这是人类性特征的选择性特点。与之相联的是排他性。恩格斯曾指出，性爱按其本性来说，就是排他的。这种排他性有心理上的原因，同时也受到法律的保护。

4. 责任性

人类性活动虽有多重目的和作用，但其基本方面还在于生殖繁衍，夫妻间的性交是人类性活动的主要形式，使人类生殖繁衍得以进行和实现。人类性活动具有明确的社会责任性，性行为个体不仅要对对方负责，而且要对作为性行为结果的新生命负责。

5. 文化社会制约性

在每一个社会、每一种文化中，都有被认为是正统的性活动方式与性行为模式，不同的社会、不同的文化则有不同的种类繁多的性活动，这是人类性特征最具有特色的方面。

以上是人类性特征的主要方面。此外，有的学者认为，人类性活动的无季节性、人类女性性高潮以及人手在性活动中的参与和运用，也是人类性活动区别于动物的特征。

（二）大学生常见的性心理困惑

1. 性冲动

每个人都是性的产物，性冲动是个体生理、心理的正常反应。研究表明，引起性冲动的原因有内部和外部两种。性学家发现，激素（荷尔蒙）是造成性冲动的内部因素，心理和社会因素是外部因素。

对 319 名大学生的调查发现，平时有性冲动的占 87%（其中男生中占 96.3%，女生中占 68.7%），其中对自己的性冲动感到羞愧的占 36%，自责的占 33%，苦恼的占 26%，困惑的占 22%，厌恶的占 17%，恐惧的占 12%。一方面是性的自然冲动，另一方面是对性冲动的否定、批判态度，于是形成了深刻的矛盾。

大学生对待性冲动的常用方式主要有以下三种，即压抑、升华和宣泄。第一，适度的压抑是社会的需要，也是一个人性心理健康的反映。适度健康的压抑表现为，压抑并不费力气，个人应清楚知道压抑的是什么；压抑不妨碍心理活动效率，不妨碍人的社会功能。第二，升华即用一种积极的、富有建设性的、能为社会所接受的方式来取代和转移性冲动。一些学者认为，强烈的性冲动可以转化为高水准的情绪活动和理智活动。弗洛伊德甚至认为性冲动的升华创造了文学、艺术和社会文明。第三，宣泄是指以某种性的方式获得性冲动的满足。对大学生来讲，性自慰是较常用的方式。大学生应懂得，性宣泄不只是一个生理行为，其方式应符合社会规范，有易于身心健康。

2. 性焦虑

性心理的矛盾、冲突以及各种性适应不良都会引起性焦虑。这里所讲的性焦虑主要是指对自己形体、性角色和性功能的焦虑，性焦虑一般可通过性教育和性咨询得到解决。

首先，随着生理发育的成熟，一些大学生出现了对自己形体的不安，这集中地表现在与自己性别相关的形体特征上。比如，男生希望自己魁梧高大，女生希望自己苗条漂亮。如果男生觉得自己矮小、瘦弱，就会感到自卑，而女生若觉得自己过胖，长相平平，就会感到苦恼；男生对生殖器的发育状况，女生对乳房的大小也十分敏感，并常为此心事重重；一些大学生还为自己皮肤的好坏、脸上的“青春痘”等而烦恼不安。

其次，除了对形体的不安，大学生还为自己的心理行为是否与性角色相吻合而忧虑。不少男生常感到自己缺乏男子汉的气质，一些女生则觉得自己温柔不够、细心不足。对 319 名大学生的调查发现，有 42% 的大学生担心自己的性角色是否合适。为此，有些人表现得“过度补偿”，比如有些男生为了使自己像个男子汉而故作深沉，或表现出大胆、粗鲁的行为，甚至以打架、冒险等来显示自己、证明自己。这些人追求的往往是外在的东西，而忽视了本质的内容。

最后，性焦虑还表现为对自己性功能是否正常的担忧，尤其是看到某些书刊上谈到性功能障碍时，便会疑神疑鬼。调查中，有44%的大学生担忧自己的性功能是否完好，个别大学生甚至为此忧心忡忡，整日愁眉苦脸，像真的患了性功能障碍。一般来说，未婚的男女缺乏性经验，很难下有性功能障碍的判断。成年男女中，90%以上的性功能障碍患者是由于心理因素引起病患的，其中大多数都可治愈，大学生为此担忧是杞人忧天，毫无必要。

大学生的性心理困惑还有很多，如性行为失误、手淫等，但如果掌握了科学的性心理知识，学会用理智和道德约束自己，保持理性的头脑，即时与心理辅导教师进行积极的、有发展性的咨询和探讨，性心理的困惑就会得到很好的解决，使自己的心理更加健康、人格更加健全。

第二节 大学生常见的心理疾病及其应对

典型案例：我的“心脏病”何时能治好

韩梅梅，女，大二学生，她满脸愁容地走入咨询室，手里还拿着一摞曾经在各大医院诊疗过的病历，自诉有“心脏病”4年多了，家里给她看病已经花了好几万块钱，但病情一直也没好转。前几天期中考试成绩不理想，情绪低落，感觉自己的“心脏病”又要复发。

从她的脸上可以看出，她对自己的病情很担心，特别害怕因为心脏病发作而死亡。

韩梅梅家住山区，家里有2个妹妹，由奶奶一手带大，小的时候和奶奶生活在一起，学习成绩优秀，初中毕业后考入当地县城唯一一所省级重点高中。每次她周末回家，奶奶都会在院子里向外张望，迎候她回家，进屋后会立刻拿出最好吃的给她，并不断夸奖她。回忆起这些往事，她感觉自己是世界上最幸福的女孩。高中二年级期末，因学习紧张有一个月时间没回家，这次还是像往常一样，她像幸福的小鸟一样奔向家里，令她失望的是，她并没看到奶奶在院子里迎候自己的身影，进屋后看到的是奶奶的遗像。家人告诉韩梅梅，奶奶是在半个月前因心脏病突发去世的。奶奶去世后韩梅梅每次回家再也看不到院子里张望自己的熟悉身影，尽管有些短暂的失落心情，但由于学习紧张也没过多在意。

转眼到了高三上学期期中考试，这次考试是本地区模仿高考的大规模统一考试。由于疏忽，她忘记带准考证了，便立刻回宿舍取准考证。她的考场在三楼，当她飞快跑到三楼寻找教室时候突然感觉心跳明显，这个时候走廊也没有往日的嘈杂，很安静，韩梅梅感觉自己的心脏跳得更厉害了，突然想起来奶奶就是心脏病突发去世的。想到死亡，她脑子里立刻一片空白，随即失去知觉……

从那以后，她和爸爸、妈妈三人经常出入医院求医治病。从她拿来的病历推算，仅检查费用至少一万元钱，加上药费、治疗费、交通费等，这是很大一笔费用，但韩梅梅的“心脏病”

一直也没治愈，经常复发。上周末期中考试成绩不理想，同学们都到校外玩去了，自己独自在宿舍里很不开心，突然想起来奶奶，特别是奶奶因心脏病去世，感觉自己是不是也会像奶奶一样很快就会因心脏病而死亡，越想越害怕。同学们回来发现韩梅梅痛苦的情形，立即将她送到医院。但这次也和往常一样，没有查出任何心脏病的证据，只是对症治疗，而后经常复发，经常去医院。

自己也经常上网查询自己的病情，感觉自己的病与医生、网络上讲的总对不上号，遂抱着试试看的想法来到心理咨询中心。

从她讲述的情况来看，她属于典型的神经性疑病症，属于心理障碍（心理疾病），女性发病率高于男性。我采用认知疗法，给她做了5次咨询，她脸上浮现出了女大学生青春的笑容和活力，在和我告别时蹦蹦跳跳地跑下了楼。

韩梅梅的案例说明在大学生群体中，不仅仅存在心理困惑，心理疾病的情况也是常常发生的。北京理工大学王建中等对北京16所高校进行问卷调查发现，16.51%大学生存在中等程度以上的心理疾病。

卫生部前副部长殷大奎在2002年全国精神卫生工作会议上宣布，中国每年有大约25万人死于自杀，即每10万中国人每年有22人轻生，估计还有不少于200万人自杀未遂。目前我国高校大学生心理障碍患病率在16%以上。北京理工大学王健中等曾在北京16所高校调查结果表明，我国高校大学生中有16.51%存在中等偏上的心理问题。无论是我们众所周知的马加爵事件，还是上海机场留学生刺杀母亲的案例（来源：2011-06-25新民晚报），都告诉我们，对大学生这个群体进行心理健康教育十分必要。高校大学生这个群体存在许许多多不同程度的心理困惑、心理问题、心理疾病及精神疾病，那么大学生这个群体中存在的心理疾病有哪些呢？这些心理疾病的具体病情又是怎样的呢？

一、心理疾病概述

心理障碍、心理疾病及精神疾病，大多都是由异常心理逐步发展而来的。因此，首先了解一下正常心理和异常心理，以及二者是如何区分的。

（一）正常心理与异常心理概述

世界上任何事物都有正反两个方面，人的心理活动也是如此。

心理的正面，即正常的心理活动，具有三大功能：第一，能保障人作为生物体顺利地适应环境，健康地生存发展；第二，能保障人作为社会实体正常地进行人际交往，在家庭、社会团体、机构中正常地肩负责任，使人类赖以生存的社会组织正常运行；第三，能使人类正常并正确地反映、认识客观世界的本质及其规律，以便创造性地改造世界，创造出更适合人类生存的环境条件。

心理的反面，即异常心理活动，是丧失了正常功能的心理活动。由于丧失了正常心理活动的三大功能，所以无法保证人的正常生活，而且以其异常的心理特点，随时破坏人的身心健康。

（二）正常心理与异常心理的区分

如何区分正常心理与异常心理呢？在临床实践中，或者在实际生活中，人们是从不同角度，按照不同的经验，在不同的学科领域，按照不同的标准去看待心理的正常与异常，所以也有不同的区分方式。比如：非标准化的区分，从统计学、文化人类学、社会学、精神医学、认知心理学等角度来进行划分；标准化的区分，从医学、统计学、内省经验、社会适应等标准方面来进行划分；还有一种常识性的区分，也就是非专业人员依据日常生活经验来区分正常心理与异常心理，虽然不太科学，但也不失为一种方法。

1. 常识性的区分方法

常识性的区分方法可以归纳为如下 4 点：

（1）离奇怪诞的言谈、思想和行为

假如有人对你说，“我是国际巡回大使，主管世界所有国家的军政大事。昨天我从纽约回来，明天飞往莫斯科，找俄罗斯总统普京，让他陪我检阅波罗的海舰队。”又如，你见到一人披头散发，满脸泥垢，满街乱跑……这时，你虽然不是变态心理学家或精神病医生，你也可以判断，他们的言行是异常的。

（2）过度的情绪体验和表现

假如，一个人终日低头少语，行动缓慢；与人交谈十分吃力，甚至想不出词汇，未开言，泪先流；流露出对生活的悲观失望，失去兴趣，觉得现实世界似乎笼罩在灰蒙蒙的雾中；或者，一个人彻夜不眠，时而唱歌，时而跳舞，语言兴奋，时而说东，时而说西，说个不停。这时，你可以依据自己的生活经验断定，他的行为已经偏离了正常。

（3）自身社会功能不完整

一个人，怕与他人的眼光相对，为此而不敢见人；又如一个人，由于他的耳朵长的比别人大一些，所以他不允许别人摸耳朵，认为别人摸耳朵就是在讽刺他。你碰到这样的人，也会依据生活经验，认定他的行为偏离了正常轨道。

（4）影响他人的正常生活

当你接到骚扰电话，当某个人的恶作剧危害了你的正常生活，你首先是气愤，尔后就会想：“这是为什么？”当你从自身找不到任何缘由时，你一定会判断：“对方的精神肯定有了毛病！”这同样是依据生活经验做出的判断。

2. 标准化的区分方法

一些学者感觉常识性的区分方法还不能全面地认识、区分正常心理与异常心理，于是又提出了另外的区分和判断标准：

（1）内省经验标准

这里的内省经验指两方面，其一是指病人的主观体验，即病人自己觉得有焦虑、抑郁或没有明显原因的不舒适感，或自己不能适当地控制自己的行为，因而寻求他人支持和帮助。但是，在某些情况下没有这种不舒适感反而可能表示有心理异常，如亲人丧亡或因学业不及格而退学时，如果一点没有悲伤或忧郁的情绪反应，也需考虑其有心理变态。其二是从观察者而言的，即观察者根据自己的经验做出心理正常还是异常的判断。当然这种判断具有很大的主观性，其标准因人而异即不同的观察者有各自评定行为的常模。但由于接受过专业教育以及通过临床实践的经验积累，观察者也形成了大致相近的评判标准，故对大多数心理变态仍可取得一致的看法，但对少数病人则可能有分歧，甚至截然相反。

（2）统计学标准

在普通人群中，对人们的心理特征进行测量的结果常常显示常态分布，居中的大多数人属于心理正常，而远离中间的两端被视为异常。因此决定一个人的心理正常或异常，就以其心理特征偏离平均值的程度来决定。虽然心理异常是相对的，它是一个连续的变量。偏离平均值的程度越大，则越不正常。所谓正常与异常的界限是人为划定的，以统计数据为基础。这与许多心理测验方法的判定是相同的。

统计学标准提供了心理特征的数量资料，比较客观，便于比较，操作也简便易行，因此，受到很多人欢迎。但这种标准也存在一些明显的缺陷，例如，智力超常或有非凡创造力的人在人群中是极少数，但很少被人认为是病态。再者，有些心理特征和行为也不一定成常态分布，而且心理测量的内容同样受社会文化制约。所以，统计学标准也不是普遍适用的。

（3）医学标准

这种标准是将心理变态当做躯体疾病一样看待。如果一个人身上表现的某种心理现象或行为可以找到病理解剖或病理生理变化的依据，则认为此人有精神疾病。其心理表现则被视为疾病的症状，其产生原因则归结为脑功能失调。这一标准为临床医师们广泛采用。他们深信心理障碍病人的脑部应有病理过程存在。有些目前未能发现明显病理改变的心理障碍，可能将来会发现更精细的分子水平上的变化，这种病理变化的存在才是心理正常与异常划分的可靠根据。医学标准使心理障碍纳入了医学范畴，对变态心理学研究做出了重大贡献。这种标准比较客观，十分重视物理、化学检查和心理生理测定，许多医学的概念现在仍为变态心理学所采用。但是，医学标准也并不完全令人满意。虽然麻痹性痴呆、癫痫性精神障碍和药物中毒性心理障碍使用医学标准非常有效，但对于神经症和人格障碍则无能为力。心理障碍的原因通常不是单一的，它是多种原因共同作用的结果，除了生物学的原因，还有心理和社会文化的原因。因此，划分心理正常与异常还需要其他的标准。

（4）社会适应标准

在正常情况下，人体维持着生理心理的平衡状态，人能依照社会生活的需要适应环境和改造环境。因此，正常人的行为符合社会的准则，能根据社会要求和道德规范行事，亦即其行为符合社会常模，是适应性行为。如果由于器质的或功能的缺陷或两者兼而有之使得个体能力受损，不能按照社会认可的方式行事，致使其行为后果明显偏离公认的社会标准时，则认为此人有心理异常。这里正常或异常主要是与社会常模比较而言的。

许多心理学家主要从社会适应的角度提出了判断心理是否正常的项目，例如马斯洛等提出了以下 10 项标准：

1）有充分的适应能力；

2）充分了解自己，并能对自己的能力作恰当的估计；

3）生活目标能切合实际；

4）与现实环境保持接触；

5）能保持人格的完整和谐；

6）有从经验中学习的能力；

7）能保持良好的人际关系；

8）适度的情绪发泄与控制；

9）在不违背集体意志的前提下，有限度地发挥个性；

10）在不违背社会规范的情况下，个人基本需要能适当满足。

上述10项说明了心理正常的情形，但是正常人群中这些方面也并不完全一样，其变化幅度是很大的。因此，判断一个人心理是否异常，只能通过比较的方法，首先是与社会认可的行为常模比较，看其行为能否为常人所理解，有无明显离奇的行为，例如，一个人突然当众脱衣赤身裸体，其行为不符合自己的年龄、身份和地位，不能为社会上的人们所接受，对本人和社会有害，那么这个人就可能有心理障碍存在。其次，还要与一个人以往一贯的心理状态和行为模式相比较，看其心理过程或心理特征是否发生了显著的改变，即与其常态有无明显不同。如一个一贯精明能干、积极工作的人，近来变得生活懒散、寡言少语，使人觉得前后判若两人，则要认真考虑此人有无精神疾病的问题。经过认真比较，发现行为改变极其明显，那么做出心理变态的判断是不难的。但如果心理变态程度较轻，发现行为改变极其不明显，则判断比较困难。而且，判断时还必须考虑到社会适应标准受不同地区、时代、社会习俗及文化的影响，因此，心理正常与异常是相对而言的。

可见，上述每一种标准都有其根据，对于判断心理正常或异常都有一定的使用价值，又都不能单独用来解决全部问题。故应互相补充，并通过大量的临床实践，对各种心理现象进行科学分析，才能判断是否有心理变态。

（三）心理障碍的概念及其发生原因

所谓的心理障碍，也叫病理心理、心理疾病及变态心理，是指没有能力按照社会认为适宜的方式行事，以致其行为后果对本人或社会造成负面影响，属于变态心理学范畴。所谓的“没有能力”一是器质性损害（人脑肿瘤）结果，二是功能性损害（认知缺陷或歪曲）所致，或者二者兼有。

心理障碍发生的原因主要有以下几个方面：

1．生物学因素

所谓心理障碍生物学因素，是指遗传、解剖结构、生理生化和病菌、病毒等对心理障碍的发生和发展起作用的因素。

（1）遗传因素的影响

一般来说，人的心理活动是在后天的社会环境影响下形成和发展起来的，是不能通过遗传获得的。但是，一个人的体形、气质、脑神经结构的活动特点、能力与性格中的某些成分等是明显地受遗传因素影响的。在某些心理障碍的发病中，遗传因素在其中起着不容忽视的作用。精神分裂症、躁狂抑郁症、人格障碍、神经症、精神发育迟滞的某些类型等都与遗传因素有关。

（2）病菌、病毒感染所造成的影响

细菌、病毒、原虫等微生物对躯体或神经系统组织结构的损害，加上感染所引起的高热、病原体毒性代谢产物的蓄积和吸收、电解质平衡失调、缺氧、血管病变等，均可招致脑功能或脑器质性病变，从而引起人体出现各种器质性心理障碍或精神失常。感染对儿童的危害性最大，一旦儿童节神经系统受到损害，就会阻碍孩子的心智成长，严重时甚至会导致心理发育迟滞。

（3）化学物品导致的依赖和中毒

某些体外毒性化学物质侵入体内，如医用药物中的镇静催眠药、阿托品、成瘾药中的大麻、鸦片类等均可影响到中枢神经系统，导致意识和精神障碍。特别是鸦片类，如吗啡、海洛因、可卡因等药物，已成为世界一大公害。鸦片依赖性的形成与个人素质、社会环境及鸦片的药物特性的综合作用有关。

（4）严重的躯体疾病或生理机能障碍的影响

内脑器官、内分泌、代谢等严重疾病，如肝性脑病、甲状腺功能亢进症、低血糖等，可导致脑缺氧、电解质平衡失调、神经递质改变，进而引起脑功能障碍和精神障碍。

（5）颅脑外伤的影响

当颅脑被碰撞、跌坠或被炸弹爆破的气浪冲击造成脑震荡、脑挫裂伤、脑血肿、脑气浪伤时，可引起短暂的或持续的精神障碍，如意识障碍、言语障碍、人格变化和遗忘症等。

2. 心理因素

（1）心理冲突

生活给予我们每一个人很多的机会，与此同时，我们几乎每天都面临许多的选择。但是一个人做出选择的时候，往往会面临为难或冲突的情境，即做出某一选择，同时又要丢掉另一个选择。犹如中国古代寓言里所讲到的一头毛驴站在两捆草之间饿死的故事一样，有时要想在很多事情中做出选择是很难的。当个体缺乏主见而又面临对自己影响越大的选择时，做决定就越困难，此时就会产生心理冲突。

心理冲突是指个体在有目的的行为活动中，存在着两个或两个以上相反或相互排斥的动机时所产生的一种心理矛盾状态。心理冲突常常会造成动机部分或全部地不能得到满足，同时也就使动机所指向的目标的实现受到阻碍（挫折）。所以，动机和挫折是相联系的，动机是造成挫折和应激的一个重要原因。冲突和挫折不同的是：冲突必须有两个或数个相反或相互排斥的动机，而挫折可以只有一个动机；冲突往往发生在动机已经形成但还未见诸行动，而挫折常常发生在为达到目标而采取的行动过程中。

在日常生活中心理冲突的现象无时不发生在每个人身上。例如，一个人对另外一个人不满，但又不想得罪对方，不能表达自己的情绪，心理冲突在这种“两难”情境下产生了。想换个工作，又怕失去目前的稳定；一男两女或一女两男的三角恋爱；需要与摆脱，独立与依赖，欲望与克制等，都是冲突的体现。但是，发生冲突的形式可因条件的不同而有所不同。

大量临床研究表明，未解决的心理冲突是造成许多心理障碍的一个重要原因。心理冲突所带来的心理压力，往往会增加个体适应环境的困难，影响其生活和工作，造成强烈的情绪波动，使人陷于困惑和苦闷，甚至颓废和绝望之中；有时还会使矛盾加剧而无力自拔，从而给人的身心健康产生严重的影响，甚至诱发各种身心疾病。很多接受咨询和心理治疗的人就是由于不能很好地处理心理冲突而影响到心理健康的。

(2) 挫折

“人生逆境十之八九，顺境十之一二”。人们在生活的道路上，随时都会遇到难以克服的困难。当你乘车去与女朋友约会时因路上交通阻塞而不能按时赴约，考试不合格，毕业分配时找不到称心如意的工作，职位得不到晋升，分不到房子，工作中受到批评，家里亲人突然去世等，这些大大小小的事件都可能使我们产生焦虑、紧张、失望、沮丧、悲哀、愤怒等不愉快的情绪反应，即遇到了挫折。

挫折是指人们在有目的的活动中，遇到无法克服或自以为无法克服的障碍或干扰时，需要或动机不能得到满足而产生的消极反应。

一般来说，挫折的压力若尚未超过个体的承受力，则在某种程度上具有积极作用，可以引导个体的认知产生创造性的发挥，提高解决问题的能力，以更好的方法和途径实现动机、达到目标。俗话说，失败乃成功之母，一定的挫折是一种磨炼。然而，若挫折过于强烈或承受挫折的能力低，挫折超过了个体的耐受能力，个体在这种情况下又不能正确应付时，可能情绪紊乱，心理失去平衡，以致行为偏激，发生躯体及心理疾病。

(3) 特殊的人格特征

每个人都有自己独特的人格特征，这在人与人之间是千差万别的，但其中也有共同的方面。它是影响心理健康的一个不容忽视的重要因素。人格特征对于人体疾病，尤其是心理疾病的发生、发展和病程的转归都有明显的影响。培养和锻炼健全人格已成为实施心理卫生、预防心理障碍的一项重要任务。

相关知识

科学研究证明，心胸开朗、豁达大度之人心神清静，活得潇洒，健康长寿。根据美国霍普金斯医学院的两位医生的试验结果，他们曾经在1949～1964年的毕业生里任意挑选了127人，按性格分成两组。第一组性格小心、适应性差、缺乏冒险精神；第二组性格开朗、乐观豁达、灵活。经分析研究，第一组的人患病率很高，其死亡率也高，仅在以后的15年中先后就有13人去世，而第二组的人则全部健在。研究结果证明，性格开朗和抑郁与发病率有密切关系，并且直接影响人的寿命的长短。

资料来源：张大均，刘衍玲．小学教师心理健康自我维护技巧［M］．成都：四川教育出版社，2009.

近代临床心理学研究资料表明，有些身心疾病患者具有特殊的人格特征。现在比较肯定的研究结果是某些个性特征与疾病之间存在关系，如表3-1所示。

表3-1 个性与疾病的关系

疾病	个性心理特征
高血压	经常压抑愤怒的情绪，易激怒、有抱负、好高骛远
心脏病	急躁、忙碌，争强好胜，善于把握环境
结肠炎	顺从，带有强迫性、抑郁、心胸狭窄
溃疡	情感容易压抑，有依赖性和挫折感，也可表现为雄心勃勃和有魄力
哮喘	过分依赖、幼稚，常希望得到他人帮助，情感表现模棱两可
偏头痛	固执、好胜、嫉妒，谨小慎微，追求尽善尽美
荨麻疹	渴望得到情感，有罪恶感，自我惩罚
癌症	习惯自我克制、内向、情绪压抑、多思善愁

此外，各种心理障碍，特别是神经症，往往都有特殊的人格特征。有人将这种特殊人格称为“特殊病前人格”，即某些精神疾病或心理障碍发病前所具有的人格特征。例如：

强迫性神经症。不少患者具有称为强迫性人格的人格特征，其具体表现是谨小慎微、敏感多疑、拘谨呆板、墨守成规、优柔寡断、心胸狭隘、求全求美、顾虑重重、自我克制、苛求自己、责任心重、喜欢抽象思维等。

癔症人格。表现为富于暗示性、情绪多变、容易激动、耽于幻想、自我中心、爱表现、喜欢矫揉造作、希望得到同情、待人热情、富于同情心、多见于癔症患者。

分裂人格。表现为孤僻离群、多疑敏感、情感内向、胆小怯懦、爱幻想、淡漠冷酷等，多见于精神分裂症患者。

有人以癔症为例，探讨了精神刺激（即应激源）和特殊人格特征这两种因素在造成心理障碍过程中所起作用的相互关系。如果与癔症相联系的人格特征越明显，则只要有较轻微的精神刺激因素即可致病；相反，与癔症相联系的人格特征越不明显，则致病的精神刺激因素越强烈。

3. 社会因素

(1) 文化的影响

民族文化、社会风俗、宗教信仰、生活方式等文化因素都与心理问题的发生有着密切的关系。不同的文化和环境背景下所产生的心理障碍的病种、症状、内容和频率大相径庭。文化偏低的农村居民或民族中，反应性障碍以及与迷信巫术相关的精神障碍和民间健身术等引起的精神障碍较为常见。这种类型的精神分裂症患者，所见到的妄想或幻觉的内容简单、贫乏，常与迷信活动有关，且其妄想内容多为被害、化身、附体等，其幻觉往往以神、鬼、狐、怪物或死亡的家人、亲族等的形象幻视为多。文化较高的地域居民或民族，则偏执性精神障碍、妄想性精神分裂症、强迫症、神经衰弱等心理障碍较多见。而精神分裂症患者的妄想常以电波、光线、卫星或物理性仪器遥控或被遥控感居多，其幻觉以幻听最为常见。

(2) 环境干扰

社会或环境中的应激事件的影响，如大气污染、噪声干扰、交通混乱、居住拥挤、人际关系紧张、社会动荡等，都可增加人的心理和躯体应激，使人们长期处于紧张、焦虑、抑郁、不安等状态下。长此以往，这使人易患心身疾病，神经症或其他心理障碍。

此外，环境的变迁也是影响心理健康的一个不可忽略的因素。移民研究表明，新迁居到一地的移民与当地居民以及他们原来所在地的居民相比，更容易产生各种各样的躯体或心理的异常。例如，很多刚入学的大学生，由于入学前后生活和学习环境的巨大变化，在适应新的环境时容易遇到各种困难。多数学生首次远离家门，离开长期依赖的父母以及其他亲人和朋友，独自面对陌生的环境，很多问题需要自己拿主意，很多事情需要自己动手来处理，尤其是对于那些自理能力较差的学生来说更是如此，所有这些都会给大学生带来不同程度的心理应激。当这种应激超过一定的限度时，就会造成心理卫生问题，如失眠头痛、焦虑不安、抑郁烦躁、食欲不振、注意力不集中等，严重时甚至可能导致自杀或擅自离校等冲动行为。

（3） 生活事件

生活事件指的是人们在日常生活中遇到的各种各样的社会生活的变动，如结婚、升学、亲人亡故等。生活事件不仅是测量应激的一种方法，也是一项预测心身健康的重要指标。生活事件的增多，可以使人产生心理应激，增加个体适应环境的压力。因为个体每经历一次生活事件，他都要付出精力去调整由于这一事件发生所带来的生活变化。生活事件的增加，使个体生活的变化也会增加，个体为了适应这种生活的变化所付出的努力也需要相应地增加。如果在一段时间内发生太多的生活事件，它们对个体抵抗力的影响会累加，个体的身心状况就很容易受到影响。

生物学因素、心理和社会因素在心理障碍的发病中共同起着决定性的作用。大量临床实践证明，许多心理障碍的起因不是单一因素，而是多种因素共同作用的结果。但是，我们也应当辩证地看待这些因素对心理健康的影响。对某些心理障碍起主导作用的因素，对另一些心理障碍的发生则可能起促发性作用。在分析这些因素的时候要全面思考，理性联系，这样才能做出正确、科学的判断。

（四） 心理障碍分类

心理障碍按有无精神病性障碍分为两大类：精神病性障碍与非精神病性障碍。区分要点：

第一，精神病性障碍是指检验自我和检验现实能力的丧失，将主观体验与客观现实混为一谈，具有幻觉、妄想、等精神病症状；而非精神病性障碍指患者没有丧失检验自我和现实的能力，没有幻觉、妄想等精神病症状。

第二，精神病患者常否认有病，自知力缺乏，不愿主动求医、求助；而非精神病性障碍与其相反，有自知力、主动求医，希望得到帮助。

第三，精神病性障碍常伴有行为紊乱或冲动毁物行为，不能为社会所接受，其工作、学习能力严重受损；而非精神病性障碍患者虽然有行为障碍，其工作、学习能力也会受损，但不如精神病患者严重。

二、大学生常见的心理障碍

大学生群体中各种心理障碍都有发生，但主要有神经症性障碍、心境障碍、人格障碍及性变态。

（一）神经症性障碍

神经症（neurosis）又称神经官能症，是一组精神障碍，除癔症外，没有精神病性症状，主要表现为烦恼、紧张、焦虑、恐怖、强迫症状、心情抑郁等。除癔症表现为短暂发作外，病程多为持续迁延，病前多有一定的素质和人格基础，起病常与心理、社会因素有关，其症状无可证实的器质性病变作基础。根据临床表现可分为以下几个方面。

1. 恐怖性焦虑障碍

恐怖性焦虑障碍，即我们常说的恐惧症，是一种以过分和不合理地惧怕外界客体或处境为主的神经症。病人明知没有必要，但仍不能防止恐惧发作，恐惧发作时往往伴有显著的焦虑和自主神经症状。病人极力回避所害怕的客体或处境，或是带着畏惧去忍受。

（1）恐怖性焦虑障碍临床表现特征

接触恐惧客体或境遇时，出现焦虑症状，明知不合理，但无法控制；在接触恐惧客体或境遇之前出现，即为之担忧，出现期待性焦虑；尽量避免接触可能引起恐惧的情况，即有回避行为，常影响正常生活。

（2）恐怖性焦虑障碍的分类

恐怖性焦虑障碍分为广场恐惧症、社交恐惧症和特殊恐惧症。大学生群体中社交恐惧症较常见。

广场恐惧症（agoraphobia）指在公共场所感到害怕，包括商场、餐厅、影院、车厢或机舱等，也包括害怕空旷地方，害怕离家或独自一人在家。共同特征是担心在公共场所中昏倒或失去控制，又无法迅速离开。表现各不相同，有人害怕汽车，但不怕乘火车；有的人只要有人陪伴就可以外出等。

社交恐惧症（social phobia）是恐惧症中最常见的一种，表现为对人际交往感到紧张和害怕，害怕被别人审视，因而避免和其他人打交道，回避社交情景。恐惧的对象可以是某个人或某些人（如异性）。因此，拒绝参加各类聚会，也回避所有的公共场所，如餐厅、剧场等。临床上以害怕接触异性多见，严重的回避一切社交场合，除紧张、焦虑外，还有脸红、心慌、出汗、震颤等表现，多数有自卑感和害怕别人议论自己。

特殊恐惧症（specific phobia）指对特殊物体或情景引起的不合理焦虑。如接近某些动物、登高、雷雨、黑暗、外伤、出血等。临床表现为当接触某一特定事物，或处于某一特定情景时，产生强烈恐怖，并采取回避行为。恐怖时伴焦虑发作，可出现呼吸急促、心悸、出汗、血压上升眩晕，甚至晕厥等症状。

（3）恐怖性焦虑症的治疗

恐惧症的治疗主要采用行为治疗和药物治疗。其中行为治疗是首选和主要方法。行为治疗常用暴露疗法（exposure therapy），其基本原理是鼓励患者接触他所恐怖的事物或情景，反复训练直到完全适应。实施时一定要循序渐进、说明原理、取得配合。

2. 焦虑性神经症

焦虑性神经症又称焦虑症，以焦虑、紧张、恐惧的情绪障碍，以及伴有自主神经系统症状和运动不安为特征，且焦虑与处境不相称、没有明确客观对象和具体观念内容的提心吊胆和恐惧不安。

(1) 焦虑症的表现特征

与环境不相称的紧张不安、恐惧惊慌的情绪；精神运动性不安；伴有躯体不适的自主神经（植物神经）功能障碍。

(2) 焦虑症的分类

临床分为惊恐发作（panic attacks）和广泛性焦虑症（generalized disorder）

惊恐发作：以反复出现的惊恐发作，伴濒死感、窒息感或失控感，以及严重的自主神经功能紊乱症状。每次发作持续时间不同，一般10～20分钟，长者可1小时以上。发作后症状完全消失。发作期间一般无生命危险。

广泛性焦虑症：表现为对未来可能发生的、客观不存在的某种威胁、危险或不幸的担心和害怕。这类患者常常终日惶恐不安、神经过敏、注意力不容易集中。常导致失眠、多梦、极易惊醒，失眠的特征是入睡困难。

(3) 焦虑症的治疗

焦虑症的治疗主要为心理支持，如劝慰、鼓励、保证和权威解释等，和药物治疗。放松训练疗效较高，但适用于轻度和中度焦虑症。

3. 强迫症

强迫症是一组以强迫症状（主要包括强迫观念和强迫行为）为主要临床表现的神经症，以反复出现强迫观念、意向和行为为基本特征。强迫症状是有意识的自我强迫和自我反强迫同时存在，二者尖锐的冲突使患者焦虑和痛苦。病人体验到的这些观念和冲突来源于自我，但违反他的意愿，遂极力抵抗和排斥，但无法控制和摆脱。强迫症的发病率为0.05%～1%，国内终身患病率为0.9%。

(1) 强迫症的临床表现

临床表现可为强迫观念和强迫行为两类。

强迫观念（obsessive idea）主要表现为强迫怀疑、强迫性穷思竭虑（obsessive rumination）、强迫回忆及强迫对立思维等。强迫怀疑者对自己的正确的言行反复产生怀疑，如外出时怀疑门窗是否关好等，怀疑内容大多都是个人的生活细节或是否安全。强迫性穷思竭虑者总是反复思考一些无意义的问题，如“一天为什么是24小时呢?”等，明知没有意义但就是不由自主。强迫回忆者常反复回忆过去经历的事件、讲过的话，尤其是对过去不幸的经历不由自主反复回忆而痛苦，无法摆脱。强迫对立思维者头脑中总是出现一些对立的思想，如想到快乐时，则出现对立词“悲伤”等。强迫意向者反复体验到想要做某些违反自己意愿的动作和行为，如担心自己拿刀子伤害自己或周围人，担心自己将孩子从窗口扔出去等。

强迫行为最常见的就是强迫洗涤、强迫检查、强迫计数、强迫仪式动作等，常表现为反复洗手、反复检查煤气是否关好、反复数街道上的电线杆的数目、出门时必须先迈左脚等。这些反复出现的动作或行为，是患者屈从强迫观念力求减轻内心焦虑的结果。由于强迫症患者自知其观念和行为不合理，通常尽量掩饰，周围人不易察觉。严重强迫症可伴有抑郁，甚至有消极自杀的意念。

（2）强迫症的治疗

强迫症的治疗目前以暴露疗法和药物相结合疗效比较令人满意。

强迫症病程常有波动，病前人格比较健全，病程呈间歇性焦虑或抑郁症状明显，预后较好。起病年龄早，强迫人格突出或有持续性心理社会因素者预后较差。

4．躯体形式障碍

躯体形式障碍（somatoform disorder）的主要特征是病人反复陈述躯体症状，不断要求给予医学检查，无视反复检查的阴性结果，不管医生关于其症状并无躯体疾病基础的再三保证。症状的出现和持续常与不快的生活事件、困难或冲突密切相关，但患者常拒绝探讨心理病因。由于反复检查没有阳性结果，常使得患者失望，易引起医患关系问题。躯体形式障碍主要包括躯体化障碍、疑病症、躯体形式的自主神经功能失调和持续的躯体形式疼痛障碍等。

（1）躯体化障碍

躯体化障碍又称 Briquet 综合征，是被压抑的心理冲突，转变成的内脏和自主神经功能障碍。

临床表现为多种多样、时常变化的多系统的躯体症状。患者非常当心和关心自己的各种主观症状。由于常常在发病时去综合性医院，忽视心理因素，很容易漏诊和误诊。

这类患者的治疗主要采用心理治疗和放松训练。以提高内省力为主，帮助患者探究心理原因并解决心理冲突。一旦心理冲突解决，症状会立刻消失。

（2）疑病症

疑病症（hypochondriasis）又称疑病性神经症（hypochondriacal neurosis）。疑病症主要指病患者担心或相信患有一种或多种严重躯体疾病的持久的先占观念，病人诉躯体症状，反复就医，经反复医学检查阴性和医生的解释没有相应疾病的证据不能打消病人的顾虑，常伴有焦虑或抑郁。对身体畸形的疑虑或先占观念也属于本症。

疑病症对我们大学生的影响主要：干扰人的正常生活，带来躯体不适，引发不良情绪。在治疗方面以支持性心理治疗为主，特别是认知疗法对高校大学生这类疾病的疗效较好。

（3）躯体形式的自主神经功能失调

躯体形式的自主神经功能失调（somatoform autonomic dysfunction）症状表现是起源于某一主要由自主神经控制的系统或器官（指心血管、胃肠道、呼吸及泌尿生殖系统）的躯体障碍。自主神经因其不受人的意志支配，故亦称植物性神经。自主神经直接或间接调节内脏器官的功能活动，维持机体内外环境的平衡。一旦功能紊乱，即可导致内脏功能活动的失调。

治疗上以心理治疗配合药物治疗为主。

(4) 躯体形式疼痛障碍

躯体形式疼痛障碍（somatoform pain disorder）又称心因性疼痛（psychogenic pain），有时临床上把一些原因不明的慢性疼痛统称为慢性疼痛综合征（chronic pain syndrome）。主要表现为各种部位的持久性疼痛，使患者感到痛苦，或影响其社会功能，但不能用生理过程或躯体障碍予以合理解释的、经过医学检查不能发现有任何器质性病变的、持续的、严重的疼痛症状。身体任何部位均可发生疼痛，但典型的疼痛部位是头痛、非典型面部痛、腰背痛和慢性盆腔痛；疼痛可位于体表、深部组织或内脏器官；性质可为模糊的钝痛、胀痛、酸痛或锐痛。临床上有证据表明：心理因素或情绪冲突对这类疼痛的发生、加剧、持续和严重程度起了重要作用。

这类患者的治疗必须深入了解发生前的心理社会因素，揭示心理冲突，促进患者解决心理问题。

5. 分离（转换）性障碍

分离（转换）性障碍俗称癔症，是一类由明显精神因素如重大生活事件内心冲突、情绪激动、暗示或自我暗示等作用于患病个体所导致的以解离和转换症状为主的精神疾病。

(1) 分离障碍

分离障碍又称癔症性精神障碍，主要表现有以下几个方面。

朦胧状态：常突然发生，历时数十分钟，然后自动终止。恢复后对发生经历不能完全回忆。

情绪爆发：遇到精神刺激时突然发作，哭喊吵闹，顿足捶胸，撕衣毁物。历时数十分钟后自行缓解，事后部分遗忘。

遗忘症：在精神创伤后引起记忆缺失，遗忘的那段经历常与其创伤的时间吻合。

漫游症：一般在白天离开住所或工作单位，不辞而别，外出漫游几天。其间能自理生活，简单购物社交等，但事后全部遗忘。

身份障碍：又称双重或多重人格，表现为突然对自己的身份不能识别，以另一种身份进行日常活动。两种身份各自独立、互无关系、交替出现。

假性痴呆：在精神刺激后突然出现自理障碍。

(2) 转换障碍

主要指运动障碍和感觉障碍，包括痉挛发作、肢体瘫痪、缄默症、失音症、皮肤感觉障碍和视觉、听觉障碍等。

（二）心境（情感）障碍

心境障碍（情感性精神障碍）是以明显而持久的心境高涨或低落为主的一组精神障碍，并有相应的思维和行为改变，可有精神病性症状，如幻觉、妄想。大多数病人有反复发作的倾向，每次发作多可缓解，部分可有残留症状或转为慢性。这类病最典型的就是抑郁症。

抑郁症是一种常见的心境障碍，以显著而持久的心境低落为主要临床特征，且心境低落与其处境不相称，严重者可出现自杀念头和行为。抑郁症主要表现为以下四个方面。

1. 抑郁心境

显著而持久的呈现情绪低落，如心境不佳、兴趣缺乏、严重者痛不欲生、悲观绝望。常诉说生活没意思、高兴不起来。兴趣丧失、对眼前的事物不感兴趣、不愿意参加各种活动。总感觉自身无希望、无用、无价值和无助感。总是以消极否定的态度看待自己的现在、过去及将来。回顾过去一事无成、想到将来自感前途暗淡。感觉处处不如人，自我评价过低，对家人和社会总有歉疚感。

2. 思维迟缓，伴有消极观念

感到思维缓慢、注意力下降。常回忆不愉快的往事，痛苦联想增多。思维内容多为消极悲观，男性罪恶、贫穷妄想较多见；女性疑病、关系、被害妄想较多。

3. 精神运动性迟缓

抑郁症的典型症状之一，表现为思维过程缓慢、主动语言减少、语速减慢、行动缓慢、回避社交。

4. 躯体症状

90%有睡眠障碍，特征是早醒，一般比平时早醒 2 ~3 小时，醒后不易入睡；睡眠不深，60% ~70%患者食欲减退、体重下降。

抑郁症患者自杀率为一般人群的 20 倍。据推测自杀者中有 1/2 ~2/3 患有抑郁症。长期追踪研究有 15% ~25%的抑郁症自杀身亡。随着社会的快速发展，全社会都在为防治抑郁症这一人类新杀手进行积极有效的探索。

（三）人格障碍

人格障碍是以人格结构和人格特征偏离正常为特征，患者形成了特有的行为模式，对环境适应不良，明显影响其社会和职业功能，患者自己感到痛苦。

人格常在儿童期开始形成，至青春期开始定型，并一直持续到成年或终生。因此 18 岁以前一般不诊断人格障碍，而是诊断儿童、青少年品行障碍，18 岁以后方考虑诊断人格障碍。

1. 人格障碍的共同特点

（1）病人常有特殊的行为模式；

（2）病人的特殊行为模式是长期持续存在的；

（3）病人的特殊行为模式具有普遍性；

（4）病人的特殊行为模式始于儿童、青少年或成人早期。

2. 人格障碍的临床表现与分型

（1）反社会人格障碍：一种以行为不符合社会规范为主要特征的人格障碍。

（2）偏执型人格障碍：一种以猜疑和偏执为主要特点的人格障碍。

（3）分裂型人格障碍：一种以观念、外貌和行为奇特以及人际关系有明显缺陷，且情感冷淡为主要特点的人格障碍。

（4）癔症性人格障碍：一种以过分情感用事、用夸张言行吸引他人注意为主要特征的人格障碍。

（5）冲动型人格障碍：又名爆发型人格障碍或攻击型人格障碍，是一种以阵发性情感爆发或伴有明显冲动攻击行为为主要特征的人格障碍。

（6）强迫型人格障碍：一种以要求过于严格和完美无缺为主要特征的人格障碍。

3. 人格障碍的诊断与处理

具有上述人格障碍共同特点并排除躯体、精神疾病或精神刺激因素引起的人格改变，即可做出诊断。

一般处理原则为：仔细评估，心理治疗，药物治疗，对冲动型人格障碍可强制性改造或教养加心理治疗。

（四）性变态

性变态又称性倒错，是指有性行为异常的性心理障碍，其共同特点是对常人不引起性兴奋的某些物体或情景有强烈的性兴奋作用，或者采用与常人不同的异常性行为方式满足性欲或有变换自身性别的强烈愿望。

1. 同性恋

同性恋是性变态最常见的一种，指在正常生活条件下对同性成员持续表现性爱倾向，包括思想感情和性爱行为，对异性缺乏或减弱性爱倾向，也可有正常的性行为。

根据 Kinsey 统计，男性人口 3%，女性人口 1% 的人是纯粹同性恋；另一些同性恋者，对同性和异性都产生性爱，只是偏重程度不同而已，在两个性别中均占 1% 左右。

同性恋者中，可能只有一方为真正的同性恋，另一方为异性恋者，男性同性恋中处于被动的一方及女性同性恋者处于主动一方，即为真正同性恋者。若双方都是真正的同性恋者，则女性在心理上认定自己处于主动，男性认为自己处于被动。在性行为中，轮流更换主动位置。多数有肉体接触，少数是精神恋爱。女性同性恋者所选择的对象较固定，主动方可能喜欢男性装束，选择男性职业。男性同性恋者常出没娱乐场所，选择对象易变。被动一方外表娇柔，选择女性职业和爱好。不同的文化与社会对同性恋行为的态度有较大差别，从相安无事到深恶痛绝，如在求学、就业、住房和社会活动等方面都有不同程度的社会歧视。

对同性恋者，应尽量劝其结婚，也可用脱敏疗法、厌恶疗法、升华法等。

2. 露阴癖

露阴癖是仅次于同性恋的常见性变态，指在陌生异性面前暴露自身的生殖器，达到引起性兴奋，从而获得性快感的一种性偏离现象。伴有或不伴有手淫，对陌生人并没有进一步性活动的要求，以男性居多，近年也有女性报道。常在 15 岁以前开始，成年后确诊，多发年龄在 25 ~ 35 岁。

露阴癖一般表现为：常常在黄昏或不太黑的夜间，守候在街头巷尾、影院或公园附近，或十分拥挤但又有机可乘的地方。在年轻美貌的女性面前，突然显示，常为勃起阴茎，使对方惊慌失措或耻笑辱骂而达到性的满足。

3. 窥阴癖

窥阴癖表现为反复窥视异性下身、裸体或他人性活动，以达到引起自身兴奋的强烈欲望。可伴有当场手淫或事后回忆窥视景象时伴有手淫，以获得性满足。

此症几乎仅见于男性。常在15岁前开始，成年后可确诊。

4. 恋物癖

反复而难于抑制地收集某种异性使用的无生命物体，它受强烈的性欲望与性兴奋的联想所驱使，称恋物癖。常见于男性，所恋物品均属女性内衣或与身体接触的东西，抚摸闻嗅此物体并伴以手淫。

恋物癖并非是眷恋某一实际存在和完整的人，而是其穿戴用品。

5. 性施虐与受虐淫癖

性施虐淫癖指在性活动中，对性对象施以肉体或精神上的折磨，从中获得性的满足。性受虐淫癖指主要要求对方对自己施加肉体和精神上的痛苦，以获得性快感和性冲动。

6. 易性癖

易性癖是指强烈要求改变自身性别，要求通过外科手术及性激素使自己变成异性。易性癖大多是同性恋。变性手术是目前对易性癖唯一有效的治疗方法。

（五）精神病

精神病是指人脑机能活动失调、丧失自知力、不能应付正常生活和现实的严重心理障碍。据资料统计，我国现有精神病患者约1 000万人。精神病的发病率为11‰，已成为常见病。当前我国大学生中常见的主要有情感性精神病、精神分裂症和反应性精神病。

1. 情感性精神病

情感性精神病是以情感障碍为主要症状的一种精神病，又称躁狂抑郁性精神病，主要表现为情感的高涨或低沉，有时两种状态交替出现。在大学生中，某些强烈的心理刺激，如惊吓、失恋、尖锐的批评、考研失败等引起的过度焦虑与紧张等都是其致病的诱因。

2. 精神分裂症

精神分裂症是一种常见的重性精神病，其发病率在精神病中居首位。此病心理异常的表现主要是精神活动“分裂”，表现为联想散乱、思维混乱、情感迷乱、行为错乱、出现幻觉等，早期表现为懒散、淡漠、自语、猜疑、孤僻、恐惧不安、莫名其妙的身体不舒服等。治疗一般以药物治疗为主。

3. 反应性精神病

反应性精神病是一种心因性精神病，由急剧或持久的精神刺激所引发。大学生由于意外事件的突然降临（如亲人突然死亡等）及持久的精神痛苦（如失恋、学习挫折、人际纠纷等）而导致反应性精神病，一般病程较短、以心理治疗为主。治疗越及时、得当，效果越好。

有关详细心理疾病的诊断及治疗以《中国精神障碍分类与诊断标准第3版》（CCMD—3）为标准，同时，在发现患心理疾病的大学生时应及时转介给专科医生和专科医院进行系统治疗。

思考与练习

1. 大学生常见的心理困惑有哪些？
2. 大学生常见的心理疾病有哪些？
3. 大学生应如何提高自身心理健康水平，预防心理问题、心理疾病的发生？
4. 心理测试

焦虑自评量表系统（SAS）

请仔细阅读以下内容，根据您最近一周的实际感觉，在A、B、C、D下画“√”，每题限选一个答案。

A：没有或很少时间；B：小部分时间；C：相当多时间；D：绝大部分或全部时间。

1. 我觉得平常容易紧张和着急	A	B	C	D
2. 我无缘无故地感到害怕	A	B	C	D
3. 我容易心里烦乱或觉得惊恐	A	B	C	D
4. 我觉得我可能要发疯	A	B	C	D
5. 我觉得一切都很好	A	B	C	D
6. 我手脚发抖打战	A	B	C	D
7. 我因为头痛、头颈痛和背痛而苦恼	A	B	C	D
8. 我感觉容易衰弱和疲乏	A	B	C	D
9. 我觉得心平气和，并且容易安静坐着	A	B	C	D
10. 我觉得心跳得很快	A	B	C	D
11. 我因为一阵阵头晕而苦恼	A	B	C	D
12. 我有晕倒发作或觉得要晕倒似的	A	B	C	D
13. 我吸气呼气都感到很容易	A	B	C	D
14. 我手脚麻木和刺痛	A	B	C	D
15. 我因为胃痛和消化不良而苦恼	A	B	C	D
16. 我常常要小便	A	B	C	D
17. 我的手常常是潮湿的	A	B	C	D
18. 我脸红发热	A	B	C	D
19. 我容易入睡并且一夜睡得很好	A	B	C	D
20. 我做噩梦	A	B	C	D

计分：正向计分题A、B、C、D按1、2、3、4分计；反向计分题A、B、C、D按4、3、2、1计分，反向计分题号：5、9、13、17、19。

20个项目的分数相加得出总分，再乘以1.25取整数，即得标准分。

低于50分者为正常；50~60分者为轻度焦虑；61~70分者为中度焦虑，70分以上为重度焦虑，中度以上焦虑建议精神专科咨询就诊，排除焦虑症。

5. 心理训练

阳光心态，幸福人生

一、活动主题：阳光心态，幸福人生

二、活动目的：帮助学生建立积极、阳光的心态

三、活动程序

（一）我最不开心的事

1. 按每5人一组将学生分组；

2. 请每名学生写出生命中自己经历的最不开心的3件事，这件事给了自己哪些启发？

3. 小组讨论、分享。

（二）描绘人生线路图

1. 给学生布置课后作业，连续一周，每天记录自己当天所做的5件事情，每件事使自己开心还是难过？每件事对自己有什么意义？如果是使自己难过的事情，可否换个角度想问题？令自己开心的事情多，还是难过的事情多？

2. 每组5人，进行小组分享和讨论。

（三）老师总结，团体分享训练的收获。

第二篇

认 识 自 我

PART2

Chapter 4

第四章

大学生的自我意识与培养

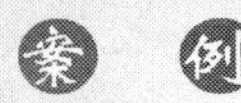

“从很小的时候起，我就发现自己打骨子里就有一种自卑感。总觉得自己不如人，做事畏畏缩缩，说话躲躲闪闪。我特别害怕别人的取笑。取笑对我来说，就是嘲笑、挖苦、贬低、伤害。有时候别人根本不是取笑，我也认为是取笑。虽然我各个方面条件都不差，可心里总觉得比别人低一等。我内心软弱，总害怕别人看到自己的缺点，从小就封闭自己，不与人交往。我总觉得别人不对劲，不可理喻；其实我知道不对劲和不可理喻的正是我自己。”这是一位大学生写来诉说自己苦恼的一封信。

第一节　自我意识概述

心理小故事：我不是乞丐，我是商人

工商界巨子洛克菲勒一天走在闹市区，看到一个衣衫褴褛的人，用推销铅笔的方式在乞讨。洛克菲勒不经意地给了他一些零钱就想走开，可无意中瞥了乞丐一眼，觉得他年纪并不老，精力也还旺盛，于是又回身从他的盒子里取走几支铅笔，边拿铅笔边说道：“给了钱，我却忘了取货，我们都是商人，不能做赔本的买卖，请您别介意。”几年后，在一次商品交易会上，一位颇具实力的经销商在一桩商品交易中明显地给予了洛克菲勒一些优惠和关照。洛克菲勒很惊讶地望着他说：“我感到您特别关照我，不知为什么？”那位经销商严肃地说：“因为几年前你给了我自尊。从那时起我才清楚，我不是乞丐，我是商人。我要努力经商！我努力地推销铅笔，推销各种文具、商品。今天我已经是一个小有成就的商人了。几年来我没有做过赔本的买卖，我也不能让你做赔本买卖，您给予别人自尊也该得到应得的利润。我们都是商人，请您别介意……”这个故事告诉我们，人的自我意识是推动人们前进的力量。

资料来源：王超．卓越员工自我管理［M］．北京：北京工业大学出版社．2012.

一、何谓自我意识

在近代西方哲学界，一些哲学家赋予这一术语以不同的含义。在康德哲学中自我意识即先验统觉的同义语，指主体意识对于经验材料的综合统一功能；在黑格尔的哲学体系中，则被视为人类精神在主观精神发展阶段上介乎意识之后、理性之先的特定的意识形式。笔者认为，自我意识是指个体对自己存在的状态的觉察，是一个人对自己各种身心状况总和的意识，以及对自己周围世界关系的认识、体验和评价。自我意识是意识的最高形式，它不是单一的心理品质，而是一个包含认知、情感、意志等多种心理机能的融合体，是一个完整的心理系统。

自我意识是人对自己身心状态及对自己同客观世界关系的意识。它不仅是人脑对主体自身的意识与反映（包括对自己及其状态的认识；对自己肢体活动状态的认识；对自己思维、情感、意志等心理活动的认识），而且是人与周围现实之间关系的反映。人的发展离不开周围环境，特别是人与人之间关系的制约和影响，所以自我意识也反映了人与周围现实之间的关系。自我意识是人类特有的反映形式，是人的心理区别于动物心理的一大特征。

自我意识是一个多维度、多层次的复杂心理系统，可以从不同角度进行分析。从内容上看，自我意识可以分为生理自我、心理自我和社会自我；从形式上看，自我意识可以分为自我认识、自我体验和自我控制；从自我观念来看，自我意识又可以分为现实自我、投射自我和理想自我三个维度。

（一）生理自我、心理自我和社会自我

生理自我是指个体对自己身体、生理状态的认识和体验，如对身高、容貌、身材、体重、性别等的认识以及生理病痛、劳累疲乏、温饱饥饿的感受。生理自我是与生俱来的，我们只能接受而不能改变它，随着自我意识的成长，我们逐渐对生理自我有一个清晰的看法与正确的认识。

心理自我是个体对自身心理状况的认识和体验，包括对自己的心理活动、个性特点、心理品质的认识、体验和愿望，如对自己的知识、能力、气质、性格、情绪、兴趣、爱好、行为模式等方面的认识和体验。

社会自我是对自己在群体中的地位、作用以及自己和他人相互关系的认识、评价和体验，包括个人对自己在客观环境及各种社会关系中的角色、地位、权利、责任、义务等的意识。随着自我意识的发展，个体的社会角色渐渐浮出水面并占据重要位置，与此相应的角色感、责任感、义务感也会随之增长。

（二）自我认识、自我体验和自我控制

自我意识是个体认知、情绪和意志的统一，即自我认识、自我体验、自我控制的统一。自我认识是自己对自己身心特征的认识，包括自我认知和自我评价，前者是个体对自身各种状况的了解，后者则是对自身各方面的评估。自我认识主要涉及“我究竟是一个什么样的人”、“我为什么是这样一个人”等问题，包括自我感觉、自我观察、自我印象、自我分析、自我评

价等。

自我体验是主观自我对客观自我产生的情绪体验，主要集中在“我能否接纳自己”、“我对自己是否满意”等方面，满意则自我肯定，信心十足；反之，则自我否定，垂头丧气。自我体验的内容十分丰富，包括自爱、自尊、自恃、自卑、责任感、义务感、优越感、荣誉感、羞耻感等。

自我控制主要表现为人的意志行为，它监督、调控人的行为活动，调节着自己对自己的态度以及对他人的态度，主要涉及“我如何改变自己”、“我如何成为理想中的那种人”等问题。诸如“自立”、“自主”、“自制”、“自强”、“自信”、“自律”等词都是积极自我控制的描述，而自我失控、自残、自虐、自我放弃则是消极的自我控制方式。自我认识了解了“我”，自我体验感受了“我”，自我控制则是要表现“我”。

自我认识是其中最基础的部分，决定着自我体验到主导心境以及自我控制的主要内容；自我体验又强化着自我认识，决定了自我控制的行动力度；自我控制则是完善自我的实际途径，对自我认识、自我体验有着调节作用。三方面整合一致，便形成了完整的自我意识。

（三）现实自我、投射自我和理想自我

现实自我是个体从自己的立场和观点出发，对自己目前的实际状况的评价和看法，涉及的根本问题是“我实际是个什么样的人”。

投射自我也称镜中自我，是个人想象中他人对自己的看法和评价，以及由此而产生的自我感。投射自我和现实自我之间往往存在着差异，当差异过大的时候，个体会感到自己不被别人了解。

理想自我是个体要实现的比较完善的一种自我境界或形象，是个人追求的目标，涉及的问题是“我想成为一个什么样的人”。理想自我虽有可能与现实自我不一致，但它却对个人的认知和行为有很大影响，是人前进的动力和方向。

心理小故事：潜能无限

一只小鹰从小就在鸡群里长大，一直都认为自己是只鸡。当主人要放飞它时，打、骂、美食诱惑……怎么都不行，它认为自己是鸡飞不起来。主人非常失望，决定把小鹰带到悬崖边扔掉。奇迹出现了：就在坠落过程中，突然，小鹰扑棱翅膀飞起来了！它的天性恢复了，它知道自己是鹰而不是鸡。

资料来源：www. join-group. com/wenhua/1823. html.

二、自我意识的特点

自我意识是人格心理学中具有调节作用的子系统。它具有个体性、社会性、能动性和同一性的特点。

（一）自我意识的个体性

自我意识是在个体身上发生、发展的；自我意识是以系统的、完整的形式存在的；每个人

的自我意识存在个体差异。也就是说，每个个体秉承遗传天赋，在后天环境的影响下，通过与周围人的相互作用，逐渐形成了自我意识这一具有相对独立性的自我认识和自我调控的人格子系统。

（二）自我意识的社会性

自我意识的社会性是指从人类社会来看，自我意识是随着人类的进化、社会的分工等社会发展而产生的具有社会性、群体性的人类反思系统；从个体发展来看，自我意识的发生和发展是社会化的过程，是个体内化、整合别人对自己的态度和评价而产生的心理模式。

自我意识的个体性和社会性是统一的。自我既要努力成为社会中独特的一个，也要力争融入社会，成为其中和谐的一个。

（三）自我意识的能动性

自我意识的能动性是指自我意识是独立的、完整的，能够成为个体自身心理活动和行为的调控系统，能动地指引和确定个体行为的方向，协调个体和环境的关系；自我意识不仅能够适应世界，而且能够自觉地创造世界并创造自己。

（四）自我意识的同一性

自我意识的同一性是指虽然随着时间的推移和环境的变化，自我意识是不断变化和发展的，但是，个体在工作态度、生活方式等方面会表现出跨时间和跨情境的一致性，从而反映出支配他们的自我意识的始终一贯性；自我意识是自我形成与转化的形式，是一个动态的过程，真正的自我同一性是个体在与环境的互动中，不断将外在的评价转化为内在的认识，将理想自我与现实自我相结合所达到的。

三、自我意识发展的意义

众所周知，人的一生都离不开自我教育，任何形式的教育最终都要归结为自我教育，才能内化和转化为个人的自觉行动。离开了自我教育这一环节，任何教育都无法奏效。这正像苏霍姆里斯基所说的那样：“促进自我教育的教育才是真正的教育。”由于自我意识是意识的核心部分，它在人的意识行动中占主导地位并起指挥作用，因此，自我意识中的自我评价、自我体验、自我控制、自我监督等机制，便构成了自我教育的心理机制。自我意识发展水平较高的人，对自己的认识比较清醒，对自己的评价也较为客观，能正确处理个人与社会的关系。所以，一些研究者指出，自我意识是人格的核心，是人格健全的心理基础。从某种程度上来说，自我意识发展完善的过程也是人格健全的过程。我国学者朱智贤也曾指出，所谓自我教育，就是指个人主动地提出道德修养目标，并以实际行动完善或培养自己的人格品质的过程。它是个人品德修养的自觉能动性的表现，是在自我评价能力发展的基础上产生的。自我意识在个体的健康人格和行为的形成中具有主动调控和完善作用。这种作用主要表现在以下两个方面。

第一，自我意识发展可以促进健全人格的形成。如上所述，自我意识是人格的核心。人格是极其复杂的，构成人格的各个部分是相互作用、不断变化的。在人格形成、发展的过程中，时而会增添进一些新的特质，时而会改变或消除一些原有的特质，而使人格的各个部分整合、统一起来的力量，就是作为人格调节系统的自我意识。具体来说就是，一方面，自我意识发展水平对人格的形成和发展起调节作用。对年幼儿童来说，由于其自我意识发展水平较低，其人格发展主要依赖于外部因素影响，处于他律阶段。随着年龄增长，青少年的人格发展更多地受到自我意识的调节，逐渐趋于自律。例如，青少年已能根据自己的价值判断，从各方面来自觉地充实自我，以有效地提高自尊感和自信心。另一方面，自我意识中的自我评价、自我调控能力制约着人格发展的方向。人格的形成，既是生物因素与环境因素相互作用的结果，也是个人主观参与作用的结果。自我评价将有助于把握自己人格的优、劣、长、短，而自我调控则能自觉地调控人格发展的方向。如电影《林则徐》中，林则徐针对自己急躁易怒的性格，用一块写着“制怒”二字的横匾作为座右铭，来提醒自己改变自己的不良性格。

第二，自我意识发展可以促进人的自我实现。人类具有超越现实条件限制的一种内在需要和能力，人对客观环境不仅具有适应性，而且具有超越性，这是一个人所特有的无限的发展潜能。人本主义心理学认为，人都有自我实现的需要，这也是人能自强不息的精神支柱。提高自我意识的发展水平，有助于个体通过自我教育不断地发展自我、完善自我、实现自我。自我实现是人最高的发展目标，它意味着充分地体验生活的意义、充分地表现自我的价值，意味着我们终于有机会发挥我们自身的潜能。因而，自我实现者是人格发展的典范。

第二节　大学生自我意识发展的特点

典型案例：“两个我”

我是一个矛盾体，是真正意义上的矛盾体。我经常感到有两个“我”在斗争，一个“我”健康活泼、积极向上、懂事孝顺、控制能力强、做事有计划、效率高；另一个“我”强迫性暴饮暴食、消极悲观、怨天尤人、毫无自制力，在自我折磨中浪费时间、挥霍金钱。一个“我”喊：“停！你不能再堕落了！”另一个我说：“唉，反正都已经这样了，何必和自己过不去呢?”于是我就处在痛苦的挣扎中。大多数的情况下，我还是被那个放任的“我”所俘虏，堕落得一塌糊涂。有时候，这个魔鬼般的“我”会暂时离开，于是理智的“我”回想曾做过的一切，会有一种毛骨悚然的感叹“这还是我吗？我怎么会变成这样?”这是我经常问自己的问题。“这是最后一次了。从明天开始，我一定远离这个毛病。”这是我经常给自己做出的保证。可我一次又一次地让自己失望了，我在自己心中的形象也随着一次次的失望跌到了谷底。

资料来源：樊富珉，费俊峰．青年心理健康十五讲［M］．北京：北京大学出版社，2006：36.

一、大学生自我意识的发展过程

青年期是个体自我意识迅速发展并趋向成熟的关键时期。当代大学生一般处于青年中期，他们的自我意识已发展到了新阶段，正经历着一个特别明显的和典型的分化、矛盾、统一与转化的过程。那种少年时期两眼朝外，着重于认识外部世界的特点，这时已转向内部认识自己。当目光朝向自己内部时，原来完整的自我意识就一分为二：一是处于观察地位的“我”（我希望成为怎样的人?)，即理想的自我；二是处于被观察地位的“我”（我现在是怎样一个人?)，即现实的自我。自我意识的分化是大学生自我意识开始走向成熟的标志，也是他们自我意识发展的最重要过程。正是这种分化过程，促进了大学生思维和行为主体性的形成，从而为客观地评价自己或他人、合理地调节自身的言行奠定了基础。当代大学生是富有理想的，自我期望值也较高。当他们详细进行自我观察、自我分析、自我评价时，不情愿地看到理想自我与现实自我之间存在较大的差距，而这个差距又不是一时半刻能消除的，因而产生了自我意识的矛盾。他们常常感到焦虑、苦恼、失望或无能为力。处于这种矛盾状况的大学生，总是通过各种方法，力求获得自我意识的重新统一。为了实现这种统一，通常有以下三种途径：

（1）坚持自己理想中的自我标准，努力改善现实自我，使之与理想自我一致。

（2）一方面修正理想自我，另一方面改善现实自我，使二者相接近。

（3）放弃理想自我的标准，自暴自弃，以迁就现实自我。

显然，第一种情况是积极的，而第三种是消极的、不可取的。

不论采取哪种途径，都是导致原有的自我意识发生变化，从而形成新的自我意识。这样的过程不是一次完成的，而是循序渐进的，经过多次反复才能使自我意识渐趋稳定，达到新的发展水平。

总之，在自我意识发展过程中，出现分化、矛盾、统一、转化，是大学生自我意识发展最重要的特征，它影响和制约着大学生心理品质的形成与发展，是大学生形成良好人格特征的重要前提条件。因此，这一过程是大学生进行自我教育的有利时机；再经过社会实践活动的锻炼，他们将渐渐成熟起来，形成健康的自我意识和良好的心理品质。

心理小故事：每个人都少了一样东西

没有一个人的生命是完整无缺的，每个人都少了一样东西。

有人夫妻恩爱、月收入数十万，却有严重的不孕症；

有人才貌双全、能干多金，情字路上却是坎坷难行；

有人家财万贯，却是子孙不孝；

有人看似好命，却是一辈子脑袋空空。

每个人的生命，都被上苍划了一道缺口，你不想要它，它却如影随形。

人生不要太圆满，有个缺口让福气流向别人是很美的一件事情。

资料来源：http：//hd. cnscg. com/thread-431644-1-1. html.

二、大学生自我意识发展的特点

处于青年中期的大学生，经过大学生活和教育，随着个体心理和意识的不断发展，大学生自我意识的发展达到了新的水平。独立感、自尊心、自信心、好胜心等逐步趋于成熟；自我认识、自我体验、自我控制三方面趋于协调发展；自我意识的核心世界观和人生观已基本确立。总的来说，大学生自我意识的发展是随着年纪的上升而发展的，并表现出以下几方面的主要特点。

(一) 大学生自我认识方面的主要特点

(1) 自我认识的广度和深度大大提高。大学这一特殊的学习、生活环境，为大学生提供了一个博览群书、自由发展、自我实现的新天地。这个新天地使他们的自我认识向广度和深度发展提供了有利条件。大学生的视野更开阔了，关心的社会问题也多了，社会对他们的期望也比较高。这时，他们的自我认识不仅涉及自己的气质、风度和性格等一般问题，而且还涉及自己的社会地位、社会责任、自我的价值等问题。通过对这些问题的分析和思考，大学生的自我意识达到新的广度和深度。

(2) 自我认识的自觉性和主动性明显提高。大学是大学生走向社会前的最后学校学习阶段。学习期间，在他们面前摆着许多深刻的课题：我将来做个什么样的人，成就什么事业，我能为社会做些什么贡献，等等。求知欲强烈的大学生，总是十分感兴趣而又急切地思考着这些问题，强烈地期待着一个满意的答案。这种思考比少年时期更主动、更自觉，具有较高水平。

(3) 自我评价能力提高。随着大学生活的继续，大学生的知识增加了，社会经验也丰富了，大多数人对自己的分析、评价逐渐变得全面、客观和主动，对自己的优缺点有了较正确的认识和评价，并能选择自己的长处发展，开始具备在自觉基础上的“自知之明”，但是大学生自我评价的能力有很大的个体差异。

(二) 大学生自我控制方面的主要特点

(1) 自我控制能力明显提高。在成年人眼中，青年人是精力旺盛、富有朝气的，但也是极为冲动、多变的。这是因为青年人的自我控制能力还较差。处于低年级的大学生，冲动性还较明显。进入中年级，特别是进入高年级后，随着知识的积累、生活阅历的增加，大学生自我认识和自我评价水平增强，他们能够根据别人的评价和自己的行动结果进行反省，及时调整自己的行为和目标。这说明大学生行为的自觉性和自我控制能力明显增强，而盲目性和冲动性则逐渐减少。

大学生自我控制能力的明显提高，还表现在他们的行为和目标能以社会期望和社会要求为转移。例如，在我国市场经济初步建立的今天，社会对大学生的要求越来越高，不单看文凭，更看重大学生的真才实学和竞争意识。面对社会的期望和要求，大学生能对自己的目标进行及时的调整，在掌握专业知识的同时，注重外语水平和计算机水平的提高，注重各种能力的培养，以便能更好地适应社会。当然，大学生自我控制水平还缺乏一定的稳定性，还需要进一步发展和完善。

(2) 自我设计的愿望强烈。大学生有设计自我、完善自我的强烈愿望。他们根据自我设计的“最佳自我形象”而不断地充实自己的知识、培养自己的能力、形成自己良好的性格与品德。大学生的成就动机是最强的，他们不愿做一个碌碌无为的人，都想干出一番事业，能对社会、对祖国有所贡献，以实现自己的人生价值。但是大学生的自我设计常会产生与社会要求不一致的矛盾，主要表现在：一方面，大学生都支持改革开放，希望有一个公平、民主、自由的社会，强烈地反对腐败行为；另一方面在涉及自己的利益时，又对合理的利己主义、享乐主义、拜金主义等表示认同，甚至有人为了所谓的自我实现而损人利己。

不过，有研究表明，我国大学生的自我设计、自我完善的基本倾向是奋发向上的、积极的。

（3）强烈的独立意识和自信心。独立意识，也叫独立感，是指个体力图摆脱监督和管教的一种自我意识倾向。大学生在生理发育上已完全具备了成人的特点，心理成熟和社会成熟也已达到较高的水平。通过对自我的认识、体验和控制、调节，他们的心目中已逐渐确立了一个新的自我——成人式的自我，成人感特别强烈。

自信心是从独立感中派生出来的一种相信自己精力和能力的自我意识倾向。青年大学生有体力充沛、精力旺盛、思维灵活、记忆力强等优越条件，这是他们产生自信心的生理及心理基础，而“天之骄子”、“时代宠儿”的优越感，则是大学生充满自信的社会基础。所以，大学生的自信心是十分强烈的，他们不仅对自己的才华、学识充满自信，而且对自己的风度、能力也充满自信。但由于知识、经验不足，他们易于产生过分的自信，而且容易因一时的挫折而降低自信。

大学生的独立意识和自信心十分宝贵，它是蓬勃向上、积极进取等优良品质的心理基础。因此要加以适当的保护和引导，不要因为一时的偏差而冷眼待之。一般来说，随着自我评价能力的提高和知识经验的积累，大学生的独立意识和自信心会逐步表现得客观和稳定。

（三）大学生自我体验方面的主要特点

大学生自我认识和自我控制能力的迅速发展，使得他们自我体验的内容和形式发生了极大的变化。

从自我体验的形式看，显示出以下几个方面的特点。

（1）丰富性。大学生丰富多彩的学习生活为他们发展的自我体验的丰富性提供了有利条件。例如，由于意识到自己的成熟就产生了成人感；由于意识到自己的能力和品德的高低而产生了自豪、自尊或自卑、自惭等体验；由于意识到自己的社会角色和社会地位而产生了社会责任感和义务感。一般来说，在自我体验方面，男生比女生更有自信心、更富有活力，但容易急躁；女生则更热情、内心舒畅感更明显，但容易多愁善感。大学生自我体验的情感基调是积极的、健康的。大学生要注意增强自我意志的指向能力，提高自我认识水平，这将有助于大学生自我体验的丰富性向健康方面发展。

（2）敏感性和波动性。由于大学生对自我的认识还在不断进行中，个性还不够成熟和稳定，也缺乏驾驭情感的意志力量，因此他们的情感体验表现出明显的敏感性和波动性。他们可能因一时的成功而产生积极的、愉快的情感体验，甚至骄傲自满、忘乎所以；也可能因一时的挫折、失败而低估自我或丧失自信心，甚至悲观失望。到了高年级，当大学生的自我认识和自我控制比较确定后，这种波动性才逐渐降低。

（3）深刻性。大学生的自我体验是深刻的。他们的自我体验不仅与自己的个性特点相联系，而且还与自己的生活信念和人格倾向相联系。当自我的生活信念和人格倾向为别人所悦纳，或客观事物符合自己的生活信念和人格倾向时，他们就会产生愉快的情感体验，否则就会产生消极、不愉快的体验。

从大学生自我体验的内容看，有以下几个方面的特点。

（1）*自尊心和好胜心强烈*。自尊心是指一个人悦纳自己、尊重自己，对自己抱肯定态度的情感体验，是一种希望别人尊重自己和自尊自爱的自我意识倾向。自尊心是一种内驱力（drive，是指由内部或外部刺激所唤起的，并使个体指向于实现一定目标的某种内在倾向），它激励着自我不断奋发努力、创造佳绩，尽可能使自己的言行得到别人的尊重，以维护自己存在的价值，强烈地要求肯定自己和保护自己，因此他们的自尊心很强烈，对触及自尊心的刺激十分敏感。在一项问卷调查中，回答“自己有强烈自尊心”的大学生达90%以上。好胜心是一个人力求获得成功的一种自我意识倾向。好胜心往往与自信心有着密切联系，因为丧失了自信心，就不可能去争取成功。具有极强自信心的大学生，好胜心也是十分强烈的。他们争强好胜、不甘落后，希望能用行动表明自己是人生道路上的强者。例如，有的大学生有目的地参加各种有益的社会活动，从中锻炼和表现自己的才干；大多数学生则把好胜心用在学习上，勤奋努力，博览群书，提高自学能力，为将来事业上的成功打下良好的基础，这是大学生好胜心发展的正确方向。

大学生自尊心和好胜心都很强烈，但要适当。如果把握不当，就容易转化为自尊感或嫉妒心。

（2）*自卑感和孤独感明显*。自卑感，也称自卑，是指一个人自己看轻自己，对自己的能力和品质评价过低，对自己持否定态度的情感体验，它是一种消极的自我体验。过度的自卑容易导致精力不集中、意志消沉、自信心极低，甚至自暴自弃，严重的可导致自杀。所以，大学生一定要及时克服自卑感，恢复自信，提高自尊，以便顺利完成学业，早日成才。孤独感，是指一种由于缺乏他人的理解，自己感到与世隔绝、内心充满孤单寂寞的情感体验。最近，在某高校的一项调查中发现54.4%的学生有不同程度的孤独感，尤其是在新生中比例更高，达81.5%。为什么在大学生中会有如此多的人感到孤独呢？研究表明，大学生产生孤独感的主要原因是青年期的闭锁性心理。大学生自尊心强、独立欲望强烈，但内心世界一般又不轻易向外人袒露，这就造成了一定时期的心理闭锁性。他们虽然生活在父母、师生之间，却感到缺少可以吐露心曲的人，因而常常有莫名的孤独感。

孤独感不利于大学生心理平衡，影响他们之间正常友谊关系的建立。对于大学生来说，要减轻闭锁心理，就要积极参加班集体活动和社会活动，尽量多和别人交往，以扩大自己的人际交往范围，学习别人的长处，做到互相理解、互相学习，这样孤独感自然就可以消除了。

（四）大学生自我意识发展的时代特点

我国不断深化的社会变革和社会主义市场经济的初步建立，影响和促进着大学生自我意识的迅速发展，并形成了当代大学生自我意识发展的时代特点。

（1）*关心国家振兴、渴望改革成功*。他们特别关心当前社会上正在进行的各项改革，常为改革发展的前途和出现的阻力等问题争论不休，对改革中出现的官僚主义、腐败现象极为不满，有时甚至采取过激行动。

（2）思维的独立性、批判性明显增强，强调民主、自由、信任和尊重个性。当代大学生保守思想最少，不囿于成见，不轻信盲从，喜欢独立思考人生和社会问题；特别关心我国民主、自由和法制建设；他们要求别人尊重自己，对那种简单生硬的教育方法极为反感。

（3）探求知识，渴望成才。大学生强烈的成才意识表现出以下特点：一是在成才动力上，由以内在压力为主，转变为以外在压力为主。二是在成才途径上，由过去单纯追求分数转变为注重知识水平和创造能力的提高，努力向多途径成才方向发展。三是在成才模式上，由过去只重智力因素发展到现在向德才兼备、学有所长的新复合型人才的方向发展。

总之，大学生自我意识的时代特点是丰富多彩的，它从总体上反映了大学生在处理与社会、时代关系时的心态走向。同时掌握当代大学生自我意识发展的时代特点，也是了解和研究当代大学生精神面貌的关键。

第三节　大学生自我意识偏差及其调适

典型案例：一封遗书

当你们看到这封信时，我已经在天上了。也许你们会说我很脆弱，你们会说我不坚强，那对于我来说已经不重要了，希望大家不要为我而伤心，你们应该为我笑一笑。我走了，走得很从容，我不再受考试的压迫……别让我影响你们，我会在天上保佑你们……我喜欢上学，但讨厌考试。只是一个牺牲品而已……我学习好时，他对我那么好，我的成绩下来了，他的脸像长白山……但我下决心要走了，到一个没有烦恼、没有忧伤的世界去。也许数月后你们就会忘记我，但我永远也不会忘记你们……

亲爱的爸妈：对不起……这是天意弄人……等二老百年之后，我在天上迎接你们……我多想永远在家里陪伴二老，但我找不到更好的出路了！我死了，真的会很快乐！

资料来源：丁桂凤．中学生自杀之谜［J］．心理世界，2000（2）．

看到她的遗书，相信大家的心情都会很沉重，学生时代可以说是一个人生命中的黄金时代，充满幻想、充满希望，尽管现在的学生学习压力很重，但是在历史上，处于他们这个时期的青少年们，生活压力重的可以说比比皆是，看看某些领袖人物、历史名人的青少年时期，其生活境遇之悲惨，不是现在的学生可以想象的。此外，世界各地青少年生活压力大的也非常多，难道他们的选择就只有死亡了吗？在这个案例中，她的不正确的死亡意识，像“我死了，真的会很快乐”，“等二老百年之后，我在天上迎接你们”，“我下决心要走了，到一个没有烦恼、没有忧伤的世界去”，“你们应该为我笑一笑。我走了，走得很从容”，这些字里行间透露出一个错误的死亡意识，难道说她不明白：人死如灯灭，根本不存在来生与后世。如果这样，她的死亡意识就不是她这个年龄段应该具备的；另外，她说她别无选择，难道真的别无选择了吗，这反映了自我意识的狭隘性和极端性，遇事固执己见，容易走向极端。

大学阶段，正好是青年学生积极探索、寻求自我的关键时期，思维活跃的大学生不断地尝试，做出各种假设。虽然在这个时期自我意识高度发展，但还未完全成熟，积极的探索也会带来各种发展偏差。那么，是不是为了避免出错，就停止探索？不，这样做的话，会使他们失去很多精彩、激情的生活，所以大学生要多多了解这个时期会出现什么样的自我意识偏差，主动积极地调节自己，以获得更加健康的自我。总体来说，大学生自我意识发展水平较高，但尚未完全成熟，因而容易出现各种发展偏差，引起自我意识发展问题，以致自我意识过强或过弱，影响大学生的健康成长。大学生常见的自我意识偏差主要表现为以下几个方面。

一、主观的我和社会的我之间的偏差

主观的我是个体对自己的认识和评价。社会的我是别人对自己的认识与评价。英语中的I和me能很好地区分这一含义，前者是主观的我，用来表示“我是什么”、“我做什么”；后者作宾语使用，表示“怎样看待我”、“给我什么”。对处于心理飞速发展成熟的大学生来说，两者经常会产生矛盾。例如，能够做到自我肯定的个体对自己有较高的自信，能够接纳自己身体外表的所有缺点，并整合别人对自己的看法与自己对自己的看法。但有些青年对自己的外表及能力具有不实的看法，或者产生自我怀疑，变得缺乏自信；或者过于自我欣赏，走向自我或过分自恋的极端，与别人眼中的真实自我差距太大，这些都不利于个体适应未来的社会人际交往与工作生活，严重的甚至会产生人格障碍。

大学生应当学会正确对待这种矛盾，努力尝试自我分析、自我反省。我国著名的教育家孔子早在两千多年前就提出“吾日三省吾身”，要想客观、真实地了解自己就必须时刻注意反省自我，既不夸大自己的优点，做不切实际的幻想，又不盲目自我贬低。可以尝试假想自己是另外一个人，默默在空中观察自己，力图客观地进行自我解剖，形成一个恰当真实的自我意识，建立自己的人生哲学与价值观，不卑不亢，既接受别人的良好建议，又坚定走自己认为正确的路，最终形成一个成熟发展的独立个体。

二、现实的我和理想的我之间的偏差

现实自我是“现实生活中的我”的反映，是一个实在的自我；理想自我是“向往中的我”的反映，体现主体的愿望，体现社会的要求。大学生自我意识的矛盾冲突，意味着理想的自我意识和现实的自我意识之间的差距，与矛盾冲突加剧。合理的偏差能够使人不断进步、奋发有为。但是，如果差距过大，则有可能引起自我的分裂，导致一系列心理问题。由于两个“我”不能统一，自我形象就无法确立，自我意识就不能形成，就会出现明显的内心冲突，甚至有一定的内心痛苦和激励的不安稳，在这种矛盾冲突中，如果可以真实表现自己的真正能力、性格、欲望，既不用掩饰自己的努力，又不怕暴露自己的缺点，个体就能够基本保持两个“我”之间的大致平衡，这种平衡可以激励个体努力改善现实自我的状况，并成为向理想自我的目标迈进的动力，使个体能够正常地成长。若这种矛盾处理不好，就会出现理想自我意识与现实自我意识之间的不平衡，甚至可能导致个体放弃对理想自我的追求。

当“理想自我”与“现实自我”发生冲突时，积极的自我调适就变得非常必要，大学生要重新调整和评估自己的理想，直到通过努力可以达到为止。大学生应当有意识地确定自己的理想自我的正确性与可行性，并与现实自我相对照，找到矛盾所在，采取适当措施将两者协调起来。如果理想自我是错误的，但自己的主客观条件还不具备，就应当根据现实条件和自身情况加以分析调整。这样既可以避免产生不必要的挫折感和失败感，又可以找到更适合自己走的路，提高顺利、成功发展的可能性。

三、自尊与他人认同之间的偏差

自尊是一种自我体验，是个体对自己有价值感、有重要感的体验，是个体对自我意识进行评价的结果。自尊感包括两种成分：一是个体自己尊重自己的情感体验，即自尊心；二是与个体要求他人尊重自己的需要相联系的情感体验，即尊重感和他人认同。这两种情感是紧密联系的。大学阶段是青少年发展的高级阶段，处于这一阶段的大学生既具有青少年自尊体验强烈敏感的特点，又具备了一定的社会经验，对事物逐渐有了自己的观点，价值观与生活信念日益确立，同时大学生又处于即将进入正式社会生活的前一阶段，对于社会与他人对自己的看法非常重视。还有许多大学生在中学时代是引人注目的“高才生”，上大学之后就成了默默无闻的“普通生”，角色的转变使他们开始重新审视自我，其自我意识中自尊与他人认同的矛盾日益激烈。

自尊感建立在良好的自我认识的基础上，对自己的认识即对自己的反思，但其信息来源于客观现实。个体在外界活动和交往中获得有关自己的各方面信息，并将这些信息与自己的所有反面互相比较，得出关于自己的一些结论，从而产生自尊感。有的人总将自己的优点与他人的缺点相比较，得出的结果可能是过于自负，得不到他人的认同；也有人时刻拿自身缺点与他人的优点相比较，常常徘徊在自卑与失落的边缘，产生心理失衡。例如，很多大学生认为自己应该比别人好，而合理的自我认知应该是自己可以比别人好，别人也可以比自己好；自己应该有出色的表现、与众不同，合理的自我认知应当是努力之后能出类拔萃当然好，但也要乐意做一个平凡人；认为同学之间应该坦诚相待；认为自己付出的努力比别人多，而得到的回报比别人少，这是不公平的，而合理的认知是多付出不一定得到多的回报，况且你认为自己付出多、回报少，而他人不一定认同，事实也不一定就是这样；认为他人看不起自己，会笑话自己，而合理的认知是因为自己看不起自己，所以害怕他人笑话，如果自己看得起自己，即使他人笑话又怎样呢？认为自己不如别人，一无是处，而合理的认知是，即使自己不如别人，也不是一无是处，只要自己有优点就有存在价值。以上这些都是大学生容易产生的自我偏差，由于这些偏差导致自尊心过强或过于自卑，最终出现自我认识与他人认同之间的矛盾。

大学生应当注意在衡量评价自己时尽量平等客观，形成合理的自我意识，多与不同年龄、特点和优势的人广泛比较，从而避免产生自己的自尊心与他人认同差距过大而导致的矛盾心理。

四、自立和依附他人之间的偏差

当代大学生的一大特点是崇尚自尊、自爱、自强、自立，强调自我的主体性、能动性和独立性。一方面，生理与心理的成熟使他们渴望独立，以独立的个体面对生活、学习与工作中遇到的问题，但由于长期的校园生活使他们应有的社会阅历与经验相对匮乏，当应激事件出现时，却又盼望亲人、老师、同学能够替自己分析。另一方面，大学生心理上的独立与经济上的不独立也形成了明显的反差。在他们迫切希望摆脱约束、追求自立的同时，却又不可能真正摆脱家长、老师的支持和帮助。特别是对于某些独生子女来说，由于长期受到父母的溺爱，这种独立与依赖的矛盾就表现得非常突出。于是便产生了自立精神与依附心理之间的矛盾。过分的依附导致大学生缺乏对客观事情的判断能力和决断能力，显得优柔寡断、缺乏主见；而过分的独立又使部分学生陷入“不需要社会支持”及“凡事都要靠自己”，采取我行我素、孤傲自立的行为方式，但在遭遇挫折时又会出现不知如何寻求帮助的情况。

要想缓解这种矛盾所带来的心理冲突，大学生必须在观念上加以自觉调整。事实上，任何心理成熟的独立的现代人，都不可能完全独立于社会生活，都会需要他人的帮助，尤其在现代快节奏的城市生活与核心家庭占多数的情况下，建立广泛的社会支持系统是个体维护心理健康所不可或缺的。独立并非意味着独来独往，独立并非不需要任何人的帮助和指导，并非不需要依赖别人，而在于个人必须对自己的行为负有责任。“一个好汉三个帮”，即使是一个独立性很强的人，也有依靠别人的需要。不同的是，独立的人更多的是依靠自己的力量和努力去克服或缓解自我的问题，而不是完全依靠他人的帮助或依赖于别人；独立的人能够权衡利弊、审时度势，能够勇敢做出决定并能够勇于承担自己的行为责任。

第四节　大学生的自我教育

典型案例：没有人会一直成功

韩梅梅从小就是一名好学生，她学习刻苦用功，一直以来学习成绩都名列前茅。到了大学，韩梅梅如鱼得水，畅游在知识的海洋中，并且确立了明确的学习目标，决心保持一流的学习成绩。由于大学和中学相比，学习的内容、教学形式不同，导致学习方法不尽相同，而韩梅梅一直沿用中学的学习方法，尽管她十分努力，可是期末考试成绩非常不理想，甚至还出现了不及格的现象，这种成绩对韩梅梅来说简直无法接受，要知道从小到大她的成绩一直都很优秀，从来没有不及格过。知道了成绩以后，韩梅梅大哭一场，想到父母失望的眼神，想到在老师和同学面前无法抬头，想到开学后还有那么多的课程需要学习，这一切她在心理上无法接受，在精神上无法面对，于是就一个人默默离开了。后来，经过家长、老师和同学们的多方寻找，才将她找回来，然而，她不敢在学校上课，于是办理了休学手续……

李雷是一名大学生，开朗、活泼、学习优秀、喜欢运动，在运动场上的帅气动作赢得了围观女生的一片喝彩，好多女生喜欢他，可是他一点不为所动，因为，他已经有了一位女友，在外地上大学，两人已经相处五年了，彼此相爱。他就盼着好好学习，毕业后能够和女朋友在同一城市找一份工作，两人共同创造美好的未来。就在即将毕业的时候，他突然接到女友的一条分手短信，他试图挽回，可是女友已经毅然决然。这件事宛如晴天霹雳一般，让李雷无法接受但又不能不接受，在大学的最后一段时日，他每天借酒浇愁，深陷在痛苦之中，不能自拔，他甚至想要放弃自己的生命。

资料来源：明月，孙荣利．大学生心理健康指导教程［M］．北京：世界知识出版社，2010.

像韩梅梅和李雷这样，在大学期间遇到的学习不能适应、恋爱关系破裂等无法面对的一系列问题均属于心理困扰问题。这些困扰在大学期间，在人的生命历程中发生的概率很高，甚至可以说是常有的事，如果处理得当，这对个人的发展一般不会造成太大的影响。其实，遇到心理困扰并不可怕，可怕的是遇到困扰不知道如何求助与自助。

自我教育（self-education）即主体自我按社会要求对客体自我自觉实施的教育过程，是自我调控的最高阶段。一般的自我调控着眼于“克制”，而自我教育则强调在克制自我的基础上设计自我、完善自我，最终达到自我的充分发展。自我教育的实质就是积极努力地把现实自我与理想自我统一起来的过程。自我教育是个体自我意识进步到一定程度后出现的高级自我调控形式，是个体对自身的主动积极的调节，自我教育模式一旦形成可以终身跟随个体，时刻对主体进行目标调节、行动、控制、自我激励，帮助个体总结并促进自身的终身可持续发展。加强自我教育可以充分发挥人现有的智慧，培养人特有的创造精神，使个体学会与他人和睦相处，更好地生活和享受人生。

自我教育从本质上来说，是人们自我认识、自我改造的过程。在自我教育过程中，人们首先要认识自己，即人们在工作和生活实践中，从观察分析客观环境、认识他人的过程中，逐步发现自己，认识自己与环境、自己与别人的关系，并反诸于己，用新的标准要求自己、教育自己，使自己的认识和行为更符合社会的需要。在实际的自我教育活动中，虽不能也不可能事事通过实践，但是，没有对自己和环境的准确认识，就不可能有正确的自我教育。大学阶段的教育应在学生接受教育的同时，重点培养和提高学生的自我教育能力。

一、正确地认识自我

“人，认识你自己。”这句早在几千年前的古希腊奥林匹斯山特尔斐神殿就已经刻着的一句话，已被西方人公认为现代心理学最早的起源，人们认为心理学就是一门人类认识、了解自己的科学。直到人类社会进步到今天，我们仍然面临着一个最大也是最永恒的课题就是认识自我。所谓认识自我，就是要客观地评价自己，既不高估自己，也不贬低自己。认识自我，就是要认识自己的生理特点，认识自己的理想、价值观、兴趣爱好、能力、性格等心理特点；认识自我，就是要认识自己的优势、劣势、自己的与众不同和发展潜力。大学生要想形成良好的自我教育能力，首先要做到的就是正确客观地认识自我，做具有较好自我认识能力的人，脑中关于自己要有一个积极的、可行的、有效的行为模式。只有对自身有了准确的认识，才能正确设计自我的发展道路，选择适合自己的美好而又充满希望的职业生涯，寻找与自己契合的人生伴侣，积极采取适当有效的措施改造完善自我，最终走向自我的充分协调发展，发挥自身的最大潜能，达到自我实现的人生最高境界。

大学生一般可以通过以下几个途径来认识自己。

（一）依据他人对自己的态度认识自己

个人对自己的评价往往是以其他人的评价为参照，人们在相互交往中，不断地深化对自己的认识。大学生一般很在乎别人对自己的看法，尤其是有影响力的评价者。他们对别人的评价往往引起两方面的反应：一方面，积极地接受别人的看法；另一方面，也许认为别人的评价不符合自己的实际。因此，评价者的特点、评价的性质将会影响到他们对评价的接受程度。开展同学之间的互评，教师给予具体而有个性的评价，都有助于自我意识的提高。当然，大学生应正确对待他们对自己的评价，应注意评价的准确性、全面性、公正性，在听取他人的评价时不能全盘接受或全盘否定，要经过取舍，应注意与自己关系密切的人对自己的评价；应注意人数众多、异口同声的评价；应注意分析评价者所持的态度、观点，然后有选择地接受，形成关于自我的正确概念。从分析他人对自己的评价中进一步认识自我，而不应对别人指出自己的缺点而耿耿于怀，更不应对自己的优点而沾沾自喜。

（二）通过与他人比较来认识自己

一个人如何评价自己的特点，总是在不断地与同龄人或类似于自己的人的比较中获得。人们有一种心理倾向，总是不由自主地用别人的形象或某种特点来衡量自己，并据此对自己做出某种评价，或是自己优于别人而沾沾自喜，或是因自己不如别人而自惭形秽。社会比较理论认为，当个体发现自己对自己的评价与类似于自己条件的他人对自己的评价一致时，就加强了自我评价的信心，大大提高了安全感；相反，如果发现和这些人对自己的评价差距很大时，就会使自己的安全感受到极大的威胁。大学生在与他人进行比较时既要学会欣赏他人，寻找别人身上的优点，又要寻找自己身上的不足，从而看到“我的另一面”，并通过自我控制，对自我做某些调整和改进，使自己不断进步，自我不断完善。

（三）通过评价自己的活动表现和成果来认识自己

个体在与外部世界接触中，会不断表现出自己的体力、智力、情绪、意志和品德，个体完成任务的效果与成就程度都与个体这些特征有关，通过有意识地观察总结自己的活动表现和成果，可以令个体充分了解认识自己的优缺点，对自己形成更深入的认识。当然，个体在对自己进行评价时要尽量以客观评价为依据，避免因为个人认识或个人动机而出现较大误差。例如，有的人成绩一般却自我欣赏；有的人成绩显著却自感不如他人，自信心不足。自我要求过高者或完美主义者往往表现为对自己要求过严过高，一旦遭遇挫折就容易对自己及社会现实产生失望心理。严重者会出现心理障碍，直接影响自身的心理健康。

（四）借助外界的工具来认识自己

除了上述方法外，现代社会发达的信息来源为大学生了解认识自我提供了现代科学化的途径，即通过各种心理测验、量表、仪器来了解自己。通过生理的测量或检查，我们可以了解自己的生理状况，对自己的生长发育有个正确认识。许多大学生外表身高本来属于正常甚至良好水平，但由于一些商业媒体对体育、演艺明星的夸大宣传，使大学生对自己产生了过高的要求，许多人对自己的外表不满意甚至发展到要整容或产生心理障碍。可见，对自己外表生理状况的认识对于建立客观的自我形象有很重要的意义。心理测量包括纸笔测验、面谈、情景测试等，通过心理测量可以了解自己各方面的心理特征，如智力水平、性格特征、气质类型、心理适应状况，等等。

二、客观地对待自我

客观地对待自我包括两个方面：积极接纳自我和有效控制自我。悦纳自我是发展健康的自我体验的关键和核心。悦纳自我就是要对自己的本来面目抱认可、肯定的态度，正视自己。尽管自己的人性有弱点，与理想有种种距离，但仍可以从本质上接受而不感到真正忧虑。“尺有所短，寸有所长”，每个人都有短处和缺陷，其中有的是无法补救的，或只能做有限的改善。在这种情况下，应该正视自己，坦然接受这种缺陷，并不为此羞愧，不在别人面前加以掩饰，不采取其他防御行为，平静而又理智地看待自己的短处和缺陷，冷静地对待自己的得与失。只注意自身不足的人，容易产生自卑心理，往往片面夸大自身的缺点，对自己持悲观态度，甚至否认自我存在的价值，从而极大地阻碍了正确的自我意识的形成。自尊者则对自我充满信心，乐于接受对自我的教育和要求，从而有利于促进正确的自我意识的形成。

有效控制自我是健全自我意识、完善自我的根本途径。一般说来，大学生要想有效控制自我，就应该建立合乎自我实际情况的抱负水平，确立合适的理想自我，即面对现实确定自己的具体奋斗目标，把远大的理想分解成一个个远近高低不同的具体目标，由近及远、由低到高，逐步加以实现，避免长期遭受失败感的折磨，产生损害自尊甚至身心健康的结果。有效控制自我还要注意发展坚持性和自制力，增强挫折耐受力，使自己能自觉主动地认清目标，为实现目标而努力排除干扰、克服困难。一个心理健康的大学生能对自己的能力、性格和优缺点做出恰当的、客观的评价，给自己确定的理想目标较为适合实际情况。即使在最困难的条件下，也能理智地对待自我，使自己的心理状态在运动变换中达到平衡。

三、积极地改造自我

大学生不断改造自我的过程事实上是其自我意识走向同一的过程。大学生在面对社会发展需要，即将走入社会接受挑战的情况下，要既注重自我又不固守自我，要根据社会要求不断改造自我，在改造自我之前，应当先确定要改造的内容，主要看自己的确定，并确定实现改造的程序和方法，找到方向后还需要善始善终。要保证自我改造的经常性，随时随地注意纠正自己的缺点，直到形成良好的习惯或将之内化为自己的价值标准；要注意不良习惯的反复，不良习惯非一朝一夕形成，对其的改变也是一个漫长的过程，大学生必须充分调动自己的意志、情感，坚定不移地贯彻自己的决定才能达到自己想要的效果；大学生改造自我还需要克服外界环境的不良诱惑，大学校园随着社会的进步和物质、信息资源的不断丰富越来越走向开放与多元化，形形色色的价值观充斥其中，要想实现自己心中的理想自我，大学生必须克服许多不同观念的困扰，才能对自己实现正确而有效的改造，否则就会画虎不成反类犬，良好的习惯不但没有形成反而增添了更多不良因素。事实上，小至时下流行的减肥、健身，大至有关前途的专业学习、考研等都是个体自我不断改造、走向完善的过程，都需要个体发挥顽强的意志品质才能真正实现。

四、不断地完善自我

自我教育的心理实质是个体在认识自我、认可自我的基础上，自觉规划行为目标，主动调节自身行为，积极改造自己的个性，由现实自我走向理想自我，实现自我的完善发展以适应社会要求的过程。

自我完善的过程包括三个环节：首先，要确立正确的理想自我。对于大学生来说，来自职业选择、人际关系、学业等各方面的困惑是人生的必经历程，个体必须正视这些问题并做出自己的选择，这种选择的过程也是大学生逐渐实现自我同一、走向理想自我的基础。正确的理想自我是在自我认识、自我认可的基础上，按社会需要和个人的特点来确立自我发展的目标。其次，要努力提高现实自我。大学生在确立了基于现实的理想自我的目标后还要为实现理想自我而做出实际的努力，这是一个长期而艰苦的自我改造和磨砺的过程，需要完善自我控制机制，包括制定计划、实施监督、自我协调等环节的具体实行；需要意志的努力、情感的激励和认识上的不断自我反思。最后，要努力实现现实自我和理想自我的和谐统一。在实现二者统一的过程中，要反复分析和确认理想自我的正确性和可行性，然后与现实自我相对照，有针对性地、有计划地解决二者之间的矛盾，缩小差距，在不断解决矛盾、自我提升的过程中实现自我价值与社会价值的统一，走向完善的自我。

自我教育是提高大学生自我意识发展水平的有效途径和方法。只有自觉地把客观要求与影响内化成自我需要的人，才能达到自我期望的思想境界，这种思想境界一旦与原有思想水平构成思想矛盾，就会成为自我教育的新内容，成为良好自我形成的内驱力。大学生只有将外在社会对人才的需要转变成学生的内在自我要求，转化为学生的自我教育时，才能够真正形成良好、成熟的自我意识机制，使自己成为一个身心健康、和谐统一的现代社会人才，才能够逐步自我完善发展，走向人生的美好境界。

思考与练习

1. 读了第一节中关于鹰的故事，你想到了什么？
2. 我们应该以什么样的态度来对待不完美的“我”和生活中的不完美？
3. 作为一名大学生，你打算如何去创造自己的幸福生活？

4. 大学生如何走出狭隘的自我？

5. 自我训练活动

训练一：我是谁

边思考边写出20句“我是一个________的人”。要求尽量选择一些能反映个人风格的语句，避免出现类似“我是一个男生”这样的句子。

（1）将上述描述自己的句子按以下类别进行归类：

A. 身体状况（属于你的体貌特征，如年龄、身高、体形等）

B. 情绪状况（你常持有的情绪情感，如乐观开朗、振奋人心、烦恼沮丧等）

C. 才智状况（表现你的智力、能力情况，如聪明、灵活、迟钝、能干、机灵等）

D. 社会关系状况（与他人的关系，对他人常持有的态度和原则，如乐于助人、爱交朋友、坦诚、孤独等）

（2）评估一下你对自己的陈述是积极肯定的还是消极否定的。在你列出的每句话的后面标上加号（+表示肯定满意）或减号（-表示不满意、否定的态度）。看看你的加号与减号的数量各是多少？分别体现在哪些方面？如果加号多于减号，说明你的自我接纳状况良好。否则，你要反省一下：你是否过低评价了自己？是什么原因使你成为这样？有没有改善的可能？

（3）和大家分享，写完这些句子你有何感受？对自己有什么新的发现？

训练二：谁塑造了我

探索自己的自我意识是如何形成的，了解自己的长处和不足，肯定自己是与众不同的，学习接受自己、欣赏自己，增强改变自己的自觉性。

（1）寻根。自制一个表格，请父母将对自己的认识写出来，然后请老师、同学、朋友等将对自己的印象写出来，最后自己把“自己眼中的我”、“自己理想中的我”写出来。比较一下，周围人对你的认识一致吗？别人对你的认识和你自己的认识一致吗？你认为谁的认识更客观、更准确？你怎么综合大家的看法，结合自己的认识，对自己形成一个客观而完整的认识？

父母眼中的我：________________________________

老师眼中的我：________________________________

朋友眼中的我：________________________________

同学眼中的我：________________________________

自己眼中的我：________________________________

自己理想中的我：______________________________

（2）我是一个独特的人。自制第二个表格，包括以下内容：

- 我的长处和来历。把自己的长处一一列出来，并写明每一条长处是怎样来的，主要是受了谁的影响。
- 我的缺点和不足，它是怎样来的。把自己的不足之处一一写出，并写明每一条不足是怎样来的，主要是受了谁的影响。

(3) 认识、接受自我。在自制的第二个表格后面写出以下内容:

- 说明自己的长处对自己今后发展的好处;
- 说明自己的不足会对今后的发展造成什么样的障碍和影响。

训练三：自我探索

1. 假如我是一种动物，我希望是________，因为________。
2. 假如我是一朵花，我希望是________，因为________。
3. 假如我是一种食物，我希望是________，因为________。
4. 假如我是一棵树，我希望是________，因为________。
5. 假如我是一种交通工具，我希望是________，因为________。
6. 假如我是一部电影，我希望是________，因为________。
7. 假如我是一种乐器，我希望是________，因为________。
8. 假如我是一个电视节目，我希望是________，因为________。
9. 假如我是一种颜色，我希望是________，因为________。
10. 假如我是无所不能的，我希望是________，因为________。

训练四：我的未来我做主

训练目的：通过设计适合自己特点的未来目标来达到做一个成功幸福的人。

训练方法：在了解自己的基础上要承认人是有个体差异的，每个人成功的标准也是不同的。写出5件自己从小到大取得的小小成功，最好每个学习阶段都想出一个。分析自己所谓的成功是不是在他人看来也算是成功的？既然每个人对成功的定义不一样，那么对于未来我们也应该有能力自己设定适合自己的未来目标。

相关知识

对目标要有正确认识。感悟每一个目标的实现都需要一个过程，挑战可能会很强悍，过程可能会很漫长，只有通过漫长的过程才能战胜强悍的挑战，才能最终走向成功。

资料来源：王为正，韩玉霞．大学生心理自助读本——感悟·求索·升华［M］．北京：科学出版社，2010.

6. 团队训练活动

训练一：目光炯炯

训练目的：学习自我肯定的技巧，增强自信。

训练过程：团体成员，两人一组，互相注视对方眼睛50秒，不可以躲闪，目光注视表示自信和诚恳。然后注视对方，肯定地做1分钟自我介绍。接着，肯定地表达自己的感受“我对××（绘画、弹琴、数学、英语等）最有把握”，大声说3遍，注意每遍的感受，交换角色。接着，请对方帮忙做某件事或者借他的东西，1分钟之内用各种方法要求对方，但对方看着自己重复说“不”，两人交换。讨论活动的感受及意义，以及如何应用到日常生活中去。

训练二：生涯拍卖

训练目的：促进对人生观、价值观的探索，澄清人生目标，了解人生际遇与选择对人生的影响，理解接纳不同的人生观、价值观。

训练方法：

（1）把每个人一生全部的时间、经历和财富折合成1 000万美元，竞标以下标的物：可以无限透支的信用卡、英俊果敢的丈夫或温柔贤惠的妻子、诚实勇敢的品质、一座风景优美与世隔绝的小岛、两三个知心朋友、一张环游世界的机票、与情人浪迹天涯、世界级藏书丰富的图书馆、与父母每周团聚一次、一项让人一生衣食无忧的技能、一座豪华别墅、智慧、一辈子健康的身体。

（2）每组选择一名成员担任拍卖师，拍卖师不参与竞标，底价由拍卖师决定。

心理分析：本活动投射出学生价值观、人生态度的不同，引导学生分析他投入了多大的精力做某件事。

1）对于竞拍成功者，你拍的是哪一项标的物，用什么价格拍到的（达成成功的途径），为什么要买它，除了这一项标的物外，你还看好哪一项标的物，不选择它的理由是什么？

分享与归纳：认准了目标，就得付出你一生的时间和精力；有所放弃，才有所得。

2）对于竞拍不成功者，是不是所列的诸项标的物都不是你想要的（明白自己想要的是什么吗）？现在知道自己最想要的是什么了吗？如果有想要的，为什么没有买到，是否与你的个性有关？怎样才能得到自己最想要的东西呢？

分享与归纳：目标不够明确，有患得患失之感，最终的结果可能是在碌碌无为中抱怨命运对自己的不公。什么都想要，结果可能什么都得不到。

3）为什么每个人最想买的标的物不同？

分享与归纳：每个人都有自己的人生观和价值观，不尽相同，而每个人都有追求这种人生目标的理由。在坚持自己追求的同时，要包容不同的人有不同的人生目标，理解这种差异性，每个人都是独特的个体。

相关知识

一个人的标的物，其实就是你人生的追求和事业的发展目标。平时当我们说到未来，说到成功，总有人觉得它有太多的不可把握性。其实，它并非像想象中的那么神秘莫测，只要你能明白，拼此一生，你到底想要什么，那么它完全可以掌握在你自己的手中。一个适应社会、身心健康、人格成熟的人应该清楚自己的价值观，并了解自己价值体系的建立过程与基础，且不断内省。价值观不仅影响人对事物的选择，也影响人与他人的相处和沟通，最终影响人的生活，影响人的发展。

资料来源：刘峰，蔡迎春．大学生心理健康［M］．北京：清华大学出版，2011.

Chapter 5

第五章 大学生人格发展与心理健康

案 例

一位老教授昔日培养的三个得意门生事业有成，一个在官场上春风得意，一个在商场上捷报频传，一个埋头做学问如今也苦尽甘来，成了学术明星。于是有人问老教授："你认为三人中哪个会更有出息？"老教授说："现在还看不出来。人生的较量有三个层次，最低层次是技巧的较量，其次是智慧的较量，他们现在正处于这一层次，而最高层次的较量则是人格的较量。"

资料来源：www. lhyz. net/zt/xliy/shownews. asp？ id = 230.

在人的素质结构中，人格起着近乎决定性的作用。人格是人的心理面貌的集中反映，人格的健康发展也是促进社会健康发展的一种力量。人格素质是大学生综合素质的重要组成部分，综合素质的发展和提高包含着人格素质的发展和提高，而人格素质的发展和提高对综合素质的发展、提高有着重要的促进作用。

第一节 人格概述

心理小故事：主宰自己的命运

国王亚瑟被俘，本应被处死，但对方国王见他年轻乐观，十分欣赏，他要求亚瑟回答一个十分难的问题，如果答得出来就可以得到自由。这个问题就是："女人真正想要的是什么？"亚瑟开始向身边的每个人征求答案：公主、侍女、牧师、智者……结果没有一个人能给他满意的回答。

有人告诉亚瑟，郊外的阴森城堡里住着一个老女巫，据说她无所不知，但收费高昂，且要求离奇。期限马上就要到了，亚瑟别无选择，只好去找女巫，女巫答应回答他的问题，但条件是，要和亚瑟最高贵的圆桌武士之一——他最亲近的朋友加温结婚。

亚瑟惊骇极了，他看着女巫，驼背、丑陋不堪、只有一颗牙齿，身上散发着臭水沟难闻的气味……而加温高大英俊、诚实善良，是最勇敢的武士。亚瑟说："不，我不能为了自由强迫我的朋友娶你这样的女人！否则我一辈子都不会原谅自己。"加温知道这个消息后，对亚瑟说："我愿意娶她，为了你和我们的国家。"于是婚礼被公之于世。女巫回答了这个问题："女人真正想要的，是主宰自己的命运。"每个人都知道女巫说出了一条伟大的真理，于是亚瑟自由了。婚礼上女巫用手抓东西吃、打嗝、说脏话，令所有的人都感到恶心，亚瑟也在极度痛苦中哭泣，加温却一如既往的谦和。新婚之夜，加温不顾众人劝阻坚持走进新房，准备面对一切，然而一个从没见过面的绝世美女却躺在他的床上，女巫说："我在一天的时间里，一半是丑陋的女巫，一半是倾城的美女，加温，你想我白天或是夜晚是哪一面呢……"，这是个如此残酷的问题，如果你是加温，你会怎样选择呢？

资料来源：新浪网．主宰自己的命运［OL］．2011. http://book. sina. com. cn/longbook/1074482664_ DDDWomen/31. shtml.

人格心理学的教授话音一落，同学们先是静默，继而开始热烈的讨论，答案更是五花八门，不过归纳起来不外乎两种：白天是女巫，夜晚是美女，因为老婆是自己的，不必爱慕虚荣；另一种选白天是美女，因为可以得到别人羡慕的眼光，而晚上可以在外作乐，回到家一团漆黑，美丑都无所谓。

听了大家的回答，教授没有发表意见，只说这个故事其实是有结局的，加温做出了选择。于是大家纷纷要求教授说出结果。

教授说，加温回答道："既然你说女人真正想要的是主宰自己的命运，那么就由你自己决定吧！"女巫终于热泪盈眶："我选择白天夜晚都是美丽的女人，因为我爱你！"所有人都沉默了，因为没有一个人做出加温的选择。

有时候我们是不是很自私？以自己的喜好去主宰别人的生活，却没有想过别人是不是愿意。而当你尊重别人、理解别人时，得到的往往会更多。

一、人格的含义

人格，也称个性。何谓人格（personality)？据《辞源》上说，"人格"一词来自于拉丁语"面具"（persona)。现实生活中，"人格"的适用范围非常广泛，在不同的学科范畴中有不同的含义和解释，如社会学中把人格定义为是人品，与品格同义；法学概念认为是权利义务主体的资格；而心理学则视其与性格同义。人格也称个性。心理学家认为："人格是一个人在与其环境相互作用过程中所表现出来的独特的思维模式、行为方式和情感反应的特征"；人格反映了一个人总的心理面貌，是相对稳定、具有独特倾向性的心理特征的综合，"它组织着人的经验并形成人的行为和对环境的反应"，在很大程度上决定了人对外界的刺激作用有怎样的反应，包括反应的方向、形式和程度等，因而会直接影响人的身心健康、活动效果、潜能开发以及社会适应情况。因此，可以认为，人格是个体素质的基础，决定了个体包括生理、心理和社会文化素质在内的综合素质的发展。大学生塑造健全人格，是心理发展的重要任务和素质教育的迫切要求，对于个体的健康成长、社会生活的健康发展具有重要意义。

人格由人格倾向性和人格心理特征两大部分组成。人格倾向性是一个人的态度和行为的动力系统，它决定着人们认识事物和从事活动的方向与动力。它包括需要、动机、兴趣、理想、信念、世界观等。人格心理特征是一个人在成长过程中形成和发展出的人格中非常稳定的成分，是人与人之间人格差异最突出的体现，包括气质、性格和能力。

二、人格的特点

（一）独特性

独特性是指每个人的人格都是不同的，都有其独特的一面，就像世界上没有两片相同的树叶、没有两个长得完全相同的人一样。这是由于人格是由先天遗传、后天环境以及个体的主观能动性等许多因素的影响所形成的，这些因素对每个人的影响都是不同的，因而没有人格完全相同的两个人。所谓“人心不同，各如其面”，说的就是人格具有独特性。虽然人格具有独特性的一面，但是生活在同一个社会群体中的人也会表现出一些相同的人格特征。例如，中华民族是一个勤劳勇敢的民族，这里的勤劳勇敢就是共同的人格特征。由此可见，人格特征既有独特的一面，又有共性的一面。

（二）稳定性

一个人在生活中所表现出来的对待事物一贯的态度和行为才能算是一种人格。也就是说，这种一贯的态度和行为不受时间、地点和环境的影响，所以人格是具有稳定性的。例如，一个乐观的人在不同的境遇下都会表现出积极向上的态度，这个特点在其一生当中都不会有很大的变化，这就是人格的稳定性。而那些在某种特殊的环境下偶然表现出来的态度和行为则不能算是人格。例如，一个平时性格内向、少言寡语的人在醉酒之后处于兴奋的状态，高谈阔论、侃侃而谈，我们不能因此就说他具有活泼外向的性格。所谓“江山易改，禀性难移”，这里的禀性指的就是人格，它是不容易改变的。但是不容易改变不代表永远不变，如果一个人的生理条件或生活环境发生了巨大而持久的变化，人格也有可能产生或多或少的变化。例如，一个平时一向勤俭节约的人，由于经济条件有了巨大而持久的改善，也可能逐渐变成一个挥金如土的人。

（三）整合性

人格并不是一种单一的心理品质，而是由多种成分构成的一个有机的整体。在这个整体中，这些成分并不是孤立存在的，而是整合在一起，彼此相互作用的；不是杂乱无章地发挥着功能，而是在人的自我意识的统一调控下，彼此协调一致地发挥着各自的功能。人格就像一个黑箱，虽然我们看不见、摸不着里面的东西，但可以通过一个人的态度和行为表现出来，正是由于人格的整合功能，才使个体所表现出来的态度和行为成为一个可以让人理解的整体。

（四）功能性

前面提到过，人格体现在心理过程之中，并且影响着心理过程的结果。也就是说，人格对一个人的态度和行为具有调节作用。所以，人格在很大程度上影响着人的行为结果，这就是人格的功能性。例如，心浮气躁的人和心如止水的人在遇到相同的麻烦时会有不同的表现；坚强的人和懦弱的人在遭遇同样的挫折时也会有不同的处理方式。所以，人格在某种程度上决定了一个人一贯的处理问题的方式，甚至决定着一个人的成败和命运。由此可见，人格在一个人的心理成分中具有强大的功能。这也就是为什么我们要将塑造良好的人格作为维护自己心理健康的法宝。

三、人格的结构

人格是由认知、动机、气质、性格、自我调控等不同成分构成的一个结构系统，不同成分从不同侧面反映了个体的差异。气质与性格是人格的重要方面。

（一）气质

什么是气质?《西游记》里的猪八戒有活力、幽默、善于处理人际关系；孙悟空敢作敢为，富有创造力、闯劲、冲劲，任性；沙僧勤勤恳恳、任劳任怨，勤奋、忠诚、可靠；唐三藏是团队的核心，执著、自律。从这四个典型的小说人物身上，我们看到，气质是一种存在于人身上的典型的、稳定的心理特点。

气质（temperament）一词来源于拉丁语 temperam erum，原意是掺和、混合，按适当比例把作料调和在一起。后来，气质用于描述人们的兴奋、激动、喜怒无常等情绪特性。在现代心理学中，气质是表现心理活动的强度、速度、灵活性与指向性等方面的一种稳定的心理特征。

气质是一个古老的心理学问题。早在公元前5世纪，古希腊著名医生希波克拉底（Hippocrates）就提出了四种体液的气质学说。他认为人体内有四种体液：血液、黏液、黄胆汁和黑胆汁。四种体液谐调，人就健康，四种体液失调，人就会生病。希波克拉底曾根据哪一种体液在人体内占优势，而把气质分为四种基本类型：多血质、胆汁质、黏液质和抑郁质。

1. 多血质——喜形于色，喜怒都在展现中

这类人情绪不稳定、情感的发生迅速而易变，思维语言迅速而敏捷、活泼好动。在情绪反应上表现为快而多变，但不强烈，情感体验不深，但很敏感。在行为方面表现为活泼好动、机敏、积极参加各种活动，但常常有始无终。该类型的人适应性强、善于交际，待人热情，学习上领会问题快。但也表现出轻率、不忠诚等。

2. 胆汁质——夏天里的一团火

这类人好冲动，情感发生快、强烈而持久，动作迅速而强烈，对自己的言行不能控制，反应速度快，但不灵活。具有这种类型特征的人，在情绪反应上易受感动，情感一旦发生就很强烈，久久不能平静，易发脾气，性情暴躁、易怒，情绪不能自制。在行为方面表现为积极参加各种活动，有创新精神、工作积极，遇到困难时能以极大毅力去克服困难。该类型的人有毅力、积极热情、有独创性。但缺乏自制性、粗暴和急躁、易生气、易激动。

3. 黏液质——冰冷耐寒

这类人性情沉静，情感发生缓慢而微弱，不外露、动作迟缓、易抑制、沉默寡言。在情绪方面表现为沉着、平静、迟缓、心境平稳、不易激动，很少发脾气，情感很少外露。在行为方面表现为沉默寡言、面部表情单一，胸怀宽广，不计小事，能委曲求全，自制力强，活动中表现为有条有理、深思熟虑、坚忍不拔。该类型的人容易形成勤勉、实事求是的精神，但也可能发展如委靡、迟钝、消极、怠惰等不良品质。

4. 抑郁质——秋风落叶

这类人性情脆弱、情感发生缓慢而持久，动作迟钝、柔弱易倦。在情绪方面表现为情感不易老化，比较平静，不易动情。情感脆弱、易神经过敏，容易变得孤僻。在行为方面表现为动作迟缓，胆小、不喜欢抛头露面，反应迟钝。该类型的人易形成伤感、沮丧、犹豫、深沉、悲观等不良心理特征。

在实际生活中，典型的某种气质类型的人并不多，多数人都是混合型气质，且以两种气质混合的居多，三种气质混合的人并不多。一项关于我国大学生气质类型的调查表明，大学生中复合型气质占 65.93%，单一型气质占 34.07%，总的趋势是多血质类型的人最多，占 56.32%，其次为黏液质，占 24.18%，第三为胆汁质，占 13.73%，抑郁质最少，占 5.77%。

气质本身无优劣之分，任何一种气质都有其积极和消极的方面。气质特征会对学习活动产生影响。胆汁质者思维敏捷、学习热情高、刚强但粗心、急躁；多血质者机智灵敏，适应性好，兴趣广泛，但烦躁、不踏实；黏液质者刻苦认真，但迟缓、不灵活；抑郁质者思维深刻，谨慎细心，但迟缓、精力不足。了解自己的气质，可以有的放矢地调整，使学习更上一层楼。

了解自己和他人的气质在人际交往中有重要意义。如像黏液质者提出要求，应让他有时间考虑，对抑郁质者应多给予关心和鼓励，与胆汁质者打交道应避免发生冲突等，当然，这都是从一般意义上来说的，不可有先入之见。

需要指出，气质并不决定一个人活动的社会价值和成就的高低，因为在同一领域做出杰出成就的人，有各种气质类型的代表，苏联心理学家经过分析认为，普希金属胆汁质，赫尔岑属多血质，克雷洛夫属黏液质，果戈理属抑郁质，他们都成了大文豪。可见，气质不同的人都可以成为某一领域人才的杰出代表。

（二）性格

300 多年前，德国哲学家戈特弗里德·威廉·莱布尼茨（Gottfried Wilhelm Leibniz，1646—1716），在普鲁士王宫里向王室成员和众多贵族宣传他的宇宙观时，话锋一转，他说："世界上没有两片完全相同的叶子。"听者哗然，不少人不信。于是，好事者就请侍女到王宫花园中去找两片完全相同的叶子。谁知，数十人寻遍也无法找到。人们惊愕，原来大千世界是如此丰富多彩。后来人们都用莱布尼茨的这句话来比做人的性格——世界上没有两片完全相同的叶子，世界上也没有性格完全相同的人。

在中国，公元前 5 ~ 前 4 世纪的孔子提出了"性相近也，习相远也"的性习说。比他晚一个多世纪的孟子提出了"性善论"，认为人生来就是善良的，"无羞恶之心非人也……"，环境与教育扶植善性，而不使之泯灭，并发展成“仁、义、礼、智”。相反，比孟子稍晚些的荀况则认为人生来就是“恶”的，环境与教育应该去恶育善。这些理论都强调了环境对人们性格的影响作用。在西方，较早研究性格的是公元前4～前3世纪的古希腊哲学家提奥夫拉斯图斯（Theophrastus）。他广泛论述了人的个别特征。以后，弗洛伊德、荣格、埃里克森、班杜拉、奥尔波特以及卡特尔等对性格理论做了进一步研究和发展，使性格心理学日臻完善。

那么，什么是性格（character）呢？性格这个词最早是由提奥夫拉斯图斯首先提出来的，其意思是：人的特征、标志、属性、特性等。现代心理学家对性格的定义各不相同，其中比较一致的看法是：性格是表现在人对现实的态度和相应的行为方式中比较稳定的、具有核心意义的个性心理特征，是一种与社会相关最密切的人格特征，在性格中包含有许多社会道德含义。性格表现了人们对现实和周围世界的态度，并表现在行为举止中。性格主要体现在对自己、对别人、对事物的态度和所采取的言行上。

根据瑞士心理学者C. G. 荣格（Carl Gustav Jung，1875—1961）的理论，性格可以分成两大类：内向型和外向型。所谓内向型和外向型的性格，是指个人的心理活动倾向于内部或是倾向于外部。

1. 外向型的人

心理活动倾向于外部世界，经常对客观事物表示关心和兴趣，性格开朗活泼，乐意参加群体活动，喜热闹环境，喜交往。不愿意冥思苦想，常需要别人帮助来满足个人情绪需要。健谈，少怯场，不拘小节，容易出现轻率行为。一般而言，外向型人易成为开拓性人才，如实业家、领导管理人才。

2. 内向型的人

心理活动倾向于内部世界，珍视自己内心情感的体验，对内部心理活动体验深刻且持久，不愿在大庭广众前出头露脸，言语少，害羞，容易怯场。行为拘谨，容易给人留下犹豫、迟疑甚至困惑的印象。一般而言，内向型人适宜做学术性工作，从事精细要求的工作。

性格内向还是外向，并没有优劣之分。如在中国历史中，号称“诗仙”的李白是偏向外向的人，而号称“诗圣”的杜甫则是偏向内向的人。在严羽《沧浪诗话》中有诗赞颂二人说，“子美（指杜甫）不能为太白（指李白）之飘逸，太白不能为子美之沉郁”，对两人的成就给予了高度的评价。可见，性格是内向还是外向并不妨碍他们成为我国历史上著名的大诗人。

在现实中，人的性格都是复杂的，大部分人的性格或是偏向外向型或是偏向内向型，很难找到特别典型的外向或内向的性格。

人的性格不是一朝一夕形成的，但一经形成就比较稳定，并且贯穿在他的全部行动中。但性格也不是一成不变的，是可以逐步改变的。“近朱者赤，近墨者黑”就说明性格是可以塑造的。人的性格在类似的情境中，甚至在不同的情境中都会表现出来。个体一时性的偶然表现不能认为是他的性格，只有经常性、习惯性的表现才能认为是他的性格。

值得指出的是，性格与气质虽然存在重要区别，但同时也具有密切的关系，主要表现在以下几个方面。

第一，性格对气质具有重要的调节作用。由于性格是人在社会生活实践过程中形成的对现实稳定的态度和习惯化的行为方式，因此，性格在一定程度上可以掩盖或改造气质，使气质的消极因素受到抑制，积极因素得到发展。

第二，气质可以影响性格的表现方式。例如，在选购商品活动中，同是认真、细致的性格，多血质的消费者挑选商品时动作迅速利索，情感溢于言表；而黏液质的消费者挑选商品时却沉默寡言，动作迟缓，情感不外漏。

第三，气质可以影响性格特征形成和发展的速度。例如，在购买活动中，黏液质的消费者往往能独立做出购买决策，不受外界干扰；而胆汁质的消费者注意力不稳定，自我控制力差，因而要排除外界干扰，独立进行决策就较为困难。又如，自信心的建立，胆汁质、多血质的人往往不需要做特殊的意志努力就能够做到，而对于抑郁质的人来说，却要努力克服心理上的自卑感，才能建立充分的自信。

第二节 大学生的人格特征

典型案例：自卑害死猫

李雷，男，大二学生。自幼家境贫寒，性格内向，与同学交往时经常有挫折感，而这种挫折感常常是因为同学对他的一句话、一个玩笑、一个动作，甚至是一个眼神而受到的伤害。刚入大学时，他还能对这些日常的“打击”保持克制，但随着年龄的增长，他越来越感到自己每天都非常在意别人对自己的态度，每时每刻都在注意别人是否对自己有嘲讽的语言。别人的话一出口，不管是不是对他说的，他都要不由自主地仔细揣摩一下其中有没有指桑骂槐、含沙射影式的不尊重的意思，有时同学的一句不含任何褒贬意思的话语也会被他敏感的神经发现有不友好的意思，他便立刻感到受到伤害，有时还会暴跳如雷。这样的性格使得他每天都感到神经疲劳，时常气愤，对身边人充满敌意，也使同学们都对他敬而远之。

资料来源：张成山，江远．新编大学生心理健康教育［M］．北京：清华大学出版社，2010.

为什么李雷会经常性地对别人的言行如此敏感呢？这就是李雷人格上的问题。李雷自幼家境贫困，从小就认为自己的很多方面都不如别人，随着年龄的增长，这种自卑心理越来越趋于极端，严重自卑的人有一大特点，就是认为自己不如别人，特别惧怕别人看不起自己，因而对别人的言行特别敏感。这种敏感多疑的性格往往会影响到他对别人言行的理性分析，经常习惯性地倾向于把别人的一些中性的言行理解为对自己的人身攻击。所以会导致一方面使自己痛苦不堪，另一方面使别人难以接近自己。从这个故事当中我们可以看到不良的人格既让自己痛苦，也让别人闹心，健康的人格对一个人来说是多么重要。那么，要想塑造良好的人格，我们就必须了解人格的特征。

大学生正处于身心急剧发展和自我意识由分化、矛盾逐渐走向统一的特殊时期，因此大学阶段仍然是大学生人格不断发展的重要时期。

人格是社会文化的产物。改革开放的社会背景和校园文化氛围使大学生有了更大的适应性、灵活性和更大的发展可能，也为人格塑造提供了一个广阔的天地。在改革开放伊始，大学生强烈的主体意识显现为“寻找自我、渴望成才”，这是20世纪80年代大学生人格发展的显著特点。进入20世纪90年代以后，随着社会主义市场经济体制的建立，大学生逐步形成自立、平等、开放、竞争等人格特征。我国有关学者的研究表明，具有创造力的当代大学生其人格特征是勇于创新和开拓、有努力取得成就的坚韧性、富有热情、自信心强等。然而，急剧变革、观念多元的社会文化亦使人格的形成变得困难，变得更加不确定，从而使大学生的人格发展出现更多的迷茫和冲突。

根据国内外心理学家对人格素质结构的研究，结合我国当今社会发展的现状和大学生的实际表现，我们认为当代大学生在人格发展中呈现出以下几个方面的特征。

1. 理智性增强，情绪性减弱

在中学时代，处于青春期的少男少女们由于自我意识的迅速膨胀，在认识事物时经常不够全面客观，在处理问题时也往往容易感情用事。但到了大学，他们的人格开始成熟起来。首先，表现最为突出的就是逆反心理的减弱。处于青春期的中学生经常会由于逆反心理造成与父母之间的严重矛盾。而大学生看问题已不再只从自我的角度出发，往往会从父母的角度出发，体谅父母的用心，逆反心理渐渐减弱，即便还有的话，对抗性的表现也逐步缓和或消失了。其次，上大学之后，在与别人发生矛盾时也能够理性处理，不再是像中学时代那样由于血气方刚而做事不计后果。最后，当年少时的梦想往往由于现实的原因而不能实现时，大学生对于自己未来的规划逐渐持理性态度，而不再是花季年少时那样活在自己的美梦之中。

2. 独立性增强，依赖性减弱

相对于中学生而言，大学生在独立性方面的增强主要体现在两个方面：一方面，独立性生活能力提高。进入大学后，绝大多数学生既要面对远离父母的独立生活，又要面对寝室中的集体生活。基本掌握了对生活的主宰权，这样，生活自理能力、独立面对问题和处理问题的能力以及自我控制能力就显得格外重要，在生活中除了经济方面以外，其他方面基本摆脱了对父母的依赖。能力是人格的组成部分，独立生活能力在大学阶段得到巩固和完善，这样有利于他们能够适应未来成家立业的生活。另一方面，独立自主意识进一步增强，逐步达到成人水平。这体现在他们对生活有独立的见解和追求，以及独立的人生观、世界观和价值观等多个方面。在遇到挫折和打击时，他们也基本能够接受现实，独立应对情感上的挫折，不依赖父母的指点。独立性的大大提高也是法律上将年满18周岁的人界定为成人的原因之一，显然这样的规定是有科学依据的，成人能够独立地处理问题，并且独立地为自己的行为负责。

3. 稳定性增强，可变性减弱

一个人人格的发展从幼年开始，在经历了童年和青春期之后，到了大学这个阶段，也达到了相对成熟的阶段，主要表现在人格当中稳定的成分越来越多，可变的成分越来越少，使得整个人格品质趋于稳定和成熟。稳定性的增强表现在气质、性格、能力、理想、信念、价值观等人格的各个方面。在人格的成分中，被固定下来的内容越来越多，有的已经变为了根深蒂固的信念以及日常的行为习惯而难以改变。例如，一个性格内向的人是不太容易变得外向的。人格中容易改变的内容越来越少，兴趣、需要和动机是人格中相对容易改变的。因为这些成分受人所处环境的影响很大。例如，一个原本不爱运动的人因为有了几个爱好运动的朋友而喜爱运动。

除了以上特征，大学生还有能正确认知自我、智能结构健全而合理、富有事业心、具有一定创造性和竞争意识、情感饱满适度、对社会环境的适应能力较强等特征。这些特征表明，我国大学生人格发展状况基本良好，大学生在人格教育方面具有良好的自觉性。

第三节　人格发展异常的表现与评估

典型案例：井底之中的韩梅梅

韩梅梅，女，大二学生。从小性格内向，与小朋友在一起少言寡语，不喜欢接触陌生人，喜欢自己一个人玩玩具，在很多时候都活在自己的小世界里。进入青春期后，慢慢发现自己的相貌平平，也没有什么特长，很难得到其他同学尤其是异性同学的关注。在高中时有一次因为上课回答问题的失败遭到同学们的嘲笑，从那以后每当上课回答问题时就非常紧张，怕回答不好被人嘲笑，慢慢地在同学面前也感到抬不起头来。上了大学之后，上课回答问题非常紧张的毛病不但没有改善，还发展出了其他问题。比如，不敢在众人面前讲话，与陌生人接触有抑制不住的紧张感，与身边同学说话时也很不自在。这些问题导致她尽量回避各种社交场合，在路上遇到异性同学也会手足无措。这种经常回避别人的生活也不是她想要的，一方面，她感到孤独，想去寻找友谊；另一方面，她又担心自己表现不佳，被人嘲笑，始终生活在这种矛盾和痛苦中。

资料来源：明月，孙荣利．大学生心理健康指导教程［M］．北京：世界知识出版社，2010.

为什么韩梅梅与人交往会有如此多的紧张感和回避行为呢？这些问题都源于她在高中时就形成的自卑心理。每个人都有被人尊重、关注和认可的需要，这种需要在成长过程的早期如果得不到满足的话，就会产生很多消极的自我评价，消极的自我评价反过来又会导致社交上的回避行为，回避行为带来的结果是进一步消极的自我评价。这样就会陷入一个恶性循环，这种恶性循环如果始终伴随着成长历程的话，就会使自卑心理和回避行为逐渐加重，慢慢地成为人格中的一部分，难以自拔。从这个故事中，我们可以看到不良的人格是从青春期甚至童年期、幼儿期就初见端倪，但表现不是十分明显，在成长过程中如果没有得到及时矫正，就会在错误的道路上越走越远、越陷越深。当上了大学，人格逐渐发展之时，问题也就随之走向极端。

一、人格发展异常的表现

人格发展异常会影响心理健康，严重的还会导致疾病，危害社会，因此，我们应了解一些常见的人格发展异常的表现。

（一）自我中心

自我中心是指以自己意志为主导，将自我作为思考问题的出发点与归宿，过分关注自我，不顾及他人利益和思想，从而在行动上和观念上表现出自私自利、我行我素的特征和处世态度。以自我为中心的人过多考虑自己的需要，忽视他人的需要和存在，对别人缺少关心和谅解，绝对不允许他人对自己的利益构成伤害和威胁。这种表现在那些有较强自信心、自尊心、优越感、独立感的大学生当中尤为明显。自我中心的人格异常在独生子女占绝大多数的大学生中是普遍存在的。原因之一就是他们从小在家庭教育环境中逐渐养成的利益独占性和排他性。由于当代大学生基本上都是独生子女，从小生活在娇惯的环境中，在一片的“呵护声”和“满足感”中长大，缺少利益分享、相互关心、礼貌谦让、公平兼顾的家庭教育环境，在自我意识的形成中逐渐养成了“唯我独尊、妄自尊大”的心理和行为习惯。当他们把这种在家庭中习以为常的心理和行为带到大学的集体生活中时，矛盾和冲突不可避免地就会出现，对其健康成长和成才造成危害。

（二）自卑

自卑是指由于一些条件的限制和认识上的偏差，认为自己在某个方面或某几个方面不如别人，从而表现出轻视自己、失去自信、畏缩的人格特征。自卑有多种表现方式，退缩或过分地争强好胜是其中最明显的两种。对于大学生来说，无论是适应新的环境还是建立新的人际关系，都面临着重新树立自我形象的问题。大学生面临的自我形象挑战至少来自三个方面：首先，面临着学习成绩相对下降的问题。原来学校的尖子学生很可能不再是尖子，大多数人都面临着学习成绩相对下降的问题。多数人在学习成绩上的优势将会削弱或者消失，成为一般的学生。其次，文体、艺术才能以及知识面的差异变得更加突出，而这些方面的才能在大学中是非常引人注目的。这对于在这些方面基础比较差的学生来说是一个非常大的压力，对他们重新树立自我形象必将产生一定的影响。大学生中一方面有着强烈的交际和参与的愿望，但同时又缺乏这方面的经验和技巧，这就会产生少数“活跃分子”和大多数人交往相对狭窄的状况。这些挑战如果处理不好，极容易产生自卑心理。自卑感一旦形成便有很强的感染性和扩散力，会给大学生的学习和生活带来消极的影响。

（三）懒散

懒散是指一种慵懒、闲散、拖拉、疲沓、松垮的生存状态，是意志活动无力的表现。懒散主要表现为：活力不足，什么也不想做，没有计划，随波逐流；无法将精力集中在学业上，无法从事自己喜欢的事，百无聊赖，心情不爽，情绪不佳，犹豫不决，做事磨蹭。导致大学生懒散的重要原因是目标不明确，意志不坚定，有逃避困难的心理，做事缺乏计划性，缺少“从现在做起”的精神。从主流上看，青年大学生是充满朝气和活力、开拓进取的，但也有少数学生表现出懒散、拖沓的人格发展异常。处于懒散状态的大学生也常以此感到内疚、自责、后悔，但又觉得无力自拔，心有余而力不足，这主要是他们往往想得多而做得少，缺乏毅力所致。正如学者所言：你是容量极大的水库，里面蓄积了从未使用过却随时随地可以供你使用的天赋与才干，但如果拖沓和胆怯使你永远无法打开那智慧的闸门，那水库也就如同空的一样。

（四）偏激

偏激的人格特征在大学生中是非常普遍的，它在认识、情绪和行为上都有体现。首先，在认识上的表现是看问题绝对化、片面性很大。大学生社会经验少、思想单纯，他们善于思考，具有强烈的参与意识，富有怀疑、批判精神，但在认识问题时往往缺乏客观性，容易以偏概全，固执己见，把个别现象当做普遍问题，形成逆反心理，导致认识的偏见。其次，在情绪上的表现是根据个人的好恶和一时的心血来潮去论人论事，怨天尤人、牢骚太盛，缺乏理性的态度和客观的标准。有的大学生一次考试考好了，就以为自己什么都好，洋洋自得，产生骄傲情绪；而有时一次考试不理想，就消沉到底、一蹶不振，认为自己什么都不行了。这就是偏激的表现。最后，在行为上的表现是莽撞从事，不顾后果。有些大学生由于偏激地认为友谊就是讲义气，当他们的朋友受了别人“欺侮”时，往往二话不说，马上就站出来帮朋友打架，将蛮干、鲁莽当英雄行为，导致偏激的行为。偏激在大学低年级中更为常见。偏激的大学生在处理重大问题时往往主观武断、意气用事、我行我素，给学习和生活带来极大的困扰。

（五）急躁

急躁是大学生中常见的不良人格品质，表现为碰到不称心的事情马上激动不安；做事缺乏充分准备，没准备好就盲目行动，急于达到目的；缺乏耐心、细心、恒心。性情急躁的大学生说话办事快、竞争意识强、容易冲动，情绪常常处于紧张状态，常常什么都想学，而且想短时间内学会，生怕比别人落后，急于求成，但实际效果常常达不到期望的目标，从而泄气、发怒，既影响自己的健康和效率，又妨碍良好人际关系的建立。

二、人格评估

我国古代是一个人治的国家，因而特别重视人才的鉴别与选用，在古代就逐渐形成了“知人善任”的传统。关于带有心理测验方法性质的记载，最早亦见于《尚书·尧典》。该文献中讲到唐尧对舜经过数年的考察，认为舜无论在家或为官，均表现出了一系列的优良品质，于是才放心把帝位让给他。唐尧的考察有5条：一是把两个女儿嫁给舜，以考察其心理品质；二是让舜制定五种常法，结果人民都能顺从；三是让舜总理百官，百官都乐于听从指挥；四是让舜接待宾客，宾客都很敬慕；五是派舜巡查山林，虽遭受烈风雷雨也未迷误。三国时期的大政治家诸葛亮对人才的考察方法也很有特点。他总结自己知人用人的实践经验，写了一篇专论文章，即《将苑·知人性》。他提出了知人的7种方法，“知人之道有七焉：一曰，间之以是非而观其志；二曰，穷之以辞辩而观其变；三曰，咨之以计谋而观其识；四曰，告之以祸难而观其勇；五曰，醉之以酒而观其性；六曰，临之以利而观其廉；七曰，期之以事而观其信。”中国古代人对人格的探讨是全面的，涉及人性、人格类型、理想人格、人格发展与人格鉴定等诸多论题，其人格心理学的思想是异常丰富的。

每一个人格理论都假定个别差异的存在，并假定这些差异是可以测验的。测验就是对个体行为在特定情况下与某特定刺激有关联的行为进行系统的观察。现有的人格测验种类繁多，方法也各不相同，但通常可将其分为问卷类、投射测验类和其他类。

问卷类主要指自陈式人格问卷或人格调查表，又称结构化人格测验。它们由牵涉个人特质、思想、情感、行为的真假或多项选择条目组成。要求受试者根据自己的经验、态度选择一个答案。属于此类测验的很多，主要有 16 种人格因素问卷（16PF）、艾森克个性问卷（EPQ）、明尼苏达多相人格问卷（MMPI）、加利福尼亚心理调查表（CPI）、人格研究调查表（PRF）等。投射测验或称投射技术（projective techniques），基本假设为个体不是被动地接受外界的刺激，而是主动地、有选择地给外界的刺激赋予某种意义，表现出适当的反应，人们可以从这些反应中推论他的人格。此类测验主要有洛夏测验、主题统觉测验（TAT）、儿童统觉测验（CAT）、画人测验（DAP）等。其他类主要有形容词校核表（adjective check list，ACL）、兴趣问卷、价值调查、镶嵌图形测验等。

在这里，我们主要了解 16 种人格因素问卷、艾森克人格问卷、明尼苏达多相人格问卷的人格评估方法。

（一）16 种人格因素问卷

1. 理论背景

16 种人格因素问卷是美国伊利诺伊州立大学人格及能力研究所卡特尔（R. B. Cattell）教授编制的。在当今众多人格测验中，它是使用频率最高的一个。卡特尔是人格特质论的主要代表人物之一，认为人格特质是人格结构的基本单元，是一种神经心理结构。受英国心理学家斯皮尔曼（Spearman）的二因素论影响，卡特尔一直采用因素分析的方法来寻找和确定人格特质的数量与内容，16 种人格因素问卷就是在这种情况下产生的。

卡特尔从不同的角度对人格特质进行过多种分类。其中，对 16 种人格因素问卷的形成影响较大的是表面特质和根源特质的区分。卡特尔认为，表面特质是通过外部行为表现出来、能够观察得到的特质，由于直接与环境接触，所以常常会随着环境的变化而变化；根源特质是那些对人的行为具有决定意义的特质，如智力，它们不能直接观察到，只能通过解题速度、阅读速度、逻辑推理能力等推测，它们隐藏在表面特质深处并制约着外部行为。卡特尔推断所有个体都具有相同的根源特质，但每个人的强度不同。每一个表面特质都是由一个或多个根源特质引起的，而一个根源特质也可以影响几个表面特质（刘运芳，2002）。

在奥尔波特研究的基础上，卡特尔采用群集分析法将奥尔波特归纳出来的特质合并为 35 个特质群（表面特质），然后对这 35 个表面特质进行因素分析，得到了 16 个根源特质。这 16 个根源特质在任何一个人身上组合，就构成了其独特的人格风貌。

2. 问卷的构成

16 种人格因素问卷适用于 16 岁以上的成年人，英文原版共有 5 种版本：A、B 本为全版本，各有 187 个题目，C、D 本为缩减本，各有 106 个题目，E 本适合于文化水平较低的受试者，包括 128 个题目。我国的研究者对该问卷进行了修订，到目前为止共有三个修订本：1970 年刘永和、梅吉瑞修订本，1981 年辽宁省教科所李绍衣修订本，1988 年华东师大戴忠恒、祝蓓里修订本。国内的修订本均包含 187 个项目，测量结果可获得 16 种人格因素（A 乐群性、B 聪慧性、C 稳定性、E 恃强性、F 兴奋性、G 有恒性、H 敢为性、I 敏感性、L 怀疑性、M 幻想性、N 世故性、O 忧虑性、Q1 实验性、Q2 独立性、Q3 自律性、Q4 紧张性）、4 种次级因素（X1 适应与焦虑、X2 内外向、X3 感情用事与安详机警、X4 怯懦与果敢）和 4 种预测因素（Y1 心理健康、Y2 专业有成就、Y3 创造力、Y4 适应新环境）。

16 种人格因素问卷之所以能够成为目前国际上使用较为广泛的人格测验之一，是因为它具备以下显著的优点。①客观性。该测验结构明确，每题都有三个可能的备选答案，受试者任选其一（如，我所喜欢的人大都是：a. 拘谨缄默的；b. 介于 a 和 c 之间的；c. 善于交际的），这样就避免了在是与否之间的迫选性；尽量采用“中性化”题目以避免动机效应；题目的排列采取按序轮流排列的方式等。②标准化。不仅指导手册完整地规定了严格的施测程序和注意事项，而且大量研究表明，该问卷具有较好的信度和效度。③多功能。16 种人格因素问卷不仅可以反映受试者人格的 16 个方面和整体人格特征组合情况，还可以获得内外向等刺激因素，并可以对心理健康等进行预测。④广泛性。该问卷的常模群体为正常人群，因而适用领域较广。既可以个别施测也可以团体施测，每次测验只需 45 分钟即可完成。凡具有初中以上文化程度者均适用。

3. 结果解释

对 16 种人格因素问卷测量结果的解释主要从三个大的方面来进行：16 种初级人格因素及其组合、4 种次级人格因素和 4 种预测因素。人们通常只注意到了 16 种人格因素而忽略了更多的信息。

对 16 种人格因素的得分解释如下。

乐群性：低分者缄默、孤独、冷漠；高分者外向、热情、乐群。

聪慧性：低分者思想迟钝，学识浅薄，抽象思考能力弱；高分者聪明，富有才识，善于抽象思考，学习能力强，思考敏捷正确。

稳定性：低分者情绪激动，易生烦恼，心神动摇不定，易受环境支配；高分者情绪稳定而成熟，能面对现实。

恃强性：低分者谦逊、顺从、通融、恭顺；高分者好强固执、独立积极。

兴奋性：低分者严肃、审慎、冷静、寡言；高分者轻松兴奋、随遇而安。

有恒性：低分者苟且敷衍，缺乏奉公守法的精神；高分者有恒负责，做事尽职。

敢为性：低分者畏怯退缩，缺乏自信心；高分者冒险敢为，少有顾忌。

敏感性：低分者较为理智，着重现实，自食其力；高分者敏感，感情用事。

怀疑性：低分者依赖随和，易与人相处；高分者怀疑、刚愎、固执己见。

幻想性：低分者现实，合乎成规，力求妥善合理；高分者表现为幻想、狂放不羁。

世故性：低分者坦白、直率、天真；高分者精明能干、世故。

忧虑性：低分者安详、沉着，有自信心；高分者忧虑抑郁、烦恼自扰。

实验性：低分者较为保守，尊重传统观念与行为标准；高分者表现为自由，批评激进，不拘泥于现实。

独立性：低分者依赖性强，随群附众；高分者自立自强，当机立断。

自律性：低分者矛盾冲突，不顾大体；高分者知己知彼，自律严谨。

紧张性：低分者心平气和，闲散宁静；高分者紧张困扰，激动挣扎。

16种人格因素问卷结果中的4个次级因素是在综合了相应的初级因素信息的基础上获得的。4个次级因素的得分解释如下。①适应与焦虑：低分者生活适应顺利，通常感觉心满意足。但极端低分者可能缺乏毅力，事事知难而退，不肯艰苦奋斗与努力；高分者未必有神经症，但通常易激动、焦虑，对自己的境遇常常感到不满意，高度的焦虑不仅降低工作效率，而且会影响到身体健康。②内外向：低分者内向、羞怯而审慎，与人相处多拘谨而不自然；高分者外向，善于交际，开朗，不拘小节。③感情用事与安详机警：低分者感情丰富，情绪多困扰不安，常感觉挫折气馁，遇到问题需经反复考虑后才能决定，平时较为含蓄敏感，讲究生活艺术；高分者安详警觉，果断刚毅，有进取精神，但常常过分现实，忽视了许多生活情趣，有时会考虑不周，贸然行事。④怯懦与果敢：低分者人云亦云，优柔寡断，依赖性强，因而事事迁就他人以获取他人欢心；高分者独立果敢，锋芒毕露，有气魄，常主动寻找展现自己的机会。

在4种预测因素方面，如果在心理健康因素上的得分低于12分，一般被认为情绪显著不稳定；在专业有成就因素上得分为67分以上者应该会有成就；在创造力因素上得分越高表明创造力就越高，通常93分以上属于创造力强的范围；在适应新环境因素上得分低于17分表明适应新环境的能力较低，27分以上有成功的希望（洪炜，2006）。

值得注意的是，国内当前使用的各种16种人格因素问卷中文修订版几乎都是建立在英文第3版的基础上，而国外的16种人格因素问卷现已更新到了第5版。第5版16种人格因素问卷除了原有的16个分量表外，增加了一个印象操纵量表，对原有的16个因素中的5个进行了重新命名，并在测试结果中设计了3个新指标评估受试者的反应倾向：印象操纵用于测量受试者的社会赞许反应；默从指标用于测量受试者对题目回答“是”的倾向程度；罕见指标用于测量受试者与普通施测群体回答题目倾向的一致程度（程嘉锡等，2006）。

（二）艾森克人格问卷

1. 理论背景

艾森克人格问卷由英国心理学家艾森克（H. J. Eysenck）及其夫人于1975年编制而成。从根本上来说，该问卷也是人格特质论的产物。与其他特质论者相比，艾森克更喜欢采用类型的术语来描述人格的结构。在艾森克的人格理论中，人格可以分为4个层次：类型、特质、习惯反应和特殊反应。日常生活中的具体行为表现属于特殊反应，这种行为如果经常出现，通常会看做习惯反应。特质是多种习惯反应的集合，而类型是比特质概括化程度更高的人格层次。

艾森克经过长期的实验研究和临床观察，提出精神质、内外向和神经质是人格的三个基本构成维度。每个人都或多或少地具有这三个维度上的特征，但不同的个人在这三个维度上的表现程度不同。艾森克认为，每个人格维度都有其生理基础。内外向维度与大脑皮质觉醒水平的高低有关，边缘系统与自主神经系统的协同活动构成了神经质的生理基础，而精神质可能与雄性激素的分泌有关系（施铁如，1998）。

2. 问卷的构成

艾森克人格问卷（EPQ）包括内外向（extraversion-introversion，E）、精神质（psychoticism，P）、神经质（neuroticism，N）和说谎（lie，L）四个分量表，分为儿童版（7～15岁）和成人版（16岁以上）两套。成人问卷中包括101个题目，儿童问卷中包括97个题目。受试者根据自己的情况做出是或否的回答。前三个分量表分别代表艾森克人格结构的三个维度，L量表是一个效度量表，但许多研究者认为它也代表了一种稳定的人格功能，可以反映受试者的社会朴实程度或幼稚水平。

与其他人格问卷相比，EPQ的项目较少，易于测查，当前我国使用较多的是陈仲庚修订本和龚耀先修订本（陈仲庚，1983；龚耀先，1984）。龚耀先修订版的儿童问卷和成人问卷各由88个项目组成。每个项目都有“是”和“否”两个选项（儿童问卷中改为“是”和“不是”两个选项）供受试者选择。通过标准化工作，取得了全国范围内的信度和效度资料，制订了中国儿童（男、女）和成人（男、女）常模。该修订版至今仍具有较好的信度和效度指标（程灶火等，2004）。钱铭怡等人于2000年公布了EPQ简式量表的中国修订本（EPQ-RSC），共包括48个题目，问卷结构与先前相同，以我国30个省市8 637人（16～70岁）的样本数据为基础提供了EPQ-RSC的中国常模。研究表明，修订后问卷的信度与效度均达到了心理测量学的要求（钱铭怡等，2000）。

3. 结果解释

对EPQ施测结果的解释主要从问卷4个分量表的得分入手。具体解释如下。

（1）内外向。高分表示人格外向，特点是好交际，渴望刺激和冒险，情感易于冲动。低分表示人格内向，特点是好静，富于内省，除了亲密的朋友外，对一般人缄默冷淡，不喜欢刺激，喜欢有秩序的生活方式，情绪比较稳定。

（2）精神质。它并非是指有精神病，同时它在所有人身上都存在，只是程度不同而已。但如果某人表现明显，则易发展成行为异常。高分者可能孤独，不关心他人，难以适应外部环境，不近人情，感觉迟钝，与别人不友好，喜欢寻衅滋扰，喜欢干奇特的事情，且不顾及危险与否。

（3）神经质。高分者可能焦虑、担忧，郁郁不乐，忧心忡忡，常有强烈的情绪反应，以至于出现不理智行为。分数低则可能情绪反应缓慢且轻微，易恢复平静，稳重，性情温和，善于自我控制。

（4）说谎。通常认为得分越高，表明回答越不真实，测验无效。但许多人也认为，得分越低，受试者的社会淳朴性越高。

（三）明尼苏达多相人格问卷

1. 基本思想

明尼苏达多项人格问卷是由美国明尼苏达大学教授哈撒韦（S. R. Hathaway）和心理治疗学家麦金利（J. C. McKinley）于20世纪40年代共同编制而成的。该问卷是临床中使用最为广泛的人格问卷，最根本的原因来自该问卷编制的理论基础：心理疾病与人格有关是人们的共识，许多心理障碍就是人格的病理发展，所以明尼苏达多相人格问卷编制的最初目的就在于进行精神病学的诊断。在明尼苏达多相人格问卷问世之前的人格测验只能测量很少的人格特征，所以，哈撒韦等人希望编制一份能同时测量人格多个方面的问卷。

2. 问卷的构成

正如问卷的名称那样，明尼苏达多相人格问卷所涉及的内容非常广泛，包括身体各方面的状态（如神经系统、心血管系统、生殖系统等）、精神状态以及对家庭、婚姻、宗教、政治、法律、社会等的态度。明尼苏达多相人格问卷共有566个题目，其中16个题目为重复题，实际测试题目为550个。1966年的修订本将测试题目都集中在1～399题内，400题之后主要与研究有关，如果诊断用的话只需做前面的399道题即可。1982年前后，中科院心理所的宋维真等人对明尼苏达多相人格问卷做了修订，并制订了全国的常模（MMPI全国协作组，1982；1985）。明尼苏达多相人格问卷可团体施测，也可个别施测。受试者通常是年满16岁并具有小学以上文化水平的人。测验时间通常为45分钟，最长可能达到90分钟。有研究表明，中文版明尼苏达多相人格问卷具有较好的结构效度（纪术茂等，1996）。在国内，使用明尼苏达多相人格问卷测量较多的精神疾病主要集中在精神分裂症、情感性精神病、神经症、精神活性物质依赖、性变态等方面。进入20世纪90年代后，明尼苏达多相人格问卷在各领域的使用日益广泛，如司法领域等（戴郑生等，2000）。

明尼苏达多相人格问卷要求受试者根据自己的实际情况做出“是”、“否”或“不作回答”三类反应。整份问卷共包含14个分量表、10个临床量表和4个效度量表（洪炜，2006）。明尼苏达多相人格问卷临床量表的具体结构如下。

（1）疑病症（简称Hs）。主要来自表现出对自己身体功能异常关心的神经质病人，如“恶心和呕吐的毛病使我苦恼”。

（2）抑郁症（简称D）。主要来自过分悲伤、无望、思想及行动迟缓的病人，如“我希望能像别人那样快乐”。

（3）癔症（简称Hy）。主要来自经常无意识地运用身体或心理症状来回避困难和责任，且有歇斯底里反应的患者，如“我的喉咙里好像总有一块东西堵着似的”。

（4）精神病态（简称Pd）。主要来自非社会性类型和非道德性类型的精神病态人格患者。他们往往漠视社会价值观和社会规范，情绪反应简单，如“有时我非常想离开家”。

（5）男子气－女子气（简称Mf）。主要来自具有同性恋倾向的人。男女两性需要分别记分。如“和我性别相同的人对我有强烈的吸引力”（Mf-M，男性分量表），“我从来没有放纵自己发生过任何不正常的性行为”（Mf-F，女性分量表）。Mf-M和Mf-F在大多数题目上是相同的。

（6）妄想狂（简称 Pa）。主要来自具有敌意观念、被害妄想、夸大自我概念、猜疑心、过度敏感等偏执狂症状的患者，如“似乎没有一个人了解我”。

（7）精神衰弱（简称 Pt）。主要来自表现出焦虑、强迫动作、强迫观念、无原因恐怖以及怀疑、优柔寡断的神经症患者，如“我总觉得忘记带钥匙了”。

（8）精神分裂（简称 Sc）。主要来自思维、情感和行为混乱，出现稀奇思想、行为退缩及有幻觉的精神分裂患者，如“我觉得我时常无缘无故地受到惩罚，我相信有人暗算我”。

（9）轻躁狂（简称 Ma）。主要来自具有气势昂扬、精力充沛、过于兴奋、思维奔逸、易怒的躁狂患者，如“每星期至少有一两次我十分兴奋”。

（10）社会内向（简称 Si）。主要来自对社会接触和社会责任有退缩回避倾向者。他们常表现出胆怯、不安心、顺从等特点，如“和人争辩的时候，我常争不过别人”。

以上 10 个量表构成了明尼苏达多相人格问卷的临床量表。为了保证问卷的效度，明尼苏达多相人格问卷还包括 4 个效度量表。它们分别如下。

（1）说谎量表（简称 L 量表）。由与受社会称赞的那些行为或情绪有关的问题构成。这些题目所涉及的弱点几乎是所有人都难以避免的，因此 L 量表的高分意味着不能客观评价自己，如“有时我真想骂人”。

（2）诈病量表（简称 F 量表）。主要是为识别那些胡乱反应、故意“装坏”的受试者，内容来自正常人一般不作肯定回答的项目，只有 10% 的正常人会做出肯定的反应，如“我相信有人暗算我”。

（3）校正量表（简称 K 量表）。主要是鉴别有意将自己伪装成“好人”或将自己伪装成“坏人”两种倾向的受试者，如“我几乎没有和家里人吵过嘴”。

（4）疑问量表（简称 Q 量表）。量表无确定题目，它是受试者对问题做“无法问答”反应或对题目的“是”、“否”均做出反应的题目总数。这种作答代表了个体的某些心理冲突或对某些事物的逃避。

3. 结果解释

对明尼苏达多相人格问卷测试结果的解释主要从分量表的角度来进行，具体如下。

（1）疑病症。高分者往往过分关注自己身体的不适感觉，怀疑自己得了某种疾病。T 分超过 70 分者可结合临床考虑诊断为疑病症。这些人往往内心缺乏安全感和稳定感，却又不能觉察出这种心理缺陷而把关注点过分地转移到身体方面。

（2）抑郁症。T 分超过 70 分者为典型的抑郁症。高分者易怒、胆小、依赖、悲观、苦恼、嗜睡、过分控制和自罪。

（3）癔症。T 分超过 70 分者暗示着具有典型的歇斯底里特征。高分者常用否认和压抑处理外界的压力，多表现为依赖、天真、外露、幼稚和自我陶醉，人际关系经常被破坏并缺乏自知力。在高度的精神压力下经常伴随有身体症状。

（4）精神病态。高分者很难接受社会的规范和价值观，往往热衷于各种非社会的或反社会的行为。T 分超过 70 分者有典型的反社会人格、病态人格。

（5）男子气 – 女子气。得分越高就表示越偏离自己原来的性度。高分男性敏感、爱美、女性化，缺乏对异性的追逐；低分男性好攻击、粗鲁、爱冒险。高分女性被看做男性化、粗鲁、缺乏情感、不敏感；低分女性较为被动、屈服、敏感。

（6）妄想狂。T 分超过 70 分者表现出明显的精神病行为，常想到自己被虐待和欺负，并且易怒、反抗，有时怀恨，投射是常用的防御机制。T 分在 60 ~ 70 分者有偏执型的特征，过度的敏感、疑心，往往将自己的问题合理化，并归因于他人。

（7）精神衰弱。高分者紧张、焦虑，具有强迫思维或行为、神经过敏，经常自责，感到不如人和不安。

（8）精神分裂。T 分在 70 ~ 80 分者表现出异乎寻常的或分裂的生活方式，退缩、胆小、混乱、心情易变。T 分大于 80 分者可能表现出接触现实差、妄想和幻觉。

（9）轻躁狂。T 分在 70 ~ 75 分者通常善交际、冲动，精力过于充沛，有无拘无束的道德观等。T 分大于 75 分者可能表现情绪紊乱、反复无常、行为冲动等。

（10）社会内向。高分者内向、胆小、退缩、不善交际、过度自我控制；低分者外向、爱交际、好攻击、健谈、冲动、任性。

如果受试者说谎量表上的得分在 6 分以上，最好避免使用该量表；超过 10 分，就不能信任测试结果。在诈病量表上如果 T 分在 45 ~ 49 分，表示受试者与正常人的反应一致。在校正量表上的得分高表明受试者不愿暴露有关自身的事情。校正分数的另一个用途在于对各分量表的分数进行校正。如果整份问卷中有 30 个以上的题目为无回答，则答卷无效。

1989 年，美国明尼苏达大学对明尼苏达多相人格问卷进行了修订，出版了明尼苏达多相人格问卷（第 2 版，MMPI-2）。与明尼苏达多相人格问卷相比，MMPI-2 有了若干方面的变化：效度量表增加到 7 个，重新构建了 15 个内容量表；题目内容做了相应的变动，更符合当代人的实际生活和语言习惯；常模样本更具有代表性，贴近当代人的特点；MMPI-2 的中国常模扩展到十分广泛的内容量表和一些附加量表，使问卷更具有潜在使用价值；MMPI-2 一致性 T 分的使用为不同量表的 T 分和不同常模数据之间进行比较提供了方便。更重要的是，研究表明，中文明尼苏达多相人格问卷与 MMPI-2 临床量表具有较高程度的延续性（史占彪等，2003）。相信，MMPI-2 很快也会在临床中获得广泛使用。

与大部分人格问卷不同，明尼苏达多相人格问卷编制的初衷就是为了帮助临床上做出有效的精神病学诊断。因此，自从其广泛使用以来，明尼苏达多相人格问卷对精神疾病的诊断价值一直是众多使用者和研究者关心的话题，并对此开展了大量的研究。总体而言，明尼苏达多相人格问卷在判断精神状态有无障碍和个性有无偏移方面（即区分正常与异常方面）还是具有较大的价值的，特别是对临床诊断不十分肯定或不愿暴露思想的受试者，可借助明尼苏达多相人格问卷的测试结果来帮助诊断，但不能以此来代替精神疾病的诊断标准或作为诊断的唯一依据，最终的诊断还是要以临床诊断为主（朱宏日等，2006）。

第四节 大学生人格完善的途径和调适方法

典型案例：勿以自我为中心

李雷，男，大一学生。家庭环境优越、高大英俊、成绩优异、多才多艺，这些显而易见的优点加上开朗外向的性格，使得他在同龄人当中给人鹤立鸡群的感觉。但是，令他非常苦恼的却是他与其他同学的人际关系。原来，他上中学时就自恃条件优越，为人处世常常一意孤行，言行常不注意别人的感受，这时的他很少有比较亲近的朋友。上了大学之后，他一贯的言行并没有改善，而是愈演愈烈，常常在同学面前自夸，有时在抬高自己的同时还不忘贬低别人，在寝室中也不顾别人的感受想做什么就做什么，经常侵犯到别人的利益。身边的同学因此都对他横眉冷对、嗤之以鼻。但他却认为同学们对他这样的态度是因为嫉妒他，自己因为在交往中经常碰壁而深感苦恼，自叹身边的同学和他不是同一层次上的人，遇不到与自己有共同语言的知心朋友。

资料来源：张成山，江远. 新编大学生心理健康教育［M］. 北京：清华大学出版社，2010.

为什么李雷拥有如此多的优点，却得不到同学们的好感呢？这是因为他的人格当中有着明显的自我中心的成分。自我中心就是为人处世习惯性地只从自己的角度出发，很少考虑别人的感受，在言行当中也是盛气凌人、自高自大，活得极端“自我”。表面上看来非常自信，但其实是一种自负的表现。自我中心的人常常因为不注意自己的言行而使人际关系恶化，但他们往往不能从中吸取教训，或者有时能够意识到自己的问题，但在日常生活中却控制不住自我中心的言行模式，因为那已经成为了一种习惯。人格方面的问题往往是由于一些偶尔出现的不良的思维方式和行为模式，由于没有得到及时的纠正，在以后的生活中经常性地反复出现，以至于形成了一种习惯，这种不良习惯有时是个体自己没有意识到的，即便意识到了也不容易轻易改变。就像常年吸烟的人有烟瘾一样，想戒除的话就需要正确的方法和顽强的意志。那么如何才能克服人格问题，在此基础上逐步完善我们的人格呢？

除了才华和机遇外，人格是决定人的一生成功与否、快乐与否的关键因素。大学生处于青年期的中期，是人格完善与定性的关键期。社会的现代化呼唤着大学生的健康人格，而大学生的健康人格也是社会现代化的持续动力因素。

一、健康人格的特征

健康人格是指人格和谐、全面、健康地发展，它是实现人格的良好状态，是与社会环境相适应，为其他社会成员所接受而又充分表现个人个性特征的人格模式。健康的人格是一个有机的、统一的、稳定的整体，具有以下几个方面的特征。

1. 正确的自我认识

具有健康人格的人能接受一切属于“我”的东西：外貌、才能、出身以及由此带来的影响，能够忍受生活中不可避免的冲突和挫折，经得起一切不幸遭遇，从而形成对自己积极的看法。此外，人格健康的人对自己的所有和所缺看得都十分清楚和准确。理解现实自我与理想自我之间的差别，知道自己如何看待自己与别人之间的差别。

2. 良好的社会适应能力

社会适应能力反映了人与社会的协调程度。人格健康的人能够和社会保持良好、密切的接触，以一种开发的态度，主动关心社会、了解社会；在认识社会的同时，使自己的思想、行为跟得上时代的发展，与社会的要求相符合，表现出能很快适应新的环境。

3. 和谐的人际关系

具有健康人格的人乐于与他人交往，并与他人建立良好的关系；与人相处时，尊敬、信任等积极态度多于嫉妒、怀疑等消极态度。人格健康的人常常以诚恳、公平、谦虚、宽容的态度对待他人，能容忍别人在价值观和信念上与自己不同，同时也受到他人的尊重与接纳。良好的人际关系有利于个体与他人进行信息的传递，不断地调整行为，更新观念和态度，它也是健康人格的基本特征之一。

4. 乐观向上的生活态度

积极的人生态度是人类在社会实践中获得的本质力量的表现。乐观的人常常能看到生活中的阳光，对前途充满希望和信心，对自己所从事的工作或信心抱有浓厚的兴趣，并在其中发挥自身的智慧和能力。即使在遇到困难和挫折时，也能不畏艰险，勇于拼搏。具有健康人格的人对工作、学习和生活都怀有浓厚的兴趣，表现出观察敏锐、注意力集中、想象丰富、充满信心、勇于克服困难，并通过努力的奋斗获得满足感和成就感。

心理小故事：手指上的钻石

有一个钻石批发商经常需要购置大量的钻石。当他选择钻石时，他会有一个奇怪的举动，就是常常望一望手指上所戴的钻戒。他的助手不解地问："你选钻石为何要看手上的钻戒?"商人回答："这只戒指上镶的是一颗最纯正的钻石，每当我在众多的钻石中需要做挑选时，这颗纯正的钻石可以帮助我分辨钻石的好坏。"

资料来源：李文香．你的心中有标杆吗［J］．客户世界，2006.

二、大学生人格完善的途径

美国著名社会学家阿历克斯·英克尔斯（Alex Inkeles）指出："一个国家，只有当它的人民是现代人，它的国民从心理和行为上都转变为现代的人格，它的现代政治、经济和文化管理机构中的工作人员都获得了某种与现代化发展相适应的现代性，这样的国家才可真正称之为现代化国家。"这就是说，一方面，现代化呼唤着现代化的人格，并塑造着现代化的人格；另一方面，国民的现实人格影响着现代化的模式和进程，两者交互作用，构成了塑造当代大学生健全人格的时代背景。

大学生健全人格的塑造本质上是其人格的社会化过程，其基本矛盾仍是社会发展的需要同大学生人格素质现状之间的矛盾。因此，要塑造大学生健全的人格，必须在遵循一定的规律和原则的基础上对内部和外部同时采取行之有效的方法。

(一) 外部途径

1. 优化教育环境，塑造人格

环境对大学生的生长、发育和求知等方面有着至关重要的作用。“孟母三迁”的故事说的就是环境对人成长的重要影响。全社会要形成重视教育、尊重教师、尊重知识和人才、关注学生健康成长的良好环境，特别是要为学校的教育和发展营造好的氛围，让全社会都来关心和支持教育事业的发展，使支持教育发展成为每一届政府的重要工作，关注教育成为每一个公民的自觉行为。而学校作为学生学习和生活的主要场所，除了在教育教学设置上要充分满足学生的发展需要以外，更要在育人环境（学校的外部环境、文化氛围、共同的文化观价值观、全体师生的精神面貌等）上形成自己的特色，达到“春风化雨，润物无声”的功效。

2. 认识完善自我，培育人格

人格理论告诉我们，自我是人格形成的能动的一体，是人格形成的基础，对人格的选择起决定性作用。联合国教科文组织提出：“教育能够是，而且必然是一种解放。”作为一种解放的教育，必然包括人格教育。但现实并不令人乐观，一份对北京某著名大学经济学院招收的14名全国高考状元的跟踪调查显示：时隔一年之后，这些状元中的一些人表现出心理脆弱、缺乏创造性、没有主人翁精神、不敢面对困难与挫折、漠视集体生活与社会活动等人格发展缺陷。因此，当代大学生应在社会文化环境的熏陶与教育的影响下，把个人的内在因素与外在条件有机结合、协调起来，充分发挥自我认知、自我评价、自我完善的作用，从自我实际出发，掌握有效的方式方法，在确立健康、理想的人格过程中确立自己、实现自己、战胜自己、超越自己。只有这样，才能真正构建、塑造大学生理想的人格世界。

3. 改革评价方式，尊重人格

“人不是为失败而生的，一个人可以被毁灭，但不能被打败”（海明威）。我们学校的规章制度多如牛毛，考试的方法千篇一律，孩子成了一个吸纳器，没有自主选择的余地。只有改变我们的评价体系和方法，多给大学生自主选择的机会，多让大学生有一些说“我喜欢”或“我不喜欢”的机会；让青少年多一些成功体验，让人们欣赏的语气和羡慕的眼光陪伴他们健康成长，把形成性评价和终结性评价进行有机结合，让层次不同的大学生都能找到自己的位置，让每一个大学生都有自信成为有用之才。所谓“天生我材必有用”，我们应该相信，所有的大学生都有他们成功的那一天。

4. 树立良好校风，熏陶人格

优良的校风是一所学校的宝贵财富和精神资源，是校园文化的重要组成部分，也是学校精神的一种有力象征。它也包括了学校的办学特色、办学理念、办学风格、指导思想等，同时也能反映出这所学校的文化底蕴和文化积淀。一个良好的校风具有很大的同化力、约束力、凝聚力和感染力。它对大学生的人格发展，特别是现代教育中的“主动性、潜在性、差异性”发展有着重大的意义。教师是大学生的楷模和示范，其一言一行也会对大学生的将来发展产生深远的影响。“只有人格才能影响人格的形成和发展”（乌申斯基），“教师的世界观、他的品行、他的生活、他对每一现象的态度都这样或那样地影响着全体学生，如果教师有威信，那么这个教师的影响就会在某些学生身上永远留下痕迹”（苏联教育家加里宁）。教师应关心爱护大学生，理解关注他们成长的每一个闪光点，善待并好意指出他们的不足，让他们有机会成功，也有机会改正自己的缺点，能够随时体会到成功的喜悦，以自己的真情、真心和真爱，换取大学生的真知、尊重、乐学、好学和做人的基本准则。

（二）内部途径

1. 加强自我修养，自立、自信、自尊、自强

自立、自信、自尊、自强是大学生健康人格的四大基础，也是未来创造型人才的必备素质（黄希庭，2001）。一是培养自主意识。从心理学角度来说，自立是个体从自己过去依赖的事物里独立出来，自己行动、自己做主、自己判断，对自己的承诺和行为负责任的过程。有研究表明，自立意识强的大学生能够较好地安排自己的生活计划，对挫折和困难能主动进行自我调节与控制，对自己有着比较积极的认识，能够推动个体的行动。二是培养自信心。自信是一个多维度、多层次的心理系统，是个体对自己的积极肯定和确认程度，是对自身能力、价值等做出正向认知与评价的一种相对稳定的人格特征。自信心会带来顽强的毅力，可以使人们最大限度地发挥聪明才智，蔑视困难和失败。培养自信心的关键是要肯定自身存在的价值，学会客观地分析自己，既要看到自己的长处，也要了解自己的不足。三是保持自尊。自尊是个人要求社会、集体及他人尊重自己、尊重自己的社会地位和荣誉的心理倾向。它和自我接受、自我肯定、自我赞许相联系。自尊的人渴望表现自己，进取心强，对平等有强烈的要求；热爱真理，尊重客观现实；既不孤芳自赏，也不随波逐流，对他人能接纳和信任。正因为如此，自尊心能使人采取积极的生活态度，成为推动人不断进取的巨大动力。四是有自制力。自制是指一个人自觉地调节和控制自己行动的品质。自制力强的人，能够选择正确的活动动机，调整行动目标和行动计划，也能理智地控制自己的欲望，分别以轻重缓急去满足那些社会要求和个人身心发展所必需的欲望，对不正当的欲望坚决予以抛弃。

2. 积极参与集体生活，投身社会实践

健康的人格发展、塑造的过程，是个人社会化的过程。人格是在集体的奋斗中形成的，也是在集体的奋斗中发展的。集体是健康人格塑造的土壤，它不仅是一个人展现其人格的舞台，也是其认识自己人格的一面镜子。正是在集体中才能发现自己人格品质的优劣，并得到他人的帮助。因而，集体是锻炼健康人格品质的熔炉，只有把自己融入集体之中，才能有效地塑造自己的健康人格。实践是最能检验人、磨炼人的途径。美好的追求只有在实践中才能产生意义。因为健康人格的塑造更多的是着眼于个体的社会自我的生成与塑造，因此，努力塑造健康人格的大学生应该积极投身到学校、社会、家庭等各种实践环境中去，在与他人、集体和社会的不断作用中展示自己的人格，从自身的感悟和外界的各种评价中，获得愉悦、鼓励、赞扬、认同或是压抑、指责、排斥的感受，从而得到启发，有助于自己发现问题，及时调整。在人格的锤炼中，只有实践才能起到巨大的物竞天择、优胜劣汰的作用。

3. 树立榜样，培养良好的人格

首先，中华民族的优秀历史文化传统和伟大的民族精神应该成为大学生健康人格自我塑造的必修内容。如古代崇尚的爱国精神、亲民精神、尚公精神、尚德精神、崇义精神、献身精神、独立精神、自立自强精神等。其次，每个国家、民族在长期的发展过程中，都形成了自己突出的文化精神，值得我们学习。如俄罗斯人的大无畏革命精神和创新精神，德国人的务实求真精神，美国人的自立自强、勇于竞争、注重实践的精神，日本人的做事认真、互相合作、勇于奉献的精神，新加坡人的遵纪守法精神等。再次，学习英雄人物、先进模范的高尚人格。我国的英雄模范人物层出不穷，如岳飞、屈原、海瑞、黄继光、雷锋、王进喜、焦裕禄、蒋筑英、孔繁森、郭明义等。尽管他们对国家、民族、社会的贡献不一样，但是有一点是相同的——他们都有高尚的人格。最后，以现实生活中具有优秀人格的人，如身边的同学、朋友、父母、亲戚等为榜样，取其精华作为自己的目标，从点滴小事做起，锲而不舍，经过长期艰辛的努力，最终实现自己健康的人格目标。

相关知识：如何改变急躁

你是否会经常因为别人做事慢而着急，或者自己在处理一些需要耐心的事情时感到心急如焚，总想尽快完成，而且越快越好，但是往往越是急躁就越容易影响效率。这就好比在体育比赛中，心情急躁的一方往往难以发挥出正常的水平，而沉着稳健的一方往往能够正常发挥并取得胜利。如果你急躁，你可以通过下面的训练来改善自己。

首先，尝试着说话时把语速放慢。急躁的人往往做事雷厉风行，思维快速，说话像开机关枪一样，走路也一阵风似的，总有时间紧迫感，而且难以适应慢节奏的生活。这时，可以先从说话的语速入手来加以改善，因为语速是相对容易控制的。有两种有效的方法减慢语速：一是说话时有意识地模仿说话相对较慢的人；二是经常以缓慢的语速朗读文章。语速一旦慢下来，就会不自觉地给自己一种暗示：“我能平稳下来。”这时，行为也会跟着语速放缓。

其次，给自己规定非常宽松的时间来做事。急躁的人往往做事急于求成，没有耐心，期望在最短的时间里完成任务，就会给自己安排的时间很紧，效率越低就会越感到急躁。这时，不妨给自己规定一个非常宽松的时间，使任务尽量在这个时间快结束时完成。经过一段时间这样的训练，你就会让生活的节奏逐渐慢下来。当你适应慢节奏的生活了，也就不再急躁了。

最后，当你急躁时，可以放松肌肉和深呼吸。人在急躁发作时，往往心率加快、血压升高、呼吸急促，这些由于急躁而产生的生理变化往往会加重急躁的心情。这时，如果你能够尝试让全身的肌肉尽量放松，并做慢而长的深呼吸，这样就会让心率减慢，使身体处于相对舒适的状态。这种身体放松的状态就会减缓急躁的状态，如果经常训练的话，甚至可以取代急躁的状态。

资料来源：肖悦．性格改变孩子一生［M］．北京：中国妇女出版社，2010.

三、大学生人格的调适方法

人格异常的调适虽然有一定的难度，但也不是什么“不治之症”。在临床实践中发现，有相当一部分人格异常者，在精神科医生和心理学家的指导下，通过自身的努力，在可能的限度内，在人格异常的调适方面取得了令人满意的效果。下面简要介绍几种人格异常自我调适的方法。

（一）反向观念法

人格异常者大多伴随有认识歪曲现象，反向观念法即是改造认识歪曲的一种有效方法。反向观念法是指自己主动与自己原有的不良自我观念唱反调，原来是以自我为中心，现在则应逐渐放弃以自我为中心，学习设身处地为他人着想；原来爱走极端，现在则学习多方位考虑问题，来点儿中庸；原来喜欢超规则化，现在则应偶尔放松一下，学习无规则地自由行事。采用反向观念法克服缺点的要点是：先对自己的错误观念进行分析，然后提出相反的改进意见，在生活中努力按新观念办事。这种自我分析可以定期进行，几天一次或每星期一次，也可以在心情不好或遭受挫折时进行。认识上的错误往往被内化成无意识的，通过上述自我分析，就可以将无意识的东西上升到有意识的自觉层次，这有助于发现和改进自己的异常人格状态。

（二）习惯纠正法

人格异常者的许多行为已成为一种习惯，破除这些不良的习惯有利于人格异常的调适。以依赖性人格为例，实施这种方法有三个要点：一是清查自己的行为中有哪些事是习惯地依赖别人去做，有哪些事是自作决定的，你可以每天做记录，记录一个星期。二是将自主意识很强的事归纳在一起，如果做了，则把它当做一件值得庆贺的事，以后遇到同类情况应坚持做；如果没做，以后遇到同类情况则应要求自己去做。面对自我意识差、没有按自己意愿做的事，自己提出改进的想法，并在以后的行动中逐步实施。比如，在制定某项计划时，你听从了朋友的意见，但你对这些意见并不欣赏，便应把自己不欣赏的理由说出来，随着你的意见的增多，你便能从依赖别人意见逐步转为完全自主决定。三是找一个你信赖的人做监督者，并与监督者订立双边协议；当你有良好表现时，予以奖励；当你违约时，予以惩罚。

（三）行为禁止法

对于人格异常者的许多不良行为，可以采取该法。比如，一个偏执型人格异常的人，当对一件事忍无可忍而将要发作时，你对自己默念如下指令：“我必须克制住自己的反击行为，我至少要忍十分钟。我的反击行为是过分的，在十分钟内，让我当即分析一下有什么非理性观念在作怪。”采取这种方法后，不久你就会发现，每次你认为怒不可遏的事，只要忍上几分钟，用理性观念加以分析，怒气便会随之消减。不少你认定极具威胁的事，在忍耐了几分钟后，你会发现灾难并未降临，不过是自己的一种无谓担忧罢了。

（四）情绪调整法

人格异常者多伴有情绪异常。比如，戏剧性人格的情绪表达太过分，旁人无法接受。采用此法首先要做的便是向你的亲朋好友做一番调查，听听他们对你的看法。对于他人提出的看法，你应持全盘接受的态度，千万不要反驳，然后你扪心自问一下，上述情绪表现哪些是有意识的，哪些是无意识的；哪些是别人喜欢的，哪些是别人讨厌的。对别人讨厌的坚决予以改进，对别人喜欢的则在表现强度上力求适中。对无意识的表现，你将其写下来，放在醒目处，不时地自我提醒。此外，可请你的好友在关键时刻提醒一下，或在事后对自己的表现做一评价，然后从中体会自己情绪表达的过火之处。这样坚持下去，你的情绪表达就会越来越得体和自然了。

相关知识：如何改变强势

假如当你身边的人不止一次地提醒你不要在与别人的谈话中过分地表现自己和压制别人时，你就需要静下心来思考一下自己是否给人一种强势的感觉，如果是的话，请你尽量改正，因为它会给你的人际交往带来很多麻烦。你可以通过训练自己，来改变强势。

全部训练分成三个方面来进行。

第一方面：与别人谈话时试着少用“我”这个字，少用“我……”的句式。强势的人在与人交谈时有一个不好的习惯，就是不论在发表意见或谈论感受时总是反复地提及“我……”，这样就会给人一种盛气凌人的感觉。同样是发表看法，去掉“我”字，改变“我……”的句式，看看给人的感觉有什么奇妙的变化。

第二方面：与别人谈话时对别人的话多给予肯定性的反馈，多赞美别人，不夸耀自己。如果与别人交谈时总是反对对方的看法，这样也会给人强势的感觉，多肯定别人的话语是让别人接纳自己的一个法宝，即便是对别人的话有不同的意见，也要先表示理解对方的话语，再发表自己的见解。另外，多赞美别人和不夸耀自己是满足对方的虚荣心、让对方接纳自己的另一法宝。

第三方面：注意自己的身体语言。与别人谈话时尽量不要仰着脸看对方（除非对方的身高比你高很多），这样会让人感到你很自高自大，目光要平视对方，保持语调的平稳、语速的缓慢和声音的柔和，少用各种夸张的手势，这可以让对方体会到你的谦虚和稳重。

只要能从以上三个方面入手，每天坚持训练，让它成为一种习惯性的模式，你就可以逐步改变强势。

资料来源：张易山. 改变你的性格弱点 [M]. 北京：中国华侨出版社，2011.

思考与练习

1. 通过第一节的学习，我们了解了关于人格的基本知识，重点学习了气质和性格的相关知识。那么，在下面这个人物介绍中，请你思考一下，在所介绍的人物特征中，哪些特征属于气质？哪些特征属于性格？

李雷，男，大二的学生，平时活泼机灵，开朗外向，思维敏捷，对外界刺激的反应快，日常生活中情绪变化大，喜欢独立思考，注意力较少地指向自身，做事果断，不爱听从别人指挥，处事圆滑，勤俭节约。

2. 运用自我探索的方法，结合他人的评价，整理自己的人格特征。
3. 采用16种人格因素问卷、艾森克人格问卷、明尼苏达多相人格问卷三种方法对自己的人格进行评估。

4. 阅读第四节中关于钻石批发商的心理小故事并思考：你在塑造人格的时候是否心中也有自己的“钻石”？你的“钻石”是什么？有了心中的“钻石”才会有行动的方向和人生的标杆。

5. 自我训练活动

训练一：用实际行动克服自卑

征服畏惧，战胜自卑，不能夸夸其谈，止于幻想，而必须付诸实践，见于行动。建立自信最快、最有效的方法，就是去做自己害怕的事，直到获得成功。具体方法如下。

（1）突出自己，挑前面的位子坐；

（2）睁大眼睛，正视别人；

（3）昂首挺胸，快步行走；

（4）练习当众发言；

（5）学会微笑。

6. 团队训练活动

训练一：我眼中的别人和别人眼中的我

训练目的：注意观察和了解别人的气质，从别人的反馈中明确自己的气质类型，并体会每个人的气质都有其不同点。

时间：约 20 分钟。

材料：白纸、笔。

训练方法：每个人对于自己的室友都是非常了解的，以寝室为单位，每个人发一张白纸，请用尽可能多的词汇描述其他室友的气质特点，并总结出该室友的气质类型（胆汁质、多血质、黏液质和抑郁质中的一种，或是几种类型的混合气质）。写完后每个人都当众宣读自己对室友气质特点的描述，然后大家猜一猜他描述的是谁？评价一下描述得是否准确，被描述和评价的人要谈一下自己的感受。

总结：每个人的气质特点都是不同的，但每种气质都有其适应环境的一面，也有其不适应某种环境的一面。所以气质并无好坏之分，我们要接纳并欣赏自己的气质特点，使其扬长避短，最大限度地适应各种不同的情境。

训练二：梦想性格大揭秘

训练目的：明确自己想要拥有的性格特点。

时间：约 30 分钟。

材料：白纸、笔。

训练方法：6 ~ 8 个人为一组，围坐一圈，请大家放松身心。然后认真地想一想，在所有的性格特点中，哪些特点是你认为最宝贵的、最想要拥有的（例如，自信、开朗、乐观，等等)？然后把它写在纸上，每个人写3~5个，5分钟之后，每个人都依次向其他人展示自己梦想中的性格，展示的过程中还要说明如何才能拥有这样的性格特点，每个人说完一种性格特点后，其他人可以补充拥有这种性格特点的其他方法，大家集思广益，帮他完善方法。

总结：很可能大家想要拥有的性格特点有相同或相近的地方，虽然我们每个人的性格不同，但对良好性格特点的向往和追求有着相似的地方。同一个性格特点，不同的人对它的塑造方法是不一样的，所以并不是只有唯一的解，而是“条条大路通罗马”。

训练三：坦言“我错了”

训练目的：体验挫折的感受，端正挫折后的态度。

训练方法：全体同学起立，老师发出口令“一”，同学们就集体向左转；老师发出口令“二”，同学们就集体向右转；老师发出口令“三”，同学们就集体向后转。在老师发出口令以后，谁做错了，就得蹲下，大声说“我错了”！开始时，节奏比较慢，然后越做越快。有人错得不明显，想蒙混过关，大家可以一起重复说：“有人做错了，请承认。”直到那人承认错误蹲下为止。而此时要承认的，除了转错方向的错误，还有掩饰过错的行为，所以要比别人蹲的时间长一些。然后请一直都没有转错的同学谈感受：一直不错也很累的。

心理分析：在人的一生中，谁都会遇到不如意的地方，都会犯这样或那样的错误，大家无须掩饰，坦言“我错了”也没有什么，反而会使自己轻松坦荡，关键是我们犯了错、遇到了挫折后态度怎么样，并且如何去改正和克服。

7. 心理测试

测试一：性格类型自测表

(1) 我与观点不同的人也能友好往来。

(2) 我读书较慢，力求完全看懂。

(3) 我做事较快，但较粗糙。

(4) 我经常分析自己，研究自己。

(5) 生气时，我总不加抑制地把怒气发泄出来。

(6) 在人多的场合我总是力求不引人注意。

(7) 我不喜欢写日记。

(8) 我待人总是很小心。

(9) 我是个不拘小节的人。

(10) 我不敢在众人面前发表演说。

(11) 我能够做好领导团体的工作。

(12) 我常会猜疑别人。

(13) 受到表扬之后我会工作得更努力。

(14) 我希望过平静、轻松的生活。

(15) 我从不考虑自己几年后的事情。
(16) 我常会一个人想入非非。
(17) 我喜欢经常变换工作（学习）的内容。
(18) 我常常回忆自己过去的生活。
(19) 我很喜欢参加集体娱乐活动。
(20) 我总是三思而后行。
(21) 使用金钱时我从不精打细算。
(22) 我讨厌在我工作（学习）时有人在旁边观看。
(23) 我始终以乐观的态度对待人生。
(24) 我总是独立思考回答问题。
(25) 我不怕应对麻烦的事情。
(26) 对陌生人我从不轻易相信。
(27) 我几乎从不主动制定工作和学习计划。
(28) 我不善于结交朋友。
(29) 我的意见和观点常会发生变化。
(30) 我很注意交通安全。
(31) 我肚子里有话藏不住，总想对别人说出来。
(32) 我常有自卑感。
(33) 我不太注意自己的服装是否整洁。
(34) 我很关心别人会对我有什么看法。
(35) 和别人在一起时，我的话总比别人多。
(36) 我喜欢独自一个人在房内休息。
(37) 我的情绪很容易波动。
(38) 我看到房间内杂乱无章，就静不下心来。
(39) 遇到不懂的问题我就问别人。
(40) 旁边若有说话声或广播声，我就无法静下心来学习。
(41) 我的口头表达能力还不错。
(42) 我是个沉默寡言的人。
(43) 在一个新环境里我很快就能熟悉。
(44) 要我同陌生人打交道，我常感到为难。
(45) 我常会过高地估计自己的能力。
(46) 遭遇失败后我总是忘却不了。
(47) 我感到脚踏实地地做事比探索理论原理更重要。
(48) 我很注意同伴们的工作和学习成绩。
(49) 比起读小说和看电影来，我更喜欢交友和跳舞。
(50) 买东西时，我常常犹豫不决。

计算方法：题号为单数的题目，每选一个“是”计2分，每选一个“?”计1分，每选一个“否”计0分。题号为双数的题目，每选一个“是”计0分，每选一个“?”计1分，每选一个“否”计2分。最后将各题的分数相加即为测验得分，然后查性格倾向评价表，就能了解自己性格的内向或外向程度。

性格倾向评价表

总分（分）	性格倾向性
0～19	内向
20～39	偏内向
40～59	中间型（混合型）
60～79	偏外向
80～100	外向

资料来源：郑日昌．大学生心理诊断［M］．济南：山东教育出版社，1999：228-230.

测试二：自信心状况自测表

以下这个量表用来测试你的自信心，请在每一题中选择一项，并将选项写在括号里。

（1）当老师在班级里提出某个问题时，你会采取哪一种态度？（　　）

A. 马上举手表明自己的意见

B. 除非老师叫我回答，否则保持沉默

C. 等大家发言完后再发表自己的看法

（2）如果老师对你进行不适当的批评，你会采取哪一种态度？（　　）

A. 马上全力为自己辩护，且情绪激动

B. 冷静地、理智地表明自己的看法

C. 不声不响也不辩护，但记在心里

（3）全校举行演讲比赛，老师和同学都推荐你去，你将如何对待？（　　）

A. 以种种借口推脱，坚决不去

B. 同意去，但演讲什么要老师和同学一起出主意

C. 没有马上答应，等考虑后再作答复

（4）当你的好友在你的同学面前提出你认为不好的要求，如借作业抄，你怎么办？（　　）

A. 表面上答应，但一会儿找个借口不给他

B. 给他讲明抄作业的害处，帮他弄懂难点，让他自己完成

C. 听听其他同学的意见，再决定是否给他

（5）当你去参加校学生会举行的座谈会时，你首先做的是什么？（　　）

A. 找认识的同学，坐在一起交谈

B. 与旁边不认识的同学相互认识起来，并进行交谈

C. 一个人坐在那里，不言不语，看其他同学谈论

(6) 如果你被同学选为班长，你怎么办？(　　)

A. 勇敢地接受，并负责地把班级工作做好

B. 同意试试，但随时准备退出

C. 要求同学们支持、配合你的工作

(7) 如果老师要求你做一件关系到你声誉的工作，你会怎么办？(　　)

A. 请老师讲一讲做好这一工作的关键是什么

B. 明确表示做好这一工作的要点

C. 勉强接受，但也可能打退堂鼓

(8) 如果老师上课一个地方讲错了，你怎么办？(　　)

A. 巧妙地向老师提出问题，指出讲错的地方

B. 借回答问题纠正老师讲课中的差错

C. 下课后再向老师提出

(9) 如果让你当班长，在挑选其他班委会成员时，你将选择哪一种人？(　　)

A. 学习好，但自顾自的人

B. 小有缺点，但乐意为集体服务的人

C. 学习好，大事做不来，小事还能做的人

(10) 如果让你来当老师，你将如何对待学生？(　　)

A. 想同学所想，通情达理

B. 模仿老师的办法

C. 有些照老师的办法，有些根据自己的经验

评分标准：

答案＼题号	(1)	(2)	(3)	(4)	(5)	(6)	(7)	(8)	(9)	(10)
A	5	1	0	0	1	5	1	5	0	5
B	0	5	5	5	5	0	5	1	5	0
C	1	0	1	1	0	1	0	0	1	1

评分描述：

(1) 40~50 分：你是一个很有自信心的人。你敢于自告奋勇地做事，但必须小心，讲究工作技巧。

(2) 28~38 分：你有较强的自信心，并在多数情况下能应对自如，但在勇往直前时，要保持谨慎。

(3) 13~25 分：你办事缩手缩脚，总怕出差错，你应该设法肯定自我，增强自信。

(4) 0~12 分：你给人的印象似乎不存在似的，应努力改变这种情况，须知自信是成功的一半。

资料来源：胡凯．大学生心理健康概论［M］．长沙：中南大学出版社，2004：215.

第三篇

提升自我

PART3

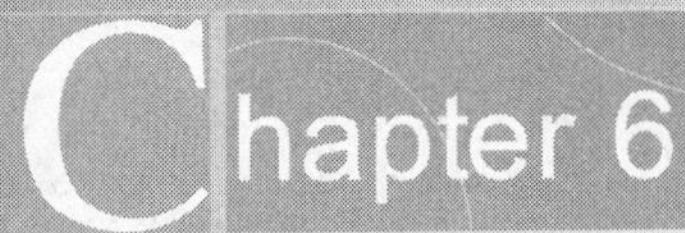

第六章 大学期间生涯规划及能力发展

案例

李雷，以全校最高分，高出录取分数线60多分的成绩被录取，开学初还代表全校新生在开学典礼上发言。但是进入大学后，他没有任何计划，每天得过且过，他发现大学的生活和高中相比似乎没有什么太大的区别，每天依旧是学习，每次依旧是担心考试成绩……不同的只是大学里上网的时间和睡觉的时间多了很多，压力也小了很多。自己拥有的时间好像很多，但是一下就都浪费掉了，尤其是在网络游戏上面，他渐渐地逃课，考试挂科，最终受到了学籍处理。

第一节　大学生活的特点及生涯规划

一、大学生活的特点

经历了12载的寒窗苦读，在“千军万马的厮杀中”获得成功的莘莘学子终于步入了“象牙塔”。这里是你们梦想起航的地方，是你们独立生活的起点。要想成就心中的梦想，你们就必须了解大学生活的特点。

（一）学习上的转变

由于大学的学习和高中的学习有着很多的区别，所以步入大学后要尽快做到以下转变：观念上要从待哺到自觉地学习的转变；从被动学习知识到主动学习理论、构建自己观点的转变；从非关联学习到相互关联学习的转变；从学习常识到领悟思想的转变；从泛泛学习到有针对性学习的转变；从书本学习到应用实践的转变；从茫然学习到针对问题学习的转变。

在大学，每门课程需要掌握的内容明显增多，而课上时间有限，老师讲的内容也只是框架，所谓“师傅领进门，修行在个人”。因此，课后的时间尤其宝贵，学生除了复习课上学习的内容，还要根据自己的薄弱环节，有针对性地学习，以便在下次上课的时候，能够顺利跟上老师上课的节奏。与在高中不同，在大学，没有了老师的督促，也没有一次次的月考发挥鞭策作用，但是仍然有期末考试最终发挥审判作用，这样一来，平时自制力很差的同学，甚至是那些在父母的“帮助”下考上重点大学的“听话”高中生，到了大学也可能很快迎来挂科的厄运。因此，能否成功地实现从被动学习到主动学习的转变，是决定一个学生能否在大学中顺利度过的关键因素。

（二）独立生活的转变

步入大学，远离了父母和家人，每个学生只身一人在校求学，所有的生活都要由自己来安排。对于一些以前过着“衣来伸手饭来张口”生活的学生来说，这样的独立生活是一个挑战，也是一个很好的锻炼，这是大学生们走向社会的第一步，是大学生们走向成熟的起点。

你甚至会发现，如果不能很快地适应大学中的独立生活，很多事情都会因此而不能顺利进行。举个很琐碎的例子，一位男同学不会洗衣服，甚至不会洗袜子，或者说根本懒得洗，经常是袜子攒了一堆，袜子的味道自然盖也盖不住。久而久之，寝室的人对他敬而远之，大家明着不说，但这个男同学“不洗袜子”的习惯很快传遍班级，加上这位同学的性格又有些古怪，很快成为了班级同学“谈论”的典型，人缘也自然不是很好。每位同学都希望自己是受欢迎的，至少谁也不想成为被排斥的对象，而对于大学寝室来说，是否被接受主要取决于你是否有很好的独立生活习惯。

（三）积极面对丰富多彩的课余文化生活

大学生活和高中生活不同，大学生活是丰富多彩的。在课余时间内，学生可以参加体育锻炼，可以参加自己感兴趣的各种社团，可以勤工助学，还可以参加各种各样的讲座、讨论会、学术报告、文娱活动、公关活动，等等。这些活动的确令大学新生眼花缭乱，因此新生必须有计划地安排自己的时间才能使自己过得充实。

面对这些课余文化生活，每个人的态度不一定是相同的，外向爽朗的同学参加活动会多些，而内向喜欢独处的同学可能会尽量避免参加自己不是很感兴趣的活动。但在这里，要给大学生提两个“不要”：第一，不要盲目地参加各种活动。的确，每个活动都有其优势，但是在选择自己参加的活动时，一定要做好时间安排，毕竟除了课余生活，在大学，主业还是学习，不能让活动过分入侵到学习时间中去而本末倒置。活动本该带来充实反而成了期末挂科的帮凶，得不偿失。第二，不要拒绝参加任何活动。大学生集体活动机会本就不是很多，可能同一个班级的同学也不会很熟悉，因此，课外活动成了结交新朋友的绝好机会。相反，不喜欢参加活动的同学，他们损失的不仅仅是课余活动带来的技能提高，更多的是，他们错过了太多欢笑，也错过了很多志同道合的朋友。

如此，面对课余文化活动，大学生应该做到两点：积极、有度。

（四）尽快找到新朋友

大学生活中，可支配的时间多了，和同学之间除了学习以外的交流时间也多了，而且在大学学习生活中要和同学朝夕相处，所以如何进行人际交往、如何尽快适应环境、如何尽快找到新朋友也是大学生必须面对的问题。

与高中不同的是，到了大学，没有走读生，所有学生必须住校，如此，同一寝室的同学就成了新朋友的首选对象，与他们相处的融洽与否直接关系到未来大学四年的生活。但是，人与人总不会是相同的，相处一段时间，总会发现，彼此有一些不足，甚至生活习惯的不同也会带来摩擦，难免会与室友产生矛盾和误会，这些都是正常的，不必耿耿于怀，而应该持一个更加宽容的态度，去寻找室友身上那些闪闪发光的优点，那些可爱的值得喜欢的地方。需要大学生明确的是，室友不同于一般意义的朋友，他们的到来不是由你选择的，即便是一段时间后，发现还是无法成为好友，但至少要与他们相处得融洽。他们是大学生活中很重要的一部分，就像大学里遮风挡雨的港湾。倘若幸运地，你与他们每一个都成了好朋友，那么恭喜你，你的四年大学生活都不需要担心风雨，因为再艰难的时候，也有他们像亲人一样体谅你、支持你。

另一方面，对于大学生来说，朋友也是非常重要的。对于大多数的学生来说，上大学意味着背井离乡，每一次开学，都是与家人的一次告别。离开了父母，很多事情，尤其是那些令人烦恼困扰的事情，都要自己去面对、选择，这其中会有孤独、无助，在这个时候，朋友的出现就像沙漠中的一股泉水，再少也是甘甜的，把自己遇到的挫折说给自己的朋友，他们不一定能真正解决问题，但就在你倾诉的时候，心里的困苦也会被冲淡许多。

（五）管理好自己的“小金库”

进入大学，虽然学习生活的费用主要还是来自于家庭的支持，但是大学生能够“掌控”的生活费和高中时期的零花钱相比较，那是几倍甚至是十几倍的变化，所以大学生要学会“理财”。

大学生的生活费用途一般就是：吃喝、穿衣、书籍、娱乐等，而如何把握这四者之间的比例，才是理财的关键。女生应注意不要把过多的钱用在买衣服和吃零食上，把握一个度，这样就不会出现“财政赤字”；而男生应注意不要把太多的精力和财力投在游戏上，也要做到适可而止，这样才能较好地理财。总之，要想脱离“月光族”，最佳法宝就是“注意节制”。

二、生涯规划

（一）生涯与人生

美国国家生涯发展协会（National Career Development Association）提出，生涯是个人通过从事工作所创造出的一个有目的的、延续一定时间的生活模式。这是生涯领域中最为广泛使用的一个定义。

“延续一定时间”（time extended）是指生涯不是作为一个事件或选择的结果而发生的事情。更确切地说，生涯在本质上是持续一生的过程。它受到个人内在和外在力量的影响。

“创造出”（working out）在这里是指生涯是一个人的愿望与可能性之间、理想与现实之间妥协和权衡的产物。生涯发展是一系列选择连续进行的结果。

"有目的的"（purposeful）是指生涯对个人来说是有意义和有价值的。

"生活模式"（life pattern）在这里意味着生涯不仅是一个人的职业或工作，还包括生活中的各种角色担当。

"工作"（work）可能是生涯领域最易被误解的词语之一。我们每个人对它的含义都有一定的认识。但对生涯专家而言，工作是一种活动，可以为自己或他人创造价值。

生涯规划，简单来说，就是对影响我们生涯发展的经济、社会、心理、教育、生理等各种因素的选择和创造。它通常建立在个体对自我全面、深刻认识的基础之上，需要结合职业发展的一般性特点。

在人的一生中，职业生涯占据了较大比重。职业生涯伴随着人的成长，伴随着人的心理的发展。美国学者唐纳德·舒伯（Donald Super）认为人的职业发展分为成长、探索、建立、维持和衰退五个阶段：

成长阶段（出生 14 岁）。这一阶段主要根据儿童自我概念形成的特点，发展儿童的自我形象，发展他们对工作意义的认识以及对工作的正确态度。

探索阶段（15 ~ 24 岁）。这一阶段青少年通过学校生活和社会实践，对自我能力及角色、职业进行探索。这个阶段可划分为试探期、过渡期和承诺期三个时期。

建立阶段（25 ~ 44 岁）。这一阶段的任务是根据人们的职业实践，协助进行自我与职业的统合，促进职业的稳定，即通过调整、稳固并力求上进。

维持阶段（45 ~ 65 岁）。这一阶段的任务是帮助人们维持现有的成就和地位。

衰退阶段（65 岁以上）。这一阶段的任务是根据个体心理与生理机能的日益衰老，逐渐离开工作岗位，协助个体发展新的角色，寻求新的生活方式替代和满足个人发展的需求。

个体生涯发展的五个阶段中，每一个阶段都包含成长、探索、建立、维持和衰退的循环，个体的生涯发展构成了一个完整的循环式发展任务系统，如表 6-1 所示：

表 6-1　个体生涯循环式发展任务系统

	青年（15 ~ 24 岁）	成年早期（25 ~ 44 岁）	中年（45 ~ 65 岁）	老年（65 岁以上）
衰退	减少用于嗜好的时间	减少运动时间	集中于主要活动	减少工作时间
维持	验证当前的职业选择	设法保持工作的安定	维持成就和地位	保持仍有兴趣的事
建立	开始创业	安于现职	学习新的技能	从事向往已久的事
探索	学习更多的工作机会	寻找机会做自己喜欢的事	辨识新问题并设法解决	寻找合适的退休后的场所
成长	发展适宜的自我观念	学习与他人间的关系	接纳个人的限制	发展非职业性角色

资料来源：舒伯．职业生涯设计［OL］. http：//tieba. baidu. com/f? kz = 689784403.

从生涯发展的角度看，个人的职业兴趣、职业认识和职业选择受多种因素的影响，随着年龄的增长和生活的变化，人的职业心理会发生不断变化，儿童时代的梦想、高中时代的理想、大学时代的专业都未必决定个体的职业，职业流动变得越来越宽松自由，成本越来越低，生涯发展成为现实可能。

（二）个人奋斗与生涯规划

生涯就是生活，生涯就是每日点点滴滴的累积。由于每个人的生活环境、志向与知识背景的不同，对生活的理解也不同。但是，使人的生活多姿多彩，使人生具有意义，是萦绕在每个人心头的一个重要的人生任务。在寻求生活意义的过程中，每个人都会进行着有关自己的生涯规划，矢志不渝地朝着人生目标奋斗之途进发。

所谓生涯规划是指个人在生涯发展历程中，对个人自己的特质、教育与职业资料、个人与环境的关系进行生涯探索，掌握环境资源，以逐渐发展个人的生涯认同，并建立生涯目标；在面对各种生涯选择事件时，针对各种生涯资料和机会进行生涯评估，以形成生涯选择或生涯决定；进而以择其所爱、爱其所选的心情，投注其生涯选择，承担生涯角色，以获得生涯适应与自我实现。

生涯规划包括两个层次的问题：一是生涯角色间和生涯形态的规划；二是生涯角色内和生涯目标的问题。第一个层次的生涯形态问题，是在时间和空间的向度下，如何来组合各种角色；第二个层次的生涯目标问题，是在各个角色中，要追求哪些职务或实现哪些目标。生涯规划的这两个问题并不是独立的，而是相互联系的，通过对这两个层次问题的思考和规划，能够寻求满足我们的生涯需求、实现我们的人生价值的途径。

心理小故事：两兄弟的故事

有两兄弟，他们一起住在一幢公寓楼里。一天，他们一起去郊外爬山。傍晚时分，他们爬山回来，回到公寓楼的时候，发现一件事：大厦停电了！这真是一件令人沮丧的事情。为什么呢？因为很不巧，这两兄弟是住在大厦的顶楼。那么，顶楼是几层呢？那就更加不巧了，顶楼是80层。很恐怖吧！虽然两兄弟都背着大大的登山包，但是别无选择，哥哥对弟弟说：“我们爬楼梯上去吧！”于是，他们就背着一大包行李开始往上爬。

到了20层的时候，他们觉得累了。于是弟弟提议说：“哥哥，行李太重了，不如这样吧，我们把它放在20层，我们先上去，等大厦恢复电力，我们再坐电梯下来拿吧。”哥哥一听，觉得这主意不错：“好啊！弟弟，你真聪明呀！”于是，他们就把行李放在20层，继续往上爬。卸下了沉重的包袱之后，两个人觉得轻松多了。他们一路有说有笑地往上爬。但好景不长，到了40层，两人又觉得累了。想到只爬了一半，往上一看，竟然还有40层要爬。两人就开始互相埋怨，指责对方不注意停电公告，才会落到如此下场。他们边吵边爬，就这样一路爬到了60层。到了60层，两人筋疲力尽，累得连吵架的力气也没有了。哥哥对弟弟说：“算了，只剩下最后20层，我们就不要再吵了。”于是，他们一路无言，继续安静地往上爬。终于，80层到了。到了家门口，哥哥长吁一口气，摆了一个很酷的姿势：“弟弟，拿钥匙来！”弟弟说：“有没有搞错？钥匙不是在你那里吗？”……

好！大家猜猜发生了什么事？正确，钥匙还留在20层的登山包里！

这个故事其实在反映我们的人生。20岁之前，我们活在家人和老师的期望之下，背负着很多压力，不停地忙功课、忙考试、忙升学，就好像是背着一个很重的登山包，加上自己也不够成熟有能力，所以走得很辛苦。

20岁以后，我们从学校毕业出来，踏上工作岗位，开始自己的职业生涯，自己喜欢做什么就做什么，想怎么做就怎么做，就好像是卸下了沉重的包袱。所以说，从20岁到40岁，是一生中最愉快的20年。到了40岁，人到中年，发现青春早已逝去，却有很多遗憾，于是开始抱怨，骂老板不识货，怪家人不体恤，埋怨政府，埋怨国家，埋怨社会……就这样在抱怨遗憾中又过了20年。

到了60岁，我们发现人生所剩不多，于是告诉自己，不要再埋怨了，就珍惜剩下的日子吧！于是，默默走完自己的最后岁月。到了生命的尽头，突然想起好像有什么忘记了。是什么呢？是你的钥匙，你的KEY，你人生的关键。你把你的理想、抱负、关键都留在20岁，没有完成。

想一想，是不是也要等到40年之后，60年之后才来追悔？我们想一想，我们最在意的是什么？想一想，希望将来的自己和现在有些什么不同？是不是可以做些什么来不让这个遗憾发生呢？那么，我们要做什么呢？

我们要做好我们的职业生涯计划。

资料来源：http：//www. z2020. com/center/a/ljwx/lhgw/rsghdzyx/2010/1112/497. html.

（三）大学生的生涯规划

生涯规划不仅指单一的人生目标的确立，也不仅仅是单一的生活事件，而是面临着许多生涯角色、生活目标的选择与建立，面临着一系列认知活动与行动的历程。

1. 大学生生涯规划模式

尽管每个人的生涯规划有其独特性，但是在对生涯的规划中，人们大体上是从“自己的特质”、“教育与职业资料”、“自己与环境的关系”三个方面来规划自己生涯目标的。就发展历程的观点而言，大学生正处于生涯探索期和生涯建立期的关键阶段，面临着许多关乎未来发展的重大抉择，如学业、职业、婚姻等。因此，大学生的生涯规划主要是要透过生涯探索的历程，增长生涯认知，并逐渐认清生涯发展方向，以完成具体的生涯计划和准备。

2. 大学生的生涯定向

对大学生而言，生涯规划与定向关乎今后的发展方向，也决定着大学生校园学习与生活的重点。生涯不确定的大学生经常会出现焦虑、目标与兴趣模糊不定、缺乏求学动机、学生角色投入不足、学业成绩偏低等现象，进而不能适应社会的发展。大量的研究发现，大学生中缺乏生涯规划与定向的情形较为普遍和严重，相当一部分大学生并不能自觉地确立自己的生涯发展方向。

心理学家玛西亚（Marcia，1980）从自我认定的角度，依据面对的选择危机和专注定向，将青年的自我认定归纳为四种不同的形态，就生涯认定的角度而言，四种自我认定形态分别为自我定向者、提早定向者、延迟未定者和茫然失措者。

（1）自我定向者（Identity Achievement-IA），即在经历抉择危机之后，逐渐确定其生涯方向或职业目标。

（2）提早定向者（Foreclosure-F）本身未曾面对抉择危机，但在生涯方向或职业目标上，已接受父母或他人的安排而定型。

（3）延迟未定者（Moratorium-M）面对个人的抉择危机，正在寻求定向。

(4) 茫然失措者(Identity Diffusion-ID)面临抉择危机，因生涯方向或职业目标模糊不定，而感到焦虑，甚至逃避抉择。

其中，提早定向者(F)，在社会的限制和父母的保护之下，面对生涯抉择之际不致产生过多的焦虑，但在生涯准备或课程学习方面，无法避免听天由命、缺乏学习兴趣和动力的状态；延迟未定者(M)和茫然失措者(ID)在面临生涯抉择之际，由于缺乏目标定向，可能会产生焦虑、不安等不良心理，不利于其课程学习和学校适应。

玛西亚的研究结果表明，生涯规划是青年期主要而关键的发展任务之一；生涯规划的明确与否不但可能阻碍个人长期的发展，更影响其当前的生活调适。

第二节 大学生能力概述及发展目标

一、大学生应该具备的素质

(一) 良好的心理素质

积极乐观、自信自爱、自强自立、主动适应、不怕挫折等良好的心理素质不仅对于大学生的学习、生活十分重要，而且是大学生适应社会、取得职业成功的重要保证。现代社会对大学生的心理素质提出了更高的要求，有很多单位在面试的时候让应试者做心理测试，这已经成为惯例，因此大学生要有意识地培养自己良好的心理素质。

近年来，许多大学生由于失恋、降级等原因，心理承受力差，选择近乎极端的方式进行发泄，甚至少数同学失去了理智，选择轻生。逝去的人已经过去，可是他们活着的亲人却还要为之痛苦一生。一部电影中有这样一句台词："当你想要放弃生命的时候，请你想象一下，你父母的慈祥微笑的脸庞会变成什么样子，你还会继续微笑吗?"

这些近乎极端的方式的出现说明，当代大学生"三观"(人生观、价值观、世界观)是存在问题的。学校方面应该注重心理素质方面的教育，而大学生则更应该自觉，通过认真上心理素质课、多看书(尤其是《心灵鸡汤》之类的书)、多和老师同学交流，来培养自己更加健康的心态，从而为今后步入社会打好基础。

(二) 健康的体魄

现代社会中，人们的生活节奏快，工作强度高，很多职业对人的身体素质有着较高的要求，健康体魄的重要性日益凸显。只有健康的人才能有充沛的精力去面对挑战，才有机会去享受自己成功的喜悦。因此，大学生要从日常生活开始，合理安排作息时间，坚持体育锻炼，注意科学饮食，充分利用大学校园提供的便利条件，打造自己的健康体魄资本。

(三) 学习的能力

在知识呈几何速度更新的今天，大学所学的知识和技能已远远不能满足工作的需要，终身学习成为必然。这就要求大学生具备较强的自学能力，能够在工作中不断提升自己的专业知识和实用技能。学会学习是当代大学生必须掌握的一项能力。因此大学生在大学期间，必须有意识地培养和提高自己的学习能力。

（四）动手操作能力

大学生通过多年的学习拥有了一定的知识积累，但是实践应用知识的能力、动手操作能力却未必能够达到用人单位的要求。“眼高手低”的人并不在少数，企业需要的是做事的人才，而不是应试人才。所以，一个大学毕业生如果在动手操作方面有过硬的本领，往往会受到用人单位的青睐。

（五）语言表达能力

语言表达能力是指运用语言阐明自己的观点、意见或抒发感情的能力，主要包括口头表达能力和书面表达能力。一个人要想让别人了解自己、重视自己，更好地发挥自己的才能，其前提就是要能够表现出自己的能力。准确表现自己，离不开出色的表达。在求职过程中，撰写求职信、个人简历，回答招聘人员的提问，接受用人单位的面试等每一个环节都需要大学毕业生具有较强的表达能力。

（六）计划与管理能力

计划能力是指一个人能否对行动做出周密的计划，并妥善地执行的能力。懂得做计划，善于做计划，是大学生取得职业成功的重要条件。在职业生涯中，只有把人生的远大目标分解成一个又一个阶段性的目标，并且为每个阶段都做好周密的计划并执行落实，我们才有可能成功。计划的能力还包括时间管理的能力。合理、高效地分配和利用时间对于每个人来说都很重要。

（七）人际交往能力

人际交往能力直接影响一个人的事业成就。沟通、合作、妥善解决人际冲突等方面的能力不仅能够促进大学生的自我成长，而且也是大学生适应职业要求所必需的。现代社会靠个人单打独斗取得成功的可能性微乎其微，团队的合作越来越重要。合作、团结、互信、互助的团队精神已成为很多企业文化的重要内容和现代企业用人的基本要求。

（八）创新的能力

在科技飞速发展的今天，创新已成为一个国家腾飞的标志和人才选拔的核心要素，它是人类文明进步的本质特征和发展的无穷动力。创新素质包括创新意识、创新能力和创新人格。创新素质是时代的要求，然而高校对大学生创新素质的整体培养水平还不够高。因此，大学生必须自己有意识地增加这方面的锻炼，抱着对世界和周围事物的好奇心，多思考、多提问，坚持学以致用，力争有所创新、有所突破。

二、培养综合能力的途径

（一）参加科技竞赛和课程实习

学以致用是将知识转化为能力的重要途径。积极参加各类科技竞赛是一种很好的锻炼方式。在竞赛过程中，大学生不仅将所学的专业知识融会贯通，应用于实践，而且锻炼了自己的意志品质和心理承受力，如果能够取得一定成绩，更可为以后的求职增添分量。

参加课程实习，大学生能在实际工作中检验自己的知识技能，发现欠缺的部分，并有意识地补充完善。

（二）参加社会实践

大学生走出校园参与社会实践，既能了解社会，又能开阔视野，拓展思路。大学生将自己放在社会的背景下衡量，为发展自我能力提供参考。社会实践是生涯规划的必经环节。大学生只有适应社会的要求才能使自我得到的全面发展有意义。

（三）担任学生干部

担任干部是对自己组织管理和协调沟通能力的最好锻炼。在团队活动中培养成的大局意识和责任心能够迁移到日常生活中，对自我情商的提升十分有益，更为今后的职业选择奠定了基础。很多用人单位在挑选录用大学毕业生时，在同等条件下，往往会优先考虑那些曾经担任过学生干部、经过一定组织管理锻炼的学生。

（四）参加社团活动

社团活动不仅让大学生活丰富多彩，给大学生们提供了展现自我风采的机会，更重要的是培养了大学生的团队精神。任何社团活动都需要全体成员团结协作、共同为一个目标而努力。与集体荣辱与共，伴随它成长，这个过程是令人难忘的，也是一个人自我成长的难得体验。

（五）勤工俭学

利用课余时间，通过辛勤劳动来获得生活或学习费用，这种经历能使大学生积累一定的工作经验，并懂得最基本的职业要求。大学生在勤工俭学的过程中，锻炼了自己，增长了才干，是一种宝贵的人生经历和财富。

第三节 大学期间生涯规划的制定

一、我想做什么

在大学期间或者是大学毕业之后，自己究竟想做什么，很多同学不是很清楚，甚至很多同学就连为什么要上大学都不知道。不知道想做什么，就不知道如何去做。是什么左右我们的想法呢？兴趣直接决定着我们想做什么。

兴趣，是人们力求认识某种事物和从事某项活动的意识倾向。它表现为人们对某件事物、某项活动的选择性态度和积极的情绪反应。兴趣在人的实践活动中具有重要的意义，可以使人集中注意力，保持愉快紧张的心理状态。

兴趣以需要为基础。需要有精神需要和物质需要，兴趣基于精神需要（如对科学、文化知识等）。人们若对某件事物或某项活动感到需要，他就会热心于接触、观察这件事物，积极从事这项活动，并注意探索其奥秘。兴趣又与认识和情感相联系。若对某件事物或某项活动没有认识，也就不会对它有情感，因而不会对它有兴趣。反之，认识越深刻，情感越炽烈，兴趣也就会越浓厚。兴趣对人的认识和活动会产生积极的影响，有利于提高工作的质量和效果。

人的兴趣是多种多样的，但概括起来又可以分为三大类：

1. 物质兴趣和精神兴趣

物质兴趣主要指人们对舒适的物质生活（如衣、食、住、行方面）的兴趣和追求；精神兴趣主要指人们对精神生活（如学习、研究、文学艺术、知识）的兴趣和追求。就中学生来说，由于人生观和世界观尚未完全形成，无论物质兴趣和精神兴趣都需要师长进行积极的引导，以防止在物质兴趣方面的畸形发展，在精神兴趣方面的消极发展。

2. 直接兴趣和间接兴趣

直接兴趣是指对活动过程的兴趣。例如，有的中学生想象力丰富，富于创造性，喜欢制作各种模型，在制作过程中，全神贯注，表现出浓厚的兴趣；间接兴趣主要指对活动过程所产生的结果的兴趣。有的中学生业余喜欢绘画，每当完成一幅画，他都会对自己取得的成果表现极大兴趣。直接兴趣和间接兴趣是相互联系、相互促进的，如果没有直接兴趣，制作各种模型的过程就很乏味、枯燥；而没有间接兴趣的支持，也就没有目标，过程就很难持久下去，因此，只有把直接兴趣和间接兴趣有机地结合起来，才能充分发挥一个人的积极性和创造性，才能持之以恒，目标明确，取得成功。

3. 个人兴趣和社会兴趣

个人兴趣是个体以特定的事物、活动及人为对象，所产生的积极的和带有倾向性、选择性的态度和情绪。社会兴趣指社会成员对某一领域的普遍兴趣，或社会某一领域对社会成员的普遍需求。

美国心理学家、职业指导专家约翰·霍兰德（John Holland）的人格类型理论中详细阐述了人与职业的匹配关系，可以通过霍兰德兴趣测评量表来确定心目中的理想职业（专业）。

二、我能做什么

我们做事情的时候单单有一腔的热情、浓厚的兴趣是不够的，还需要有完成工作的能力。这就需要我们对我们自身的能力有所了解，在进行生涯规划时可以有的放矢，不仅要考虑直接喜欢做什么，还要考虑直接能做什么，这也是生涯规划中不可或缺的环节。

三、具体怎么做

（一）确立职业目标的原则

清晰性原则：考虑目标、措施是否清晰、明确？实现目标的步骤是否直截了当？

挑战性原则：目标或措施是否具有挑战性，还是仅保持其原来状况而已？

动态原则：目标或措施是否有弹性或缓冲性？是否能依循环境的变化而作调整？

一致性原则：主要目标与分目标是否一致？目标与措施是否一致？个人目标与组织目标是否一致？

激励性原则：目标是否符合自己的性格、兴趣和特长？是否能对自己产生内在的激励作用？

合作性原则：个人的目标与企业目标是否具有合作性与协调性？

全程原则：拟定生涯规划时必须考虑到生涯发展的整个历程，作全程的考虑。

量化清晰原则：生涯规划各阶段的路线划分与安排，必须具体可行。

务实原则：实现生涯目标的途径很多，在做规划时必须要考虑到自己的特质、社会环境、组织环境以及其他相关的因素，选择确实可行的途径。

可评量原则：规划的设计应有明确的时间限制或标准，以便评量、检查，使自己随时掌握执行状况，并为规划的修正提供参考依据。

（二）职业目标与计划的制定

刚刚步入大学的学生，需要一定的时间来适应大学的学习、生活环境，所以对于未来的发展尚未仔细考虑，很难确立明确的、符合自己实际情况的职业目标。但是随着对环境的熟悉、年级的升高和专业学习的深化，大学生应该逐步明确自己的职业目标，并进行周密的生涯规划。

确立职业目标需要周密地思考、认真地自我剖析和理性地选择。

相关练习：分析自我，了解自我

我的职业目标

达到目标的途径

所需具备的条件（如能力、受教育水平、相关培训）

达到目标的有利条件

达到目标的阻力

消除或减小阻力的途径

通过上面的练习，我们已经对自己的目标有了一个初步的确定，职业生涯的规划贯穿着整个大学生活的始终，从大一开始就要为自己的未来做好规划，而且不断地调整自己的规划。

第四节　学会时间管理

时间管理就是指在同样的时间消耗情况下，为提高时间利用率和有效性而进行的一系列控制工作。它应用现代科学技术的管理方法对时间的消耗进行预测、预控、计划、实施、检查、总结、评价及反馈等工作以克服时间浪费，达到既有效率又有效果，既合理又经济地完成预期的目标。

大学阶段是个体自我发展以及知识积累的重要时期，从高中阶段向大学阶段转变的显著特点就是学习方式的转变，大学的自主性学习的方式，使可供学生自己支配的时间更多，如何支配好这些时间就是自己从众多学生中脱颖而出的关键。对于学生来说，特别是刚入学的学生，很多人不知道如何规划自己的学习，尤其不知道在时间上如何分配学习和学生活动的时间。大学校园中，机会很多，诱惑也很多。因此，一些大学生很容易迷失于各种活动之中，失去发展的方向。制定大学学习计划，可以使杂乱的生活变得清晰，使看似无章的学习生活变得有章可循，使可能被外界因素干扰的学习生活达到和谐统一的状态。

相关知识：大学生时间管理特点

大学生的时间观念较好，但在客观上时间浪费的现象普遍存在。

大学生的时间计划性不强，实施困难，尤其是短期的计划。

大学环境部分程度上形成学生时间管理的负面影响。

大学生时间安排不合理，已经严重影响学生生活和身体健康。

大学生时间管理满意度低，普遍缺乏对自身时间管理现状的信心。

缺少对时间的一个反思和总结，对自己的时间安排情况很模糊。

史蒂芬·柯维（Stephen R. Covey）发明了著名的四象限时间管理方法，利用四象限法进行权重，培养对事情的关注与选择能力，也就是把事情分为四种：重要不紧急、重要紧急、紧急不重要、不紧急不重要（见图6-1）。其主旨不是告诉人们时间应该怎样分配到这四类事情中，而是尽可能减少重要而紧急的事情的出现，通过有效的规划，让更多的事情处在重要而不紧急的象限里。这个管理方法不仅在于解决当前的或是某段时间的问题，而更在于总体规划。通过设计四象限，分清工作与学习的轻重缓急，合理分配自己的时间、精力，这样才能不浪费资源，避免无用功，使时间的应用达到最合理、最有效。

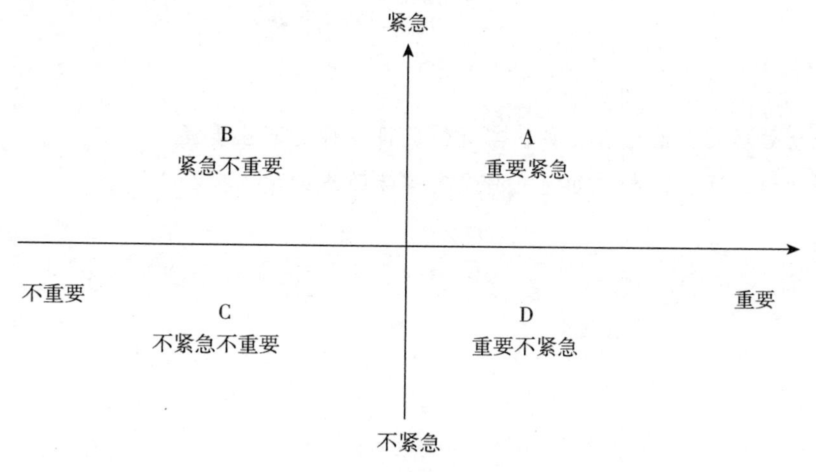

图6-1　四象限时间管理

时间是一种重要的资源，具有不可变性、无贮存性、无替代性，但是可以通过对其有效地管理与使用，利用最少的时间完成最有用的工作。所以掌握科学的工作和学习方法，合理安排时间，做到主观上要以学习为主，摆正学习与工作的关系，科学地安排时间。按照做好的象限和日志，进行学习和工作。

在做好四象限时间管理表和规划后，接下来就是要执行这些计划。有时候会因为某些原因坚持不下去，这时可以寻求老师和同学的帮助，请他们对自己的机会进行监督和管理，最重要的是学会自我管理，强化时间管理的有效性，并发现和改进这一过程中存在的不足，从而完善自我。

相关练习

我的一天24小时都花到哪里去了

学习（上课、自习） ______小时	睡觉（就寝、午休） ______小时	吃饭 ______小时	社会工作（学生会、社团） ______小时	个人卫生 ______小时
体育锻炼 ______小时	与朋友交流 ______小时	谈恋爱 ______小时	阅读 ______小时	打工 ______小时
上网 ______小时	休闲娱乐 ______小时	… ______小时	… ______小时	其他 ______小时

想一想：

1. 对自己一天中时间的安排满意吗？理由是什么？
2. 哪一部分占的时间最多？
3. 哪一部分的时间是可以增加的？
4. 哪一部分的时间是可以减少的？

思考与练习

1. 什么是生涯规划？请结合自身的实际情况设计你的职业生涯。
2. 在时间管理方面，你做得如何？有没有需要改进的地方？

Chapter 7

第七章 大学生学习心理

李雷是一位来自农村、家庭经济困难的大学生，从小到大他的学习成绩一直非常优异，是村里唯一的大学生。上大学后，他感到心中茫然，学习没有动力，生活上也没有目标，有时候想到由于家里困难，只供他一人上大学而辍学在家的妹妹和年迈的父母，他痛恨自己不争气，可他找不到奋斗的目标与学习的动力，学习上得过且过，上课打不起精神，甚至逃课上网而荒废了学业。他也很迷茫，想摆脱这种状态。他不是因为喜欢上网而上网，而是一位不知道做什么而上网打发时间，请你帮帮他，好吗？

案例二

韩梅梅是一名刚刚步入大三的学生，她从小就知道努力与奋斗，上大学以来一向对自己要求很高，成绩在专业也名列前茅。刚步入大学她就进行了认真细致的生涯设计，一步一个脚印向前走，二年级通过英语国家六级和托福考试，为将来出国留学做好准备；大二下学期加入了中国共产党；与此同时她还锻炼自己在各方面的能力。她，在大学就像一只陀螺飞速运转着，珍惜大学的分分秒秒，因为她相信：付出总有回报。可是最近韩梅梅却发现距离自己的目标越来越远，她开始怀疑自己的学习能力，感到自己在学习上的优势在失落，甚至多年积累的自信也受到挑战，对未来不敢想象。她的问题出现在哪呢？

第一节　大学生学习特点与心理机制

一、学习的心理学理论

古今中外，心理学家和教育家都特别重视对学习问题的研究。学习的心理学理论有许多，在此我们介绍其中常见的几种。

（一）人本主义理论

人本主义心理学兴起于20世纪五六十年代，其代表人物是美国的马斯洛与罗杰斯。人本主义学习观的代表是罗杰斯。其理论可以概括为如下几点：

（1）学习是个人潜能的充分发展，是人格的发展，是自我的发展。

（2）学习是有意义的心理过程，而不是刺激与反应间的机械连接。

（3）学习是一种自发、自觉的学习，是自我实现的倾向中产生的一种学习，学习者可以自由地去实现自己的潜能，求得自己更充分的发展。

（4）学习的实质在于意义学习，这种意义学习，包含了价值、情绪的色彩，涉及的是整个人而不单纯是认知成分的参与，而且这种学习以个体的积极参与和投入为特征。

（5）最有用的学习就是学会如何学习。

（二）认知学习理论

学习的认知理论以格式塔的顿悟说、托尔曼的认知论、布鲁纳的学习理论为代表。

认知论的主要特征是：认为学习的实质在于形成学习者的认知结构，承认在刺激与反应之间存在着中介心理过程，把学习看做S—O—R过程，它看到了学习者的能动性，适合于解释人类较高的认知学习现象。

（三）联接式学习理论

联接式学习理论又称为主义学习理论，是桑代克构建起的，以“刺激—反应”为核心的学习连接理论，经过斯金纳等行为主义者的拓展与深化，成为在20世纪50年代中期以前的主导型学习理论。

该学习理论把“强化”看做教学的核心，认为只有通过强化，才能形成最佳的学习环境，才能增强学生的学习动力。

（四）构建主义学习理论

构建主义的最早提出者为瑞士的皮亚杰（Piaget）。该理论后来在科尔伯格、斯滕伯格等人的发展下，随着计算机的应用、教学的日益普及，已经成为一种博大精深的理论体系，并成为目前西方极为流行的学习理论。

构建主义学习理论的核心是：以学生为中心，强调学生对知识的主动探索、主动发现和对所学知识意义的主动构建。

二、大学生学习特点

（一）大学生学习内容的专业性

大学的学习实际上是一种高层次的专业学习，所以大学的课程体系设置与高中明显不同，学习内容、方法等方面有其独特性，大学阶段的学习不仅分出了文、理科，而且分类更加细致，可分为工、理、经、管、文、法、哲等学科门类，对应每一名学生进一步分出具体的学科或专业。大学的学习具有专业性和领域指向性强的特点。大学里，高中时的普及性知识学习转化为专业领域的深入学习，知识结构从“横向扩展”转化为“纵向深入”，学习的内容、方法、操作、实践都紧密围绕着专业的发展方向开展。

大学课程的设置紧扣专业发展需要。大学里所学的课程是由公共基础课、专业基础课和专业技能课组成的，这些课程的设置都围绕着培养专业人才这个中心。

课程
- 公共基础课
- 专业基础课
  - 专业理论基础课
  - 专业技术基础课
- 专业技能课

公共基础课是高等学校各专业学生共同必修的课程。每个学校可能因学校性质、类别以及办学理念不同而存在部分差异，但总体上可以分为三大模块：①社会科学公共基础课，如马克思主义基本原理；②自然科学公共基础课，如大学计算机基础；③实践环节公共基础课，如军事训练。公共课虽然不一定同所学专业有直接联系，但它是培养德智体全面发展人才、为进一步学习提供方法论的不可缺少的课程。它可以帮助大学生形成一个合理的基础知识结构系统，为学生掌握专业知识、培养有关专业能力打下坚实的基础。

专业基础课是指同专业知识、技能直接联系的基础课程，它包括专业理论基础课和专业技术基础课。它是高等学校中设置的一种为专业课学习奠定必要基础的课程。它是学生掌握专业知识技能必修的重要课程。不同的专业有各自的一门或多门专业基础课，同一门课程也可能成为多门专业课的专业基础课。

专业技能课，与“基础课”相对，指高等学校根据培养目标所开设的专业知识和专门技能的课程。主要是指那些与所学的专业联系较紧密，针对性比较强，某一专业必须学习掌握的课程。此类课程是保证培养专门人才的根本。专业技能课的任务，是使学生掌握必要的专业基本理论、专业知识和专业技能，了解本专业的前沿科学技术和发展趋势，培养分析解决本专业范围内一般实际问题的能力。因为专业知识的发展比较迅速和经常变动，而且专业知识的范围也比较广泛，所以一般情况下，专业课的设置并非一成不变，专业课的内容变化也较为迅速。但是从另一个角度，由于高等教育只能打下一定专业知识的基础，只能在实际工作岗位上继续学习更加专门的知识，因此，专业课的设置和主要的课程内容，在一定时期内具有相对的稳定性。

此外还有专门的专业实践能力训练。各级各类高等院校教学计划中都安排了实验、生产或教育实习、社会调查、暑期的社会实践、野外考察等教学环节。

高校毕业生的毕业论文（设计）是高等院校本科专业教学计划的重要组成部分，是毕业生在大学阶段须完成的最后一个重要教学实践环节，是对大学学习内容的总结和检验。对加强学生的知识综合运用能力、培养学生科学研究能力及独立工作能力具有重要意义。毕业论文不仅是培养和考查学生理论联系实际并分析、解决实际问题能力的重要的教学实践环节，也是衡量和检验高等院校教学质量的重要方面。

（二）大学生学习过程的自主性

1. 学习内容的自主性

在大学的学习过程中，除了完成规定的课程设置之外，每一名学生都可以根据自己的兴趣爱好、发展方向，结合自身的特点有针对性地进行选修和辅修一些课程，除此之外，学生还可以自主选择社会实践、社会实习等各类课外的活动。当然，自主性也给很多学生带来了不适应，经常出现“大一很迷茫”、“大二很自我”、“大三很逍遥”、“大四很成熟”的“四很”问题。

2. 学习环境的自由性

很多学生在入大学之后，很想看看自己的教室，其实在大学里很难固定自己的学习场所，因为在大学里教室几乎都是不固定的，这样学生可以选择适合自己的场所进行学习，比如校园、图书馆、教室、操场、实验室或是机房。自由的学习环境给学生带来了不同的学习伙伴，拓宽了学生的视野，增加了学生间的交流与沟通。

3. 学习途径的多元性

在大学中，除了课堂教学和学生自学之外，参加学术交流、社会实践，听学术报告，查阅文献资料等，都是有效的学习途径。此外，根据自身的兴趣爱好参加一些校园文化活动，通过与老师、同学进行交流、讨论，借助互联网都可以促进自己的学习。

4. 学习时间的灵活性

在大学生活中，学生自由支配的时间比较多，这和高中时期每天“披星戴月”、“朝五晚九”的时间安排大不一样了。自由的时间多了，有些学生却无所适从了，不知道如何支配自己的学习时间了，因此，在大学期间如何掌控好和分配好时间，是保证大学生学习成效的重要条件。

（三）大学生学习方式的探索性

大学教育侧重于培养学生的学习能力，并非单纯地传授专业知识。专业知识的学习是基础，更重要的是提高学习的能力和应用专业知识的实践能力。因此，在课堂教学中，教师除了讲授基本的概念和理论外，也会提出不同学术观点之间的争论，介绍最新的学术动态。鉴于此，大学的学习要求学生具有不断创新的意识和精神，注重探索和研究，培养自己的动手能力、探索精神和研究能力。

相关知识：人一天的生物钟规律

9点	精神活性提高，疼痛感降低，心脏开足马力工作。
10点	精力充沛，处于最佳运动状态，是最好的工作时间。
11点	心脏照样努力地工作，人体不易感到疲劳。
12点	到了全身总动员的时刻，此时最好不要马上吃午饭，而是把吃饭推迟到13点。
13点	肝脏休息。上半天的最佳工作时间即将过去。感到疲倦，需要休息。

14 点　　是一天 24 小时的最低点。反应迟钝。

15 点　　情况开始好转。人体器官此时最为敏感，特别是嗅觉和味觉。

17 点　　工作效率很高，运动员的训练量可以加倍。

18 点　　疼痛感下降。希望增加活动量。

19 点　　血压增高，精神最不稳定，任何小事都能引起口角。

20 点　　体重最重。反应异常迅速。

21 点　　神经活动正常，此时最适于背书。晚间记忆力增强，可以记住不少白天没有记住的知识。

22 点　　体温下降。

23 点　　人体准备休息。

第二节　大学生学习能力的培养及潜能开发

一、激发主动学习动机

动机是人类一切活动的驱策力，在心理学上一般被认为涉及行为的发端、方向、强度和持续性。在组织行为学中，激励主要是指激发人的动机的心理过程，通过激发和鼓励，使人们产生一种内在驱动力，使之朝着所期望的目标前进的过程。

学习动机是社会和教育对学生学习的客观要求在学生头脑里的反应，它表现为学习的志向、愿望或兴趣等形式，对学习起推动作用。

（一）直接性的近景性学习动机

直接性的近景性动机是指具体的、与学习活动直接相连的动机，如求知欲望、对某门学科的浓厚兴趣等引发的学习动机，也包括未来获得赞赏、奖励、避受惩罚等引发的学习动机。这类动机与学习活动直接联系，是对学习的直接兴趣，是对学习活动直接结果的追求所引起的。

（二）间接性的远景性学习动机

间接性的远景性学习动机是与学习的社会意义和个人前途相联系的一系列学习动机，这类动机与人生意义和社会意义相联系，是社会要求在学生学习上的反映。如意识到自己的历史使命而努力学习、为了为社会作出更多贡献而努力学习的间接学习动机。这类动机一旦形成，就具有较大的稳定性和持久性，不易为生活中的偶然因素所改变，能在较长时间内起作用。

心理学家耶克斯和多德森（Yerkes & Dodson，1908）的研究表明，各种活动都存在一个最佳的动机水平。动机不足或过分强烈，都会使工作效率下降。研究还发现，动机的最佳水平随任务性质的不同而不同。在比较容易的任务中，工作效率随动机的提高而上升；随着任务难度的增加，动机最佳水平有逐渐下降的趋势。也就是说，在难度较大的任务中，较低的动机水平有利于任务的完成。这就是著名的耶克斯－多德森定律，如图 7-1 所示。

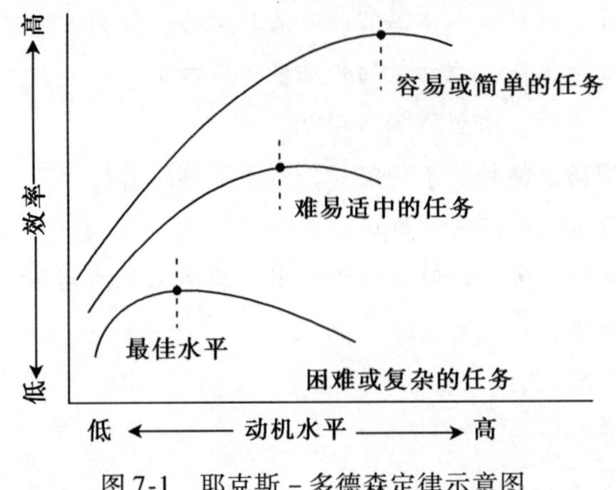

图 7-1 耶克斯－多德森定律示意图

从图中可以看出，动机强度与工作效率之间的关系不是一种线性关系，而是倒 U 形曲线。中等强度的动机最有利于任务的完成。也就是说，动机强度处于中等水平时，工作效率最高，一旦动机强度超过了这个水平，对行为反而会产生一定的阻碍作用。如学习的动机太强、急于求成，会产生焦虑和紧张，干扰记忆和思维活动的顺利进行，使学习效率降低。考试中的“怯场”现象主要是由动机过强造成的。

二、设立合理学习目标

（一）确立明确的目标

明确的标准能激发实现目标的动机。大学生在大学生活期间能够实现的理想与目标是很多的，很多的同学内心深处都有自己的梦想，如何实现这些梦想就需要树立明确的目标，只有知道自己想要什么，才能指导自己怎么做。

心理小故事：爱因斯坦的目标

爱因斯坦一生所取得的成就，是世界公认的。他被誉为 20 世纪最伟大的科学家。他之所以能够取得如此令人瞩目的成绩，是因为他一生具有明确的奋斗目标。

他出生在德国一个贫苦的犹太家庭，家庭经济条件不好。他小学、中学的学习成绩平平，虽然他也有志向科学领域进军，但他有自知之明，知道必须量力而行。他进行自我分析：自己虽然总的成绩平平，但对物理和数学有兴趣，成绩较好。自己只有在物理和数学方面确立目标才能有出路，其他方面是不及别人的。因而他读大学时选读瑞士苏黎世联邦理工学院物理学专业。由于奋斗目标选得准确，爱因斯坦的个人潜能得以充分发挥。他在 26 岁时就发表了科研论文《分子尺度的新测定》，以后几年他又相继发表了四篇重要科学论文，发展了普朗克的量子概念，提出了光量子除了有波的性状外，还具有粒子的特性，圆满地解释了光电效应，宣告狭义相对论的建立和人类对宇宙认识的重大变革，取得了前人从未有过的显著成就。可见爱因斯坦确立目标的重要性。假如他当年把自己的目标确立在文学上或音乐上（他曾是文学和音乐爱好者），恐怕就难于取得像在物理学上那么辉煌的成就。

为了避免耗费人生有限的时光，爱因斯坦根据目标的需要进行学习，使有限的精力得到了充分的利用。他创造了高效率的定向选学法，即在学习中找出能把自己的知识引导到深处的东西，抛弃使自己头脑负担过重和会把自己诱离要点的一切东西，从而使他集中力量和智慧攻克选定的目标。他曾说过："我看到数学分成许多专门领域，每个领域都能费去我们短暂的一生。诚然，物理学也分成了各个领域，其中每次个领域都能吞噬一个人短暂的一生。在这个领域里，我不久学会了识别出那种能导致深化知识的东西，而把其他许多东西撇开不管，把许多充塞脑袋，并使其偏离主要目标的东西撇开不管。"他就是这样指导自己的学习的。

为了阐明相对论，他专门选学了非欧几何知识。定向选学法，使他的立论工作得以顺利进行和正确完成。如果他没有意向创立相对论，是不会在那个时候学习非欧几何的。如果那时候他无目的地涉猎各门数学知识，相对论也未必能这么快就产生。爱因斯坦正是在 10 多年时间内专心致志地攻读与自己的目标相关的书和研究相关的目标，终于在光电效应理论、布朗运动和狭义相对论三个不同领域取得了重大突破。特别值得一提的是，爱因斯坦不但有可贵的自知之明，而且对已确立的目标矢志不移。1952 年以色列国第一任总统魏兹曼逝世后，该国鉴于爱因斯坦科学成就卓越，声望颇高，加上他又是犹太人，邀请他接受总统职务，他却婉言谢绝了，并坦然承认自己不适合担任这一职务。确实，爱因斯坦是一位伟大的科学家，这是他终生努力奋斗才实现的目标。如果他当上总统，那未必会有多大建树，因为他未曾显示过这方面的才华，也未曾为此目标作过努力学习和奋斗。人生智慧：在人生的竞赛场上，没有确立明确目标的人，是不容易获得成功的。许多人并不乏信心、能力、智力，只是没有确立目标或没有选准目标，所以没有走上成功的途径。这道理很简单，好比一位百发百中的神射手，如果他漫无目标地乱射，就算枪法再好也不能在比赛中获胜。

资料来源：http：//www. rs66. com/a/2/89/30893. html.

（二）确立符合自己实际的目标

踮起脚尖能够得到的果子是最甜的。树立起通过自己的努力可以达到的目标，目标实现后对于自己来说是一个激励。如果树立的目标过高，长时间实现不了那无疑是一个打击，有时候甚至会导致自己丧失斗志，前行的脚步受到阻碍。

在学习目标的设立过程中，我们可以借鉴管理中目标管理的 SMART 原则（见表 7-1）。

表 7-1　目标管理的 SMART 原则

S = Specific	具体明确的	R = Relevant	平衡关联的
M = Measurable	能够衡量的	T = Time-based	设定期限的
A = Achievable	可以达到的		

心理小故事：让目标看得见

1952 年 7 月 4 日清晨，加利福尼亚海岸起了浓雾。在海岸以西 21 英里（约 34 公里）的卡塔林纳岛上，一个43岁的女人准备从太平洋游向加州海岸。她叫费罗伦丝·查德威克。

那天早晨，雾很大，她被海水冻得身体发麻，她几乎看不到护送他的船。时间一个小时一个小时的过去，千千万万人在电视上看着直播。有几次，鲨鱼靠近她，最后被人开枪吓跑了。

15小时之后，她感到很累，而且已经冻得发麻。她知道自己不能再游了，就叫人拉她上船。她的母亲和教练在另一条船上。他们都曾告诉她海岸很近了，叫她不要放弃。但她朝加州海岸望去，除了浓雾什么也没看不到……

人们拉她上船的地点，离加州海岸其实只有半英里！后来她说，令她半途而废的不是疲劳，也不是寒冷，而是因为她在浓雾中看不到目标。查德威克小姐一生中就只有这一次没有坚持到底。

资料来源：杨祖凤．让目标“看得见”[J]．心理与健康，2004（7）．

这个故事讲的是目标要看的见、够得着，才能成为一个有效的目标，才会形成动力，帮助人们获得自己想要的结果。

实际上，制定目标是一回事，达到目标又是另外一回事，制定目标是明确做什么，达到目标是明确如何做。对于大学生来说也是如此，既不能“妄自菲薄”，又不能“好高骛远”，一定要针对自己的实际情况确立自己的目标，只有这样才能不断地激发自己的动力，一直向前。

相关练习

我的特点

什么科目学得最好？

什么科目学得最不好？

什么时候学习效率最高？

什么时候最想休息？

什么样的休闲方式最适合我？

什么阻碍我的进步？

什么提升我的进步？

……

三、制定科学学习计划

制定一份好的计划，除了需要对要达到的目标有明确的认识之外，还要对执行计划的人进行认真的分析，在给自己制定计划之前要对自己的特点以及所要达到的目标进行详细的分析，做到有的放矢。下面我们就以了解自己的特点以及大学中可能会有的考试为例制定计划：

相关练习：我将面临的考试

大学可能会有的考试	准备完成时间	需要花多长时间准备
每学期期中期末考试		
计算机等级考试		
英语四级		
英语六级		
考研，考托福、GRE		
……		

第三节 大学生常见的学习心理障碍及其调适

一、学习动机问题

（一）学习动机缺乏

学习动机缺乏的主要原因是学习动机不正确，社会责任感不强，价值观念不强，学习态度不端正，学习毅力不强，对专业不感兴趣，对自我学业期望不足，学业自我效能感低。

学习动机缺乏的自我调节。一是正确认识学习的价值与大学的目标，重新规划学业与人生；二是调整心态，以积极的心态对待学习以及学习中遇到的挫折与困难，并用自身的意志战胜惰性；三是改进学习方法，提高学习效率与学业自我效能感，提升学习的自我价值与社会价值。

（二）学习动机过强

学习动机过强的原因主要是，个体学业期望过高，自尊心强，对自己学习能力缺乏准确的估计，因而造成学业自我效能感下降，导致心理压力大；渴望学业成功而又担心学业失败，受表面的学业动机驱使，渴望外在的奖励与肯定，特别是学业优秀带来的心理满足使学生更加看重自己的学业优势，因而造成学习强度过大，引起学生心理疲劳。

学习动机过强的自我调节。一是正确认识自己的潜质，制定恰当的学业目标与学业期望，调整成就动机，与此同时，脚踏实地、循序渐进，不好高骛远；二是转换表面的学习动机为深层学习动机，淡化外在奖励特别是学业成绩的诱因，正确对待荣誉与学业成绩；三是端正学习态度，树立远大理想，保持旺盛精力与学习热情，坚持不懈，便会取得预期的效果。

相关练习：学习动机量表

填表注意：你将作答的问题不存在对错之分，只需将你的真实想法选出来即可。

1. 是否想在学习上成为班级第一名？

A. 不想　　B. 有时想　　C. 经常想

2. 你考试获得好成绩时，是否想得到老师表扬？

A. 经常想　　B. 有时想　　C. 不想

3. 你是否认为，学习上碰到不懂的地方，只要努力钻研一定会弄明白的？

A. 不认为　　B. 有时认为　　C. 经常认为

4. 你是否想在和同学的学习竞赛中获胜？

A. 经常想　　B. 有时想　　C. 不想

5. 你是否认为，只要用功学习成绩就会有所提高？

A. 不认为　　B. 有时认为　　C. 经常认为

6. 你是否认为，只要努力学习即使不喜欢的功课，也会变得有兴趣？

A. 经常认为　　B. 有时认为　　C. 不认为

7. 你在专心学习的时候，是否对周围发生的事不在意？

A. 不在意　　B. 有时在意　　C. 经常在意

8. 你是否认为，平时好好学习，考试时就会得到好成绩？

A. 经常认为　　B. 有时认为　　C. 不认为

9. 你是否认为，在测验和考试期间，可以不参加运动和游戏？

A. 不认为　　B. 有时认为　　C. 经常认为

10. 你是否认为，学习紧张的时候，可以不和同学玩？

A. 经常认为　　B. 有时认为　　C. 不认为

11. 你是否在疲劳的时候，还想再查看一遍已经做完的功课？

A. 不想　　B. 有时想　　C. 经常想

12. 你是否想在平时就复习好功课，以便能随时回答老师的提问？

A. 经常想　　B. 有时想　　C. 不想

说明：以上各题，凡奇数题1、3、5、7、9、11，选A得1分，选B得2分，选C得3分；凡偶数题2、4、6、8、10、12，选A得3分，选B得2分，选C得1分。各题得分相加得测验得分。

总分为12～21分：学习动机较弱；

总分为22～27分：学习动机中等；

总分为28～36分：学习动机较强。

二、学习焦虑问题

一些大学生因不能适应形式多样的学习要求，从而出现了过度的学习焦虑，表现为诸如夸大学习困难、怀疑自己的能力等情况。学习过度焦虑会导致生理和心理上的问题，影响学习效率。

心理学研究表明，学生在学习过程中，保持适度的焦虑是必要的，因为一定程度的压力能够增强学习的积极性，但是过度的或过于持久的焦虑会阻碍学生的安全感的获得和潜能的发挥，严重的还会影响正常生活，导致心理疾病。

大学生学习焦虑主要表现为精神高度紧张，注意力涣散，记忆力下降，烦躁易怒，寝食难安等。学习焦虑可分为情境性焦虑和特质性焦虑。情境性焦虑是特定情境中的一种暂时的、波动的焦虑情绪状态，考试焦虑是情境性焦虑的最常见的表现形式，即在临考前或考试时产生紧张与恐惧的情绪状态，表现为临考前过于担心，有时会有胃部等躯体不适，考试时注意力不集中，记忆力下降，严重的还会出现晕场。特质性焦虑是指相对持久的学习焦虑倾向，焦虑已经泛化到个体人格中，形成焦虑人格。不同的个体面对同样的情境时，学习焦虑水平会有所差异。

学习焦虑的原因分为内部原因和外部原因：外部原因主要是外部的压力、竞争的加剧等因素促使学习者产生学习焦虑；内部原因是学生个体本身的原因，如动机过高、准备不足或是由于性格造成的焦虑。

学习焦虑的调适：一是要冷静地分析，找出造成学习焦虑的原因；二是正确地自我认识，确定合适目标；三是找出适合自己的学习方法；四是培养广泛的兴趣；五是保持适度的自尊心和情绪稳定。

心理小测试：考试焦虑测验

该测验共有33道题，每题有4个备选答案，根据自己的实际情况，在题目后面圈出相应字母，每题只能选择一个答案，其相应字母的意义是：

A 很符合自己的情况

B 比较符合自己的情况

C 较不符合自己的情况

D 很不符合自己的情况

1. 在重要的考试前几天，我就坐立不安了。A B C D
2. 临近考试时，我就腹泻了。A B C D
3. 一想到考试即将来临，身体就会发僵。A B C D
4. 在考试前，我总感到苦恼。A B C D
5. 在考试前，我感到烦躁，脾气变坏。A B C D
6. 在紧张的温习期间，常会想：“这次考试，要是得到个低分数怎么办?”A B C D
7. 越临近考试，我的注意力越难集中。A B C D
8. 一想到马上就要考试了，参加任何文娱活动都感到没劲。A B C D
9. 在考试前，我总预感到这次考试将要考砸。A B C D
10. 在考试前，我常做关于考试的梦。A B C D
11. 到了考试那天，我就不安起来。A B C D

12. 当听到开始考试的铃声响了，我的心跳马上加速，人也变得十分紧张。A B C D
13. 遇到重要的考试，我的脑子就变得比平时迟钝。A B C D
14. 看到考试题目越多、越难，我越感到不安。A B C D
15. 在考试中，我的手会变得冰凉。A B C D
16. 在考试时，我感到十分紧张。A B C D
17. 一遇到很难的考试．我就担心自己会不及格。A B C D
18. 在紧张的考试中，我却会想些与考试无关的事情，注意力集中不起来。A B C D
19. 在考试时，我会紧张得连平时记得滚瓜烂熟的知识一点也回忆不起来。A B C D
20. 在考试中，我会沉浸在空想之中，一时忘了自己是在考试。A B C D
21. 考试中，我想上厕所的次数比平时多些。A B C D
22. 考试时，即使不热，我也会浑身出汗。A B C D
23. 在考试时，我紧张得手发僵，写字不流畅。A B C D
24. 考试时，我经常会看错题目。A B C D
25. 在进行重要的考试时，我的头就会痛起来。A B C D
26. 发现剩下的时间来不及做完全部考题，我就急得手足无措、浑身大汗。A B C D
27. 如果我考了个坏分数，家长或教师会严厉指责我。A B C D
28. 在考试后，发现自己懂得的题没有答对时，就十分生自己的气。A B C D
29. 有几次在重要的考试之后，我腹泻了。A B C D
30. 我对考试十分厌烦。A B C D
31. 只要考试不记成绩，我就会喜欢进行考试。A B C D
32. 考试不应当像在现在这样的紧张状态下进行。A B C D
33. 不进行考试，我能学到更多的知识。A B C D

附加：最近感觉人容易疲劳，食欲不振，入睡困难，健忘，其他________________

计分与评价：

统计你所圈各个字母的次数，每圈一个A得3分、B得2分、C得1分、D得0分。

根据你的总得分查下面的评价分析，就可以知道你的考试焦虑水平。

0～24 镇定，一般来说能以比较轻松的态度对待考试，若分值很低，说明对考试毫不在乎。

25～49 轻度焦虑，说明面临考试时有点惶恐不安，但仍属正常范围。轻度焦虑有助于考试成绩的提高。

50～74 中度焦虑，说明面临考试时心情过于激动，焦虑感过高，不仅难以考出实际水平，并会对身心健康有损害。

75～99 重度焦虑，可能有“考试焦虑症”，每逢考试来临便会不由自主地产生莫名其妙的恐惧感。考试的时候，往往会“怯场”，会严重影响学习水平的正常发挥，对于身心健康也很不利，应该通过心理咨询与心理治疗，降低焦虑程度。

三、注意力不集中

注意力不集中主要表现：一是上课不能专心听讲，常常开小差，盯着黑板却心猿意马，自己不能控制思维飘逸；二是易受环境的干扰，教室外的小小动静都能引起注意力的转移，而且长时间不能静心；三是参加体育运动或看电影等事情后，久久沉浸在情节的回忆之中。

注意力不集中的主要原因：一是由于青年时期发展任务多，因而导致压力与心理冲突加剧，特别是由于恋爱、性幻想等更容易引发注意力问题；二是生活事件导致心理应激，如考试失败、家庭生活发生重大变故、经济困难、失恋、宿舍关系失和等造成的思想负担重，精力分散；三是学习动力不足，学习焦虑过低，缺少压力与紧迫感。

注意力不集中的自我调节：一是学会转移注意力，遇到生活应激事件与挫折，能够尽快从中解脱出来；二是适当强化学习动机，保持适当的学习压力与学习焦虑，并进行积极的自我激励与自我暗示；三是养成良好的学习习惯与生活习惯，保持旺盛的精力；四是选择理想的学习环境，减少与学习无关的活动，并进行适当的自我监控。

思考与练习

1. 你上大学的目标是什么？请结合自身的特点制定一套学习目标。
2. 你在考试前会焦虑吗？如何有效的应对焦虑？
3. 你对目前的学习状态满意吗？结合自己的实际情况，谈谈如何提高自身的学习效率。
4. 心理测试

霍兰德职业倾向测验量表

本测验量表将帮助你发现和确定自己的职业兴趣和能力特长，从而更好地做出求职择业的决策。如果你已经考虑好或选择好自己的职业，本测验将使你的这种考虑或选择具有理论基础，或向你展示其他合适的职业；如果你至今尚未确定职业方向，本测验将帮助你根据自己的情况选择一个恰当的职业目标。本测验共有7个部分，每部分测验都没有时间限制但请你尽快按要求完成。

第一部分　你心目中的理想职业（专业）

对于未来的职业（或升学进修的专业），你得早有考虑，它可能很抽象、很朦胧，也可能很具体、很清晰。不论是哪种情况，现在都请你把自己最想干的3种工作或最想读的3个专业，按顺序写下来。

第二部分　你所感兴趣的活动

下面列举了若干种活动，请就这些活动判断你的好恶。喜欢的，请在“是”栏里打√，不喜欢的，“否”里打×。请按顺序回答全部问题。

R：实际型活动	是	否
1. 装配修理电器或玩具	□	□
2. 修理自行车	□	□
3. 用木头做东西	□	□
4. 开汽车或摩托车	□	□
5. 用机器做东西	□	□
6. 参加木工技术学习班	□	□
7. 参加制图描图学习班	□	□
8. 驾驶卡车或拖拉机	□	□
9. 参加机械和电气学习班	□	□
10. 装配修理机器	□	□

统计“是”一栏得分计____________

A：艺术型活动	是	否
1. 素描/制图或绘画	□	□
2. 参加话剧/戏剧	□	□
3. 设计家具/布置室内	□	□
4. 练习乐器/参加乐队	□	□
5. 欣赏音乐或戏剧	□	□
6. 看小说/读剧本	□	□
7. 从事摄影创作	□	□
8. 写诗或吟诗	□	□
9. 艺术（美术/音乐）培训	□	□
10. 练习书法	□	□

统计“是”一栏得分计____________

I：调查型活动	是	否
1. 读科技图书和杂志	□	□
2. 在实验室工作	□	□
3. 改良水果品种，培育新的水果	□	□
4. 调查了解土和金属等物质的成分	□	□
5. 研究自己选择的特殊问题	□	□
6. 解算术或玩数学游戏	□	□
7. 物理课	□	□
8. 化学课	□	□
9. 几何课	□	□
10. 生物课	□	□

统计“是”一栏得分计____________

S：社会型活动	是	否
1. 学校或单位组织的正式活动	□	□
2. 参加某个社会团体或俱乐部活动	□	□
3. 帮助别人解决困难	□	□
4. 照顾儿童	□	□
5. 出席晚会、联欢会、茶话会	□	□
6. 和大家一起出去郊游	□	□
7. 想获得关于心理方面的知识	□	□
8. 参加讲座会或辩论会	□	□
9. 观看或参加体育比赛和运动会	□	□
10. 结交新朋友	□	□

统计“是”一栏得分计____________

E：事业型活动	是	否
1. 说服鼓动他人	□	□
2. 卖东西	□	□
3. 谈论政治	□	□
4. 制定计划、参加会议	□	□
5. 以自己的意志影响别人的行为	□	□
6. 在社会团体中担任职务	□	□
7. 检查与评价别人的工作	□	□
8. 结交名流	□	□
9. 指导有某种目标的团体	□	□
10. 参与政治活动	□	□

统计“是”一栏得分计____________

C：常规型（传统型）活动	是	否
1. 整理好桌面和房间	□	□
2. 抄写文件和信件	□	□
3. 为领导写报告或公务信函	□	□
4. 检查个人收支情况	□	□
5. 打字培训班	□	□
6. 参加算盘、文秘等实务培训	□	□
7. 参加商业会计培训班	□	□
8. 参加情报处理培训班	□	□
9. 整理信件、报告、记录等	□	□
10. 写商业贸易信	□	□

统计“是”一栏得分计____________

第三部分 你所擅长获胜的活动

下面列举了若干种活动，其中你能做或大概能做的事，请在？“是”栏里打√；反之，在“否”栏里打×。请回答全部问题。

R：实际型活动	是	否
1. 能使用电锯、电钻和锉刀等木工工具	□	□
2. 知道万用表的使用方法	□	□
3. 能够修理自行车或其他机械	□	□
4. 能够使用电钻床、磨床或缝纫机	□	□
5. 能给家具和木制品刷漆	□	□
6. 能看建筑设计图	□	□
7. 能够修理简单的电气用品	□	□
8. 能修理家具	□	□
9. 能修理收录机	□	□
10. 能简单地修理水管	□	□

统计“是”一栏得分计____________

A：艺术型能力	是	否
1. 能演奏乐器	□	□
2. 能参加二部或四部合唱	□	□
3. 独唱或独奏	□	□
4. 扮演剧中角色	□	□
5. 能创作简单的乐曲	□	□
6. 会跳舞	□	□
7. 能绘画、素描或书法	□	□
8. 能雕刻、剪纸或泥塑	□	□
9. 能设计板报、服装或家具	□	□
10. 写得一手好文章	□	□

统计“是”一栏得分计____________

I：调研型能力	是	否
1. 懂得真空管或晶体管的作用	□	□
2. 能够列举三种蛋白质多的食品	□	□
3. 理解铀的裂变	□	□
4. 能用计算尺、计算器、对数表	□	□
5. 会使用显微镜	□	□
6. 能找到三个星座	□	□
7. 能独立进行调查研究	□	□
8. 能解释简单的化学	□	□

9. 理解人造卫星为什么不落地 □ □

10. 经常参加学术的会议 □ □

统计“是”一栏得分计____________

S：社会型能力　　是　否

1. 有向各种人说明解释的能力 □ □

2. 常参加社会福利活动 □ □

3. 能和大家一起友好相处地工作 □ □

4. 善于与年长者相处 □ □

5. 会邀请人、招待人 □ □

6. 能简单易懂地教育儿童 □ □

7. 能安排会议等活动顺序 □ □

8. 善于体察人心和帮助他人 □ □

9. 帮助护理病人和伤员 □ □

10. 安排社团组织的各种事务 □ □

统计“是”一栏得分计____________

E：事业型能力　　是　否

1. 担任过学生干部并且干得不错 □ □

2. 工作上能指导和监督他人 □ □

3. 做事充满活力和热情 □ □

4. 有效利用自身的做法调动他人 □ □

5. 销售能力强 □ □

6. 曾做过俱乐部或社团的负责人 □ □

7. 向领导提出建议或反映意见 □ □

8. 有开创事业的能力 □ □

9. 知道怎样做能成为一个优秀的领导者 □ □

10. 健谈善辩 □ □

统计“是”一栏得分计____________

C：常规型能力　　是　否

1. 会熟练地打印中文 □ □

2. 会用外文打字机或复印机 □ □

3. 能快速记笔记和抄写文章 □ □

4. 善于整理保管文件和资料 □ □

5. 善于从事事务性的工作 □ □

6. 会用算盘 □ □

7. 能在短时间内分类和处理大量文件 □ □

8. 能使用计算机 □ □

9. 能搜集数据 □ □

10. 善于为自己或集体做财务预算表 □ □

统计“是”一栏得分计____________

第四部分 你所喜欢的职业

下面列举了多种职业，请逐一认真地看，如果是你有兴趣的工作，请在“是”栏里打√；如果你不太喜欢、不关心的工作，请在“否”栏里打×。请回答全部问题。

R：实际型活动	是	否
1. 飞机机械师	□	□
2. 野生动物专家	□	□
3. 汽车维修工	□	□
4. 木匠	□	□
5. 测量工程师	□	□
6. 无线电报务员	□	□
7. 园艺师	□	□
8. 长途公共汽车司机	□	□
9. 电工	□	□

统计“是”一栏得分计____________

S：社会型职业	是	否
1. 街道、工会或妇联干部	□	□
2. 小学、中学教师	□	□
3. 精神病医生	□	□
4. 婚姻介绍所工作人员	□	□
5. 体育教练	□	□
6. 福利机构负责人	□	□
7. 心理咨询员	□	□
8. 共青团干部	□	□
9. 导游	□	□
10. 国家机关工作人员	□	□

统计“是”一栏得分计____________

I：调研型职业	是	否
1. 气象学或天文学者	□	□
2. 生物学者	□	□
3. 医学实验室的技术人员	□	□
4. 人类学者	□	□
5. 动物学者	□	□
6. 化学者	□	□

7. 数学学者 □ □
8. 科学杂志的编辑或作家 □ □
9. 地质学者 □ □
10. 物理学者 □ □
统计“是”一栏得分计____________

E：事业型职业	是	否
1. 厂长	□	□
2. 电视片编制人	□	□
3. 公司经理	□	□
4. 销售员	□	□
5. 不动产推销员	□	□
6. 广告部长	□	□
7. 体育活动主办者	□	□
8. 销售部长	□	□
9. 个体工商业者	□	□
10. 企业管理咨询人员	□	□

统计“是”一栏得分计____________

A：艺术型职业	是	否
1. 乐队指挥	□	□
2. 演奏家	□	□
3. 作家	□	□
4. 摄影家	□	□
5. 记者	□	□
6. 画家、书法家	□	□
7. 歌唱家	□	□
8. 作曲家	□	□
9. 电影电视演员	□	□
10. 节目主持人	□	□

统计“是”一栏得分计____________

C：常规型职业	是	否
1. 会计师	□	□
2. 银行出纳员	□	□
3. 税收管理员	□	□
4. 计算机操作员	□	□
5. 簿记人员	□	□
6. 成本核算员	□	□

7. 文书档案管理员 □ □
8. 打字员 □ □
9. 法庭书记员 □ □
10. 人口普查登记员 □ □
统计"是"一栏得分计____________

第五部分 你的能力类型简评

下面两张表是你在6个职业能力方面的自我评定表。你可以先与同龄者比较出自己在每一方面的能力，然后经斟酌后对自己的能力作评估。请在表中适当的数字上画圈。数字越大，表示你的能力越强。注意，请勿全部画同样的数字，因为人的每项能力不可能完全一样。

表 A

R型 机械操作能力	I型 科学研究能力	A型 艺术创作能力	S型 解释表达能力	E型 商业洽谈能力	C型 事务执行能力
7	7	7	7	7	7
6	6	6	6	6	6
5	5	5	5	5	5
4	4	4	4	4	4
3	3	3	3	3	3
2	2	2	2	2	2
1	1	1	1	1	1

表 B

R型 体育技能	I型 数学技能	A型 音乐技能	S型 交际技能	E型 领导技能	C型 办公技能
7	7	7	7	7	7
6	6	6	6	6	6
5	5	5	5	5	5
4	4	4	4	4	4
3	3	3	3	3	3
2	2	2	2	2	2
1	1	1	1	1	1

第六部分 统计和确定你的职业倾向

请将第二部分至第五部分的全部测验分数按前面已统计好的6种职业倾向（R型、I型、A型、S型、E型和C型）得分填入下表，并作纵向累加。

测试	R型	I型	A型	S型	E型	C型
第二部分						
第三部分						
第四部分						
第五部分A						
第五部分B						
总分						

请将上表中的6种职业倾向总分按大小顺序依次从左到右排列：

________型、________型、________型、________型、________型、________型

最高分________　最低分________

第七部分　你所看重的东西：职业价值观

这一部分测验列出了人们在选择工作时通常会考虑的9种因素（见所附工作价值标准）。现在请你在其中选出最重要的两项因素，并将序号填入下边相应空格上。

最重要：____________　次重要：____________

最不重要：____________　次不重要：____________

附：工作价值标准

1. 工资高、福利好。
2. 工作环境（物质方面）舒适。
3. 人际关系良好。
4. 工作稳定有保障。
5. 能提供较好的受教育机会。
6. 有较高的社会地位。
7. 工作不太紧张、外部压力少。
8. 能充分发挥自己的能力特长。
9. 社会需要与社会贡献大。

以上全部测验完毕。

Chapter 8

第八章 大学生情绪管理

案 例

韩梅梅，女，18 岁，是大学一年级的新生，父母都是农民，家中有兄妹三人，她是最小的妹妹，还有两个哥哥。高中时，韩梅梅一直是父母的骄傲，学习成绩名列前茅，在班级里担任班长的工作，深得老师的信任和同学的羡慕。高考时，她以高出一本线 30 多分的成绩考入了学校的热门专业。她决心在大学里大展身手。

进入大学后，第一学期的期中考试中，她的成绩处于中等偏上水平，在班级干部的民主选举中也未能当选，老师和同学也不像高中时那么重视她。在期末考试复习阶段，她一直熬夜复习，决心在考试中取得优异的成绩，找回以前的荣耀。但是由于她过于疲劳，睡眠不足，情绪不平静，看书时经常记不住读过的内容，越是抓紧复习她心里越焦急，反而效果更不好，在期末考试中她也没有取得理想的成绩。从此她情绪日益低落，忍受不了不受重视的感觉，常常失眠，郁郁寡欢。她几次想努力通过提高学习成绩改变现状，但是都没有取得她预想的结果。她很苦恼自己为什么不再像高中时那么优秀，觉得对不起父母，对大学的生活充满了惆怅。

资料来源：李锦云. 大学生心理健康辅导［M］. 北京：北京大学出版社，2010.

在现实的生活中，每个人都会体验成功与失败，面对挑战和挫折，是什么使人时而兴高采烈，时而消沉低迷，时而义愤填膺，时而潸然泪下。这个操控者就是情绪。人们在感知不同事物的时候都会产生不同的感觉体验。现代大学生正处于青春期，情绪波动较大，经常会面临各种情绪的困扰。有效的情绪管理是个人健康的“保护神”，是良好人际关系的“润滑剂”，是良好性格的“塑造者”。因此知道如何认识情绪，管理情绪，调节情绪，对大学生的生活和学习都大有裨益。本章将围绕这些问题展开。

第一节 情绪概论

一、情绪的定义

情绪，广义上包括情感，是主体对客观事物的态度体验。狭义上的情绪指有机体受到生活环境中的刺激时，由生理需要而产生的暂时性的、较剧烈的态度及其体验。对于情绪，可以从以下三个方面分析它的特征。

第一，情绪是主体对客观事物的反映，但它反映的并不是事物本体，而是主体对于客观事物的态度体验。情绪是由客观事物引起的，主体不可能平白无故地产生情绪，客观事物是情绪产生的根源。

第二，情绪是人在对于客观事物具有认识和评估的前提和基础上产生的。只有主体对于客观事物产生了认识，才会产生评价。同一物体在不同时间、不同条件下出现，主体会因对其认识和评价的不同，而产生不同的情绪。

第三，情绪的性质是由客观事物是否符合和满足主体的需要决定的。不同的人对于相同的事物会产生不同的情绪，如果该事物符合和满足主体的需要，就会产生愉悦、满意、高兴等积极情绪；反之，如果该事物不符合和满足主体的需要，就会产生不满、愤怒、痛苦等消极情绪。

二、情绪与情感的关系

情绪与情感既密切联系，又存在差别。两者相互联系，相互依存。

第一，情绪和情感都是人对客观事物的态度体验，反映客观事物与人的需要之间的关系。

第二，情绪与情感产生的基础不同，情绪的产生是人的生理反应，而情感的产生是与社会需要密切相关的。如美味可口的饭菜、美丽芳香的鲜花会使人产生愉快情绪；如对父母、老师、朋友、同学产生充满爱的情感等。

第三，情绪具有情境性、激动性和暂时性，情感则具有稳定性、深刻性和持久性。情绪可随时随地发生，根据情境或一时需要的出现而发生，也随情绪的变迁或需要的满足而较快地减弱或消逝；而情感是经过多次情感体验概括化的结果，不受情境的影响，并能控制情绪，具有较大的稳定性，情感由于只与对事物的深刻性认识相联系，因而具有深刻性。

第四，情绪有较多的外显性和冲动性，主要以面部表情表现出来。而情感则较为内隐和深沉，经常以内隐的形式存在或以微妙的方式流露出来。人生气的时候可能会恶语相向，拳脚相加。父母对子女的爱细腻而深沉，不会天天挂在嘴上，常常融于日常生活的点点滴滴当中。

情绪和情感虽然存在差别，但更多地表现在紧密的联系上，往往交织在一起，很难严格地区分。稳定的情感是在情绪的基础上形成的，而又可以通过情感来影响情绪。情绪的变化往往反映情感的深度，情感是情绪的深层核心，通过情绪得以实现。有什么样的情感，就会相应地在一个人的言行当中表现出相应的情绪。所以在一定的意义上说：情绪包含着情感，又受到情感的制约。情绪是情感的外在表现，情感是情绪的本质内容。

三、情绪的分类

人的情绪复杂多样，我国古代将情绪分为“七情”：喜、怒、忧、思、悲、恐、惊。伊扎德认为，情绪可分为基本情绪和复合情绪。提出人类具有 8 ~ 11 种基本情绪，分别是：兴趣、愉快、惊奇、痛苦、厌恶、愤怒、恐惧、悲伤、害羞、轻蔑和内疚感。复合情绪是由基本情绪的不同组合衍生出来的。近代研究中，把情绪分为快乐、愤怒、悲哀、恐惧四种基本形式。

（一）快乐

快乐是在期望的目的达到后，紧张状态随之解除时的情绪情感体验，如幸福、满意、愉快、兴奋、欢乐及狂喜等。

（二）愤怒

愤怒是由于目的和愿望不能达到，特别是一再受阻、受挫而产生的情绪反应，其表现为不满、生气、烦恼、怨恨到愤怒、大怒、暴怒等。控制愤怒的情绪情感对每一个人都很重要。生气是拿别人的错误来惩罚自己。

（三）悲哀

悲哀是失去所盼望的、所追求的东西或失去所爱的人而引起的情绪情感体验。从遗憾、失望到难过、伤心、沮丧、悲痛、哀切、绝望，依次增强。人悲哀时会哭泣，哭泣可以释放积压的痛苦，对健康有利。

（四）恐惧

恐惧是企图摆脱、逃避某种有害或危险情境的一种情绪情感体验，它是由于个体缺乏处理或摆脱可怕情境的能力而产生的内心体验。当人们对一件事感到奇怪、陌生、反常时都可能引起人的恐惧感，其表现为忧愁、焦虑、警觉、惊恐、慌乱、急躁、恐怖等。

心理小故事：情绪的表达

已经快凌晨 12 点了，宿舍里还有同学在聊天或听音乐，想睡觉的同学被干扰得睡不着，有些生气。如果是你，你会怎样来表达呢？

下面看看同学们不同的表达方式：

同学 A：虽然心里很不高兴，但是又克制自己不说出来，躺在床上辗转反侧，不时地发出不满的叹息声：“唉……”

同学 B：很生气，忍不住大吼一声：“烦死了，能不能别说话了，还让不让人睡觉了！”

同学 C：先是忍着，过了一会儿，看到同学还没有睡觉的意思，忍不住说道：“你们能不能不影响别人休息，现在已经快 12 点了，明天还得起早上课呢！”

同学 D：“我今天身体有点不舒服，想先睡觉了，诸位能不能也早点休息，要不就小点声，谢谢各位了。”

请你想一想不同的表达方式会产生什么样的效果。

四、情绪的状态

情绪状态是指在某种事件或情境的影响下，在一定的时间内产生的情绪，根据情绪发生的强度、速度、持续度和紧张度等指标，可分为心境、激情和应激三种状态。

（一）心境

心境是指人比较微弱、平静而持久的情绪状态。心境具有弥漫性，它不是关于某一事物的特定体验，而是以同样的态度体验对待一切事物。心境缓和而微弱，甚至于人们察觉不到它的存在。心境的持续时间很长，少则几日，长则数月或更长的时间。一种心境的持续时间依赖于引起心境的客观刺激的性质及人格特征。心境也就是人们平时常说的心情。

心境产生的原因是很复杂的。工作的状况，生活的状态，人际关系是否融洽，身体健康状况等，甚至是自然环境的变化，都可能引起某种心境。

心境对人的生活、工作、学习和健康有很大的影响。积极向上、乐观的心境，可以提高人的学习和工作的效率，增强信心，让人神清气爽，充满干劲，有益于健康；消极悲观的心境，会降低认知活动效率，使人愁眉不展，委靡不振，丧失信心和希望，有损健康。

（二）激情

激情是一种强烈的、爆发性的、为时短促的情绪状态。这种情绪状态通常是由突然发生对于个人有重大意义的事件引起的。如亲人突然死亡、失恋、取得重大的成功、通过重大的考试等，都是激情状态。激情也就是人们平时常说的激动。

激情状态具有激动性和冲动性。激情一旦产生，人会完全被情绪左右，言行缺乏理智，人会表现得很激动和很冲动。激情持续的时间往往很短暂，一时冲动之后，激情会弱化或消失。激情通常由特定的对象引起，具有明确的指向性。如亲人的突然病故引起悲痛。激情状态往往伴随着生理变化和明显的外部行为表现，例如，盛怒时“咬牙切齿”，狂喜时“眉开眼笑”，极度恐惧、悲痛和愤怒之后，可能导致精神衰竭、晕倒、发呆，有时表现为过度兴奋、言语紊乱、动作失调，甚至出现休克。

人们能够意识到自己的激情状态．也能够有意识地调节和控制它。因此要善于控制自己的激情，做自己情绪的主人。培养坚强的意识品质，提高自我控制的能力。激情分为积极和消极两种，积极的激情可以激励人们积极向上，克服困难，促进进步。消极的激情可以使人暂时丧生理智，使情绪和行为失控。

（三）应激

应激是指人在出乎意料的情境下或危急情况下做出的适应性情绪反应状态。例如，人们遇到某种突如其来的意外危险或面临某种突然事件时，必须迅速做出选择，采取有效行动，此时人的身心处于高度紧张状态，即为应激状态。

应激状态的产生与人们面临的情境及人对自己能力的估计有关。当情境对一个人提出了要求，而他意识到自己无力应付当前情境的过高要求时，就会体验到紧张而处于应激状态。如火灾、地震、车祸、突发战争等。

人在应激状态下，会引起机体的一系列生理反应，如心率、血压、呼吸以及肌肉紧张度都会发生明显的变化。这些变化有助于适应急剧变化的环境刺激，增加身体的应变能力。在应激状态时人们往往会有截然不同的两种极端表现，一种是惊慌失措，目瞪口呆；另一种是沉着冷静，急中生智。过于强烈的应激情绪，会导致人的暂时性休克甚至死亡，更会导致心理创伤。在适度的应激状态下人们往往能够完成平时难以做到的事。适度的应激有助于顺利完成各项活动，有益于个体的身心健康和能力提升。但是长期或频繁地处于应激状态会影响身心的正常机能，对健康极为不利。

五、情绪的功能

(一) 适应功能

从生理学的角度来看，当动物的神经系统发展到一定阶段，生理唤醒在脑中就存留下相对应的感受，就形成了原始的情绪。情绪的作用在于调节机体的状态，使其处于适宜的生存和发展状态中，并通过外在行为表达出相应的感受，以获得共鸣和援助。情绪是机体适应生存和发展的一种重要方式。如婴儿饥饿时会啼哭，人遇到危险时会呼救，就是为了适应生存和发展所衍生的一种本能。情绪是人类早期赖以生存的手段，情绪可以让人们正确的知觉情境的危险，帮助人们适应环境。

(二) 动机功能

情绪是动机系统的一个基本成分。适度的情绪能够激励人的活动，提高人的活动效率，放大生理内驱力信号，可以使个人能力强化，身心处于活动的最佳状态，进而推动人们有效地完成工作。如地震中，一位母亲用身体承受倒塌物的压力，为怀中的孩子撑起一个空间，直至生命逝去，仍保持着这个姿势。在成功者面前的自卑，促使我们发奋图强，取得成功。每种情绪都有它的意义和价值，能够给人相应的力量和指引。当你心情愉快时，就会思路敏捷，事半功倍；心情沮丧时，就会思路迟缓，浑浑噩噩。

(三) 组织功能

情绪是一个独立的心理过程，有自己的发生机制和发生、发展的过程。这种作用表现为积极情绪的协调作用和消极情绪的破坏、瓦解作用。情绪的组织功能对人的认知行为也具有影响作用，影响作用的大小取决于情绪的性质和强度。中等强度的愉快情绪对于提高认知活动的效果是最好的。当人们处在积极、乐观的情绪状态时，则倾向于注意事物美好的一面，其行为友好，乐于接纳和帮助别人。而当人们处在消极的情绪状态时，则倾向于关注事物的丑恶的一面，容易失望、悲观，自暴自弃，甚者自我伤害或攻击他人。

(四) 信号功能

在当今高度文明的先进社会中，情绪直接反映人们生存的状况，是人们心理活动的晴雨表，也是人与人之间沟通的纽带。人的各种情绪都具有特定的表情、动作、神态、及语调，构成了人类表达内心情感状态的特殊信号。情绪表情既可以向他人传递自己的思想和感受，又可以从中判断他人的态度和倾向。如用微笑表示赞赏，用点头表示默认等。表情也是言语交流的重要补充，如手势、语调等能使语言信息表达得更加明确或确定，从而使自己对于事物的认识和态度具有鲜明的外露特色，更易为他人所感知和接受，有时情绪信号的作用甚至比语言更为直接、强大和有效。

（五）感染功能

当情绪在个体身上发生时，个体会依据自身的主观经验，通过外部表情和动作表现出来，当外部的形态表现被他人所察觉和感受到时，可能会引起他人相应的情绪反应，这种现象被称之为移情。当一个人的情绪影响到他人时，他人的情绪也可以再反作用影响这个人先前的情绪，人与人之间的情绪会产生交互作用。这个功能可以为人与人之间的情感交流提供桥梁，同时也可以通过情绪影响来改变他人情绪，使个体的情绪社会化。

六、情绪智力

情绪智力是由美国心理学家沙洛维（Salovey）和梅耶（Mayer）首先提出来的一个全新的理论。情绪智力的高低用情商，即EQ来表示。专家认为，在一个人的成功过程中，智商决定他能否被录用，而情商决定他能否升职。可见情商在人的一生中影响的时间更长、作用更大。

1995年，美国哈佛大学的丹尼尔·戈尔曼（Daniel Goleman）教授在《情绪智力》一书中丰富了情绪智力的概念，包括以下五个方面内容。

（一）情绪的察觉能力

能认识自己的感觉、情绪、情感、动机、性格、欲望和基本的价值取向等，并以此作为行动的依据。自我觉察能力强的人能够较好地适应所处的环境。

（二）情绪的管理能力

能够有效地调节、控制自己的情绪，善于控制自己的不良情绪，克服不良情绪的干扰，控制情绪的冲动。情绪自我管理能力高的人能够管理和协调自己和他人的情绪，可以通过自我调整和运动放松等途径，有效地改善不良情绪的影响。而情绪自我管理能力差的人常常陷入消极情绪中无法自拔。

（三）情绪的自我激励能力

能够根据所处的情境及时调整自己的情绪，能够随时自我激励，自我鼓舞，自我鞭策，始终保持高度热情，在逆境中不断激励自我克服困难，战胜挫折。

（四）对他人情绪的认识能力

能够认真聆听他人的想法，能够感同身受地理解他人的感受，产生情绪共鸣，能够与人顺利交往和沟通。

（五）人际关系的处理能力

能够与不同背景和性格的人融洽交往，建立和谐的人际关系，善于通过观察来判断他人的内心感受，洞悉他人的动机和想法。

第二节 大学生情绪特点及其影响

大学阶段是人的一生的黄金时期，大学生身体基本发育成熟，精力充沛、朝气蓬勃，但心理上还未完全成熟，又受到社会地位、知识素养、成长背景等多方面因素的影响，大学生的情绪发展具有鲜明的特点。在关注社会和个人时，情绪极易受到外界的干扰，从而影响大学生的学习、工作和生活。

一、大学生的情绪特点

（一）情绪表现丰富，自我意识增强

随着年龄的增长，大学生正处于生理已基本发育成熟，心理由不成熟向成熟发展转变的过渡时期。他们既有未成年人的天真多梦，又有成年人的成熟缜密，学习和掌握的知识增多，生活范围扩大，自我意识基本完善，有了一定的社会阅历和生活经验，在他们身上可以体现出几乎人类所具有的全部情绪。自我体验更加丰富，自我尊重的需求更加强烈，同时自卑、自负等情绪也处于高发期。人际交往的范围增大，与老师、同学、朋友的交往趋于多层次化和复杂化，其中恋爱情感体验的介入，社会实践过程中所扮演的角色变化都为大学生的情绪体验注入了新的内容。他们开始思考自己的身份、角色、价值、恋爱、婚姻等深入的问题，同时他们的情绪也更加丰富多样。所惧怕的事物更趋向于抽象、情绪方面，如考试、寂寞、空虚等。

（二）情绪表现强烈，自控性较差

大学生的自我情感丰富而又敏感，他们有较强的自我意识，感觉自己是成熟独立的个体，有强烈的自主感，感觉自己可以做出正确的决策。他们有较强的自尊心、自信心和好胜心。他们疾恶如仇，爱憎分明，情绪易受到外界事物的影响，时而平静时而激动，时而积极上进时而消极懈怠，波动性较大，喜怒哀乐溢于言表。高兴的时候喜形于色，对周围的人和事物都产生好感，干劲十足，也易于接受别人的意见和建议；不高兴的时候我行我素，对周围的人和事物厌烦、冷漠，不理不睬，不愿与其他人沟通，即使是平时最感兴趣的事也兴味索然。情绪变化频繁，前一分钟还兴高采烈，下一分钟就可能垂头丧气。考虑问题容易两极分化走极端。大学生血气方刚，充满活力与激情，有时会因为一些小事生气、争吵，甚至大打出手。

（三）情绪发展呈阶段性，特征鲜明

大学生进入高等学府学习后，受到不同年级、不同专业的限制，课程设置、培养目标和学习任务都会有很大区别。结合个人自身的社会背景、人际交往状况，情绪特点也会因人而异，呈现出鲜明的阶段性。大学新生一般面对的是入学后角色的转换和新环境的适应问题，放松感和压力感兼受，新鲜感和恋旧感交替；大学二、三年级的学生面临的是学业问题、爱情问题、人际交往问题等所带来的困扰；大学毕业生关注的是毕业后的就业问题、考研问题、进入社会后的角色转变、婚姻问题等。

（四）情绪表现内隐性

同中学生相比，大学生的情感内容更加丰富而深沉，由于自我意识的增强，生活经验的增多，大学生会有意识地掩饰自己的真实情绪，不肯轻易地吐露真实想法。说还是不说，吐露多少，说真话还是说假话都要依时间、对象、场合而定，尤其在一些特殊的场合和情况下内心感受和外在表现甚至会大相径庭。如考试考了第一名，会面带笑容，但不会喜形于色，手舞足蹈。在面对倾慕的异性时，会表现出冷漠排斥的情绪等。他们对情绪表现出较强的自我控制能力，一般能用理智约束冲动，对不良情绪进行自我调适，不再像一般的青少年一样容易动怒。在受到误解和不公正的待遇时，他们能够克制情绪，寻找积极、合理的方式和途径去解决问题。

二、情绪对大学生的影响

（一）情绪对大学生身心健康的影响

现代生物学、心理学和医学的研究成果表明，情绪对人的身心健康具有直接影响。如果一个人能够经常处于愉快、满意、幸福、欣喜等积极情绪下，那么人体的免疫功能活跃旺盛，有益身心健康。良好的情绪可以为有效的机能作用和创造力提供动机，能够使人充满自信，思维敏捷、富于创造力，提高学习效率，对大学生的学习、工作和生活以及人格发展都有重大的作用，并可以促进良好的人际关系形成。反之，长期处于悲伤、忧愁、愤怒、急躁等消极的情绪中，会对神经系统和内脏器官造成伤害，引起身体不适和肠胃机能失调，也会引发多种心理疾病。使人意识范围狭窄，判断力减弱，失去理智和自制力。

大学生情绪波动较大，难免会有消极情绪的时候，将消极情绪能动地适应环境转化为积极情绪是十分必要的，对身心健康也是非常有益的。我们常说的“化悲痛为力量”，“奋起直追”等说的就是这个道理，将消极的情绪转化成积极进取的动力。

（二）情绪对于大学生学习的影响

良好的情绪往往使大学生行动力强，对学习、工作和活动兴趣度高，有助于开阔思路，提高学习、工作效率，提高创造力。心理学家研究发现精神愉快、心情放松、适度紧张是思考和学习的最佳状态，适度的紧张和焦虑可以提高学习效率，焦虑程度过高和过低都会使学习效率降低，难以达到理想状态。生活中常常出现这种现象，有的学生在考试时过于紧张，结果昏倒在考场；有的学生过于不在意，在考场上蒙头大睡。处于这样不良情绪下的学生很难取得好成绩。学会对情绪进行调控，对适应学习生活和提高学习效率都可以起到很重要的作用。

（三）情绪对于大学生人际关系的影响

在人际关系的建立中，乐观、热情、自尊、真诚这些良好情绪特征是吸引对方的重要条件，良好的情绪能够拉近大学生彼此的距离，使自己更容易被他人接受，使交往更融洽。同时在和谐的人际关系中，大学生能够获得充分的自我满足感和自我价值感，推动行为方式的提升和改善。这样一方面有助于个体认知、表达和调控自我的情绪，另一方面有助于觉察和把握他人的情绪，在人际间的情绪互动中培养自身的情绪调控能力，进而反过来促进稳定和谐的人际关系。情绪具有感染性和传染性，不良情绪会影响周围人的情绪体验。人们在趋利避害的心理作用下，往往会对具有不良情绪的人避而远之，而更趋向于围绕在具有良好情绪的人周围，以获得愉快的情绪感受。具有良好情绪的个体更容易受到别人的赏识，形成良好的人际关系。

（四）情绪对于大学生人格品质的影响

健康的情绪是健全人格的必要条件之一。一般而言，情绪的目的性恰当、反应适度，不带有幼稚、冲动的特征，符合社会规范的要求，就是情绪健康的标准。心理学家埃普斯顿在《人类情绪的生态学研究》一文中提到，当体验到的是如高兴、亲切、安全、平静等积极的情绪时，人的行为目标也往往是积极的、生动的，对于新的经验和事物能够更容易接受和开放，对于周围人的尊重和理解能够明显加深，对价值和人生目标等理想信念能够有更深的认识。反之，处于痛苦、愤怒、紧张、危险等消极情绪下的大学生其中一部分对新的经验和事物持怀疑、审慎、甚至抗拒的态度，反社会行为增加。另一部分则将消极情绪转化为积极的动力。实验结果表明：积极的情绪体验与积极的行为变化总是有一致的关系。有效调控情绪能使大学生保持良好、积极、稳定的情绪，有助于培养其乐观向上、积极进取、百折不挠的优秀品质，培养真诚友好、善解人意的良好性格，否则会导致人格出现缺陷和障碍。

相关知识：大学生情绪健康的标准

1. 热爱学习、热爱生活，具有获取知识、掌握技能以解决现实问题的能力。
2. 积极参与社会活动，能够克服生活中的困难与挫折，并获得快乐体验。
3. 保持健康，控制因身体疲劳、睡眠不足、头疼、消化不良、疾病等引起的情绪不稳定。
4. 能找出方法应付挫折情境，缓解生活中的不愉快，解除情绪困扰。
5. 接受自己和他人的优缺点，客观认识他人和自己的优势和不足，能够觉察自己的情绪，理解他人的情绪，乐于与他人交往。
6. 情绪基调积极、乐观、愉快、稳定，对不良情绪具有调控能力，情绪反应适度，理智感、道德感、美感等高级社会情感能得到良好发展。

资料来源：李锦云. 大学生心理健康辅导［M］. 北京：北京大学出版社，2010.

第三节 培养良好的情绪

相关知识

我改变不了现实，但我可以改变态度。

我改变不了过去，但我可以改变现状。

我不能控制他人，但我可以掌握自己。

我不能预知明天，但我可以把握今天。

我不可能样样顺利，但我可以事事顺心。

我不能延伸生命的长度，但我可以决定生命的宽度。

我不能左右天气，但我可以改变心情。

我不能选择容貌，但我可以展现笑容。

资料来源：曾仕强．情绪管理［M］．厦门：鹭江出版社，2008.

为了保持健康的情绪，减少或避免不良情绪带来的负面影响和危害，大学生应该学会对情绪进行自我调适，学会保持良好的情绪，维护良好的心境，当产生不良情绪时，学会克服和约束不良情绪的表达。

一、培养良好情绪的基本原则

（一）确立正确的人生态度

不同的人在面对相同的情境和遭遇时会表现出不同的情绪反应。有的人面对困难乐观向上，有的人面对挫折萎靡不振，这是因为人的情绪是受其人生态度所影响的。树立正确的人生观、世界观和价值观才能使人保持乐观积极的人生态度，客观评价自己和他人，正视学习和生活中面对的困难和挫折，用百折不挠的精神去迎接各种各样的考验。

（二）培养豁达的胸怀

常常纠结于琐事而斤斤计较的人很难保持良好的情绪，只有心胸豁达，目光长远的人才会健康、快乐。要提高个人修养，心胸开阔、宽以待人，每个人都会有各自的长处和缺陷。古语有云“人非圣贤，孰能无过”，不要过于苛求他人，为微不足道的小事而大伤感情，不要因自己的利益受到损害，自己的要求得不到满足而耿耿于怀，“塞翁失马，焉知非福”，任何事物都具有两面性，有阳光的一面就必定有黑暗的另一面，要将事物的不利方面转化为积极方面，从教训中发现经验，从失去中寻找收获，成为真正的成功者。

（三）培养坚忍的意志

从点点滴滴的小事做起，脚踏实地、持之以恒地认真完成，是磨炼意志最好的方法。如按时作息，按时学习，按时锻炼等等。在遇到困难时，意志坚韧的人会正面迎击，用坚毅、顽强、乐观的意志去克服困难，在风雨中历练自身。而意志薄弱的人就会得过且过，回避困难。培养自我控制能力，可以通过体育锻炼、对比训练、强化训练等方式得到提高，实现克服恐惧、懒惰、犹豫的情绪，控制冲动行为发生。

（四）培养沟通的艺术

融洽的人际关系是保持良好情绪的重要手段，学会对自我情绪的及时察觉、恰当表达和正确调控，对他人情绪的感知和把握是建立和谐人际关系的关键。在语言和动作表达中如果加入幽默成分，会达到事半功倍的效果。幽默能展现人独特的风度和魅力，缓解紧张情绪，使氛围变得自然融洽。

二、保持良好情绪的基本方法

（一）移情法

移情法就是把注意力的焦点从引起不良情绪的刺激情境转移到其他事物或活动中。移情法大致分为三种。

1. 冷却情绪

当不良情绪膨胀，即将爆发时，减低说话的音量，放慢说话的语速，深呼吸，在心中默数50个数，有意使自己平静下来。情绪最易爆发的时间段一般在刺激点发生的30秒内，默数50个数之后，人的怒气会自然减弱，有助于实现自我控制。

2. 转变环境

当你产生愤怒等不良情绪时，可以暂时离开让你产生情绪困扰的环境，最好是到让你感到宁静、舒适的环境中，如公园、景区或对你情感上有特殊意义的安全空间，避开矛盾的锋芒，平静心情。

3. 转移注意力

当你产生不良情绪时，可以将注意力转移到你感兴趣的事物上去，如运动、唱歌、逛街、看电影等，缓解情绪，增加积极的情绪体验。

（二）宣泄法

宣泄法就是通过各种方式将不良情绪释放出来，使心情得到缓解。常用的宣泄方法有三种。

1. 哭泣

科学研究表明，哭泣时会产生某种生理物质，使人得到释放，恢复平静。在悲伤或委屈时痛哭一场，可以有效地缓解情绪。人在悲伤时刻意抑制不哭是对身体有害的。

2. 倾诉

遇到挫折、痛苦、委屈等不良情绪时，最好的方法是能够找到信任的亲人和好友将心中的苦闷向他们倾诉，把内心的不良情绪释放出来。如果一时之间找不到合适的倾诉对象也可以用你身边熟悉的事物，如玩偶、大树、小狗等来充当。还可以用写信，写日记的方式来抒发。

3. 运动

科学研究表明，运动有助于释放不良情绪，减缓心理压力。在受到不良情绪困扰时可以尝试跑步、游泳、舞蹈、打沙包等方式来消除。

（三）自我暗示法

自我暗示法就是利用语言、合理想法等方式对自身进行积极心理暗示，达到缓解紧张状态、调整不良情绪的效果。常用的自我暗示方法有两种。

1. 语言暗示

当你处于不良情绪时，自己默念：生气是拿别人的错误来惩罚自己；生气只会让气人者更高兴；身体是自己的，气大伤身，伤害自己的身体是愚蠢的表现等等。这样进行自我提醒，会缓解和调适不良情绪。

2. 合理理由暗示

在陷入不良情绪时寻找合理的理由来为进行自我安慰。这种方法可以冲淡痛苦，起到缓解不良情绪的作用。如失败时暗示自己“失败是成功之母，也许下次就成功了”。遭遇困难时暗示自己“世界上比你处境艰难的人比比皆是，这点挫折算什么”，“天塌下来还有个儿高的人顶着，你怕什么”，等等。

（四）放松训练法

当前经过科学的实验和研究，归纳和总结出很多专业方法来实现放松情绪的目的。这些方法可以有效地缓解紧张、抑郁、焦虑等不良情绪。下面仅介绍几种最简单易行的方法。

1. 音乐放松法

音乐作为一种艺术，是人的情绪的一种表现方式。曲调和节奏不同的音乐可以使人产生不同的情绪体验。忧郁烦恼时可以听《蓝色多瑙河》、《卡门》、《渔舟唱晚》等意境广阔、充满活力、轻松愉快的音乐；失眠时可以听莫扎特的优雅宁静的《摇篮曲》、门德尔松的《仲夏夜之梦》等乐曲；情绪浮躁时可以听《小夜曲》等宁静清爽的乐曲。每个人都可以根据自己的情绪状况，选择适合自己的音乐来调节自己的情绪。

2. 想象放松法

在宁静的环境中，通过想象可以有效地放松情绪。选择一个幽雅宁静的环境，闭上眼睛，想象一些美好的事物，如广阔的大草原、慢慢涨落的海水、平静的湖面等，也可以回忆一些美好的经历，在想象的同时调整呼气的节奏，之后慢慢张开眼睛。

3. 肌体放松法

通过肌体放松来缓解焦虑情绪，增强情绪控制能力。同时结合想象和音乐，可以达到全身松弛、轻松舒适、心情平静的效果，对于焦虑、恐惧、烦躁等不良情绪有很好的效果。

心理小测试：情绪稳定性测试

1. 看到自己最近一次拍摄的照片。你有何想法？

A. 觉得不称心　　B. 觉得很好　　C. 觉得可以

2. 你是否想到若干年后会有什么使自己极为不安的事？

A. 经常想到　　B. 从来没想过　　C. 偶尔想到过

3. 你是否被朋友、同事或同学起过绰号、挖苦过？

A. 这是常有的事　　B. 从来没有　　C. 偶尔有过

4. 你上床以后，是否经常再起来一次，看看门窗是否关好、炉子是否封好？

A. 经常如此　　B. 从不如此　　C. 偶尔如此

5. 你对与你关系最密切的人是否满意？

A. 不满意　　B. 非常满意　　C. 基本满意

6. 半夜的时候，你是否经常觉得有什么值得害怕的事？

A. 经常　　B. 从来没有　　C. 极少有这种情况

7. 你是否经常因梦见什么可怕的事而惊醒？

A. 经常　　B. 没有　　C. 极少

8. 你是否曾经有多次做同一个梦的情况？

A. 经常　　B. 没有　　C. 记不清

9. 有没有一种食物使你吃后呕吐？

A. 有　　B. 没有　　C. 记不清

10. 除去看见的世界外，你心里有没有另外一个世界？

A. 有　　B. 没有　　C. 记不清

11. 你心里是否时常觉得你不是现在的父母所生？

A. 时常　　B. 没有　　C. 偶尔有

12. 你是否曾经觉得有一个人爱你或尊重你？

A. 有　　B. 没有　　C. 记不清

13. 你是否常常觉得你的家庭对你不好，但是你又确知他们的确对你好？

A. 是　　B. 否　　C. 偶尔

14. 你是否觉得没有人十分了解你？

A. 是　　B. 否　　C. 说不清楚

15. 你在早晨起来的时候最经常的感觉是什么？

A. 忧郁　　B. 快乐　　C. 讲不清楚

16. 每到秋天，你经常的感觉是什么？

A. 秋雨霏霏或枯叶遍地　　B. 秋高气爽或艳阳天　　C. 不清楚

17. 你在高处的时候，是否觉得站不稳？

A. 是　　B. 否　　C. 不清楚

18. 你平时是否觉得自己很强健？

A. 是　　B. 否　　C. 不清楚

19. 你是否一回家就立刻把房门关上？

A. 是　　B. 否　　C. 不清楚

20. 你坐在小房间里把门关上后，是否觉得心里不安？

A. 是　　B. 否　　C. 偶尔

21. 当一件事需要你做出决定时，你是否觉得很难？

A. 是　　B. 否　　C. 偶尔

22. 你是否常常用抛硬币、翻纸牌、抽签之类的游戏来测凶吉？

A. 是　　B. 否　　C. 偶尔

23. 你是否常常因为碰到东西而跌倒？

A. 是　　B. 否　　C. 偶尔

24. 你是否需要一个多小时才能入睡，或醒得比你希望的早一小时？

A. 经常这样　　B. 从不这样　　C. 偶尔这样

25. 你是否曾看到、听到或感觉别人觉察不到的东西？

A. 经常这样　　B. 从不这样　　C. 偶尔这样

26. 你是否觉得自己有超乎常人的能力？

A. 是　　B. 否　　C. 不清楚

27. 你是否曾经因觉得有人跟着你走而心里不安？

A. 是　　B. 否　　C. 不清楚

28. 你是否觉得有人在注意你的言行？

A. 是　　B. 否　　C. 不清楚

29. 当你一人走夜路时，是否觉得前面暗藏着危险？

A. 是　　B. 否　　C. 偶尔

30. 你对别人自杀有什么想法？

A. 可以理解　　B. 不可思议　　C. 不清楚

【计分和评定】

以上各题的答案，选 A 得 2 分，选 B 得 0 分，选 C 得 1 分。请将你的得分统计一下，算出总分。得少越少，说明你的情绪越佳，反之越差。

总分 0 ~ 20 分，表明你情绪稳定，自信心强，具有较强的美感、道德感和理智感。你有一定的社会活动能力，能理解周围的人的心情，顾全大局。你是个性爽朗、受人欢迎的人。

总分 21 ~ 40 分，说明你情绪基本稳定，但较为深沉，对事情的考虑过于冷静，处事冷漠消极，不善于发挥自己的个性。你的自信心受到压抑，办事热情忽高忽低，易瞻前顾后，踌躇不前。

总分在 41 分以上，说明你情绪不稳定，日常烦恼太多，使自己的心情处于紧张和矛盾之中。

如果得分在 50 分以上，则是一种危险信号，请心理医生作进一步诊断。

第四节　不良情绪的表现及其调适

相关知识：情绪与健康的实验

医学心理学家用狗做了嫉妒情绪的实验：把一只饥饿的狗关在一个铁笼子里，让笼子外面的另一只狗在它面前吃肉骨头，笼内的狗在急躁、气愤和嫉妒的负面情绪下产生了神经症性的病态反应。实验告诉我们：恐惧、焦虑、抑郁、嫉妒、冲动等负面情绪，是具有破坏性的情感，长期处于这些负面情绪中会诱发身心的疾病。

美国心理学家艾尔玛为了研究情绪状态对于健康的影响，设计了一个实验：把一支玻璃管插在有冰水的容器中，此时容器中的冰水混合物的温度正好是0℃，然后让处于不同情绪状态下的人呼气至冰水中，收集不同情绪状态下的“气水”。实验发现，当一个人心情平和时，“气水”是清澈透明、无色无杂质的；悲痛时水中有白色沉淀出现；愤怒时水中有紫色沉淀。把人愤怒时收集到的“气水”注射在大白鼠的身上，几分钟后大白鼠死亡了。由此分析得出：愤怒10分钟会耗费人体大量的精力，其剧烈程度不亚于参加一次3 000米的赛跑；愤怒时的生理反应十分剧烈，内分泌比任何情绪状态下时都复杂，更具毒性，因此愤怒对健康危害极大。

在非洲草原上，有一种吸血蝙蝠是野马的天敌。它攀附在野马的腿上，用尖利的牙齿咬破野马的皮肤，吸食野马的血。任凭野马怎样暴怒、狂奔、跳跃，蝙蝠也不会掉下来。直到吸饱了，蝙蝠才会心满意足地离去。而野马则在不断暴怒中慢慢死去。动物学家认为，吸血量不足以致命，真正杀死野马的是它的愤怒。

资料来源：王祖莉，初铭铜，大学生心理健康教育［M］. 北京：科学出版社，2010.

大学生活知识信息量大、竞争激烈，使大学生的情绪易处于紧张状态。一般认为，适度的、情境性的消极情绪反应，如考试中的紧张和焦虑，失意后的悲伤等情绪是正常的。但是，如果大学生不能很好地处理生活和学习中的各种问题，极易产生不同程度的情绪问题，从而影响身心的健康和发展。轻者影响生活和学习，重则形成情绪障碍，影响思维和行为。下面让我们来认识一下大学生中常见的不良情绪表现及其调试方法。

一、焦虑

（一）焦虑情绪的主要表现

焦虑是十分常见的现象，是一种在学习、工作、生活中遇到压力或危机时产生的一种烦躁、忧虑的复杂心理，是个体主观上预料将会有某种不良后果产生的不安感。每个人都有过这种经历，适度的焦虑是正常的，可以成为推动个体行为的动力，但是如果过度焦虑就会形成情绪障碍，常伴有紧张、不安、担忧、惧怕等混合的情绪体验，会出现思维混乱、记忆力下降、注意力不集中，还有可能产生头痛、失眠、食欲不振、胃肠不适等生理反应。

大学生常见的焦虑有自我形象焦虑、考试焦虑与情感焦虑和社交焦虑等。自我形象焦虑是担心自己外貌不够漂亮、没有魅力，如身材矮小、肥胖，脸上有粉刺、雀斑、胎记等引起的焦虑。考试焦虑，在学生中表现最为普遍，是由于对考试过于紧张，自信心缺乏，对试卷结果担忧而引起的焦虑。情感焦虑多数是由于恋爱受挫而引发的自我否定，认为自己不具备爱人与被爱的能力，因而过度担心引起焦虑。社交焦虑往往是对自己缺乏自信心、过于在意他人的评价，尤其担心他人对自己负面的评价所引起的。

（二）焦虑情绪的调试方法

1. 寻找根源

自己对自身进行客观分析，可以采用问答法，自问：“我在焦虑什么?”拿出纸和笔，将自己的答案清楚地写下来，逐条进行分析，找到问题的根源。这个过程也是帮助自身释放和排解负面情绪的过程。

2. 调整期望值

具有焦虑情绪的大学生往往背负过重的思想包袱，把事情的结果看得过重，对自己要求过高。适当地调整期望值和自我要求，可以使心态平和，可以缓解焦虑的强度。

3. 自我暗示

处于焦虑情绪中的大学生往往缺乏自信心。在面对问题和困难时，大学生应该沉着冷静，稳定自己的情绪。要相信自己有解决问题和困难的能力，做些放松性的自我暗示，如“我能行”，“问题一定会解决的”，“困难只是暂时的”。克服困难后，利于形成成功的良性刺激，增加成功体验，得到进一步放松。

4. 放松训练

觉得紧张、焦虑时，最简单的方法是进行深呼吸来放松，站定后，双肩自然下垂，闭上双眼，深吸一口气，然后慢慢地呼气。

参加自己喜欢的文娱、体育及其他社会活动，也可以转移注意力，使情绪得以放松，心境得以开阔。听一听优美舒缓的轻音乐，也是一种让大脑放松的好方法。

二、抑郁

（一）抑郁情绪的主要表现

抑郁是大学生常见的情绪问题，也就是俗称的“郁闷”，引发抑郁的原因一般分为两类，一类是因一定的事件而引发的抑郁；另一类是由于身体疾病或用药后反应引起的抑郁。易发抑郁情绪的大学生大多性格较为孤僻、内向、敏感、不善言辞、不愿与他人交往。抑郁情绪的外在表现主要为情绪低落、整天无精打采、对事物缺乏兴趣、注意力不能集中、经常发呆走神、记忆力变差、做事缺乏主动性、逃避群体活动、不愿与人交往、失眠、食欲减退、体重骤增或骤减等。抑郁是一种持续时间较长的低落、消沉的情绪体验，它常常与苦闷、不满、烦恼、困惑等情绪交织在一起。

（二）抑郁情绪的调试方法

1. 改变消极思维

抑郁情绪下的人常会用消极的思维方式去思考问题，放大消极因素。应该试着改变思维方式，调整心态，遇到不愉快的事时，用积极乐观的心态去寻找事情的光明的一面。

2. 增加自信心

要客观地评价自己和他人，认清自己的优点和长处，增加自信心。要学会自我欣赏、自我赞美，不妄自菲薄，保持心境的稳定，相信天生我材必有用。

3. 加强交际

多与人沟通，多交朋友，不拘泥于自我的小天地，尤其是多与性格开朗、充满活力的人接触。虽然你可能对此没有兴趣，但是要强制自己去参加社交活动，体育锻炼、旅游、聊天都是很好的方式。

4. 及时宣泄

不良情绪一定要通过释放才能消失和减弱。最主要的释放方式就是与信赖的亲人或志同道合的朋友坦诚交谈，可以向他们倾吐苦衷和烦恼，在得到他们的理解、安慰和支持的同时，也可以化解心中的苦闷。另外，还可以到僻静的地方，大声吼叫、捶打，也是排解积郁的好方法。

5. 规律生活

早睡早起，有规律的起床、就寝、进餐、学习，可以增强体质，放松心情，保持身心健康，提高学习和工作效率，做事情更有条理性，增加自身的成就感。

三、愤怒

（一）愤怒情绪的主要表现

愤怒是一种暂时性的剧烈情绪，当客观事物与人的主观愿望相违背或者愿望无法实现时，人们内心产生的一种激烈的情绪反应，常常在自尊心受损、人格受到侮辱、人身安全受到威胁、遭遇不公正待遇、受到外界强烈干扰等情况时产生。心理学研究表明，当愤怒发生时，可能导致人体心跳加快，心率失常、高血压等躯体性疾病，同时还会使人的自制力减弱甚至丧失，思维受阻，行为冲动。如果控制不当可能会出现攻击性行为，甚至会造成不可挽回的局面。

大学生年轻气盛、血气方刚，往往好激动、易动怒，有时会因一句刺耳的话或不顺心的小事而暴跳如雷；因别人的观点或意见与自己不合而恼羞成怒，行为过激，事后却后悔不已。如果无法对这种情绪进行调控，对大学生健康人格的形成十分不利。

（二）愤怒情绪的调试方法

1. 开阔心胸

心胸的容量和怒气的爆发是成反比关系的，心胸越开阔的人，越不容易动怒。越小肚鸡肠的人，越容易斤斤计较，怒发冲冠。有时愤怒的原因在于自身，当你要发怒时，先冷静下来想一想：是不是自己太自私了？是不是自己对别人要求过高，太完美主义了？是不是自己误解了别人的意思？还可以进行换位思考，如果你是对方，这种情况下你会怎么做？

2. 妥善表达

要学会用适当的方式来表达愤怒，如果通过谩骂、指责，甚至是攻击性行为直接将怨恨发泄到让你愤怒的人身上，你的愤怒只是得到了暂时性的发泄，但是可能造成更大的冲突和仇恨，造成不可挽回的局面。要权衡利弊后妥善表达自己的想法，清楚地告诉对方他做了什么事，对你造成了怎样的影响和伤害。

3. 延迟发怒

如果你在某一具体情况下总会发怒，那么尝试推迟 15 秒发怒，下次再试着推迟 20 秒发怒，逐渐增加延迟发怒的时间，直到怒气减弱或消失。

4. 学会宽恕

金无足赤，人无完人。每个人都有自己看待问题的思维方式和角度，会因人生观、价值观不同出现分歧，没有绝对的评判标准。要理解自己和他人，原谅自己和他人所犯的错误，宽容地对待身边的亲人、老师、朋友和同学，宽以待人的同时也会使自己更快乐。

四、嫉妒

（一）嫉妒情绪的主要表现

嫉妒是指他人在某些方面胜过自己而引起的不快甚至是痛苦的情绪体验。嫉妒是人类的一种本能，是人们企图缩小和消除差距，维持自身生存和发展的正常心理防御。嫉妒之心人皆有之，但强度的差异会导致截然不同的结果。轻微的嫉妒可以使人具有危机意识，奋起直追；重度的嫉妒会使人产生愤怒、怨恨等不良情绪，甚至做出伤害他人的行为，这就成为了一种心理障碍。

嫉妒在大学生中普遍存在。当看到他人学识能力超群、品行相貌出众、穿着打扮时尚、经济条件优越、人际交往中受人欢迎时，内心产生失衡、痛苦、愤怒等感觉；当别人遭遇不幸或处于困境时，则幸灾乐祸，甚至落井下石，在人背后谣言中伤、恶语诋毁。过分的嫉妒是一种情绪障碍，会扭曲人的心灵，损害身心健康，降低学习效率，使人际关系持续恶化，常常陷入苦恼之中不能自拔。时间长了会使人产生自卑，甚至可能采取不正当的手段攻击伤害别人，害人害己。

（二）嫉妒情绪的调试方法

1. 客观认识自我

要正确认识自己的优点和长处，也要客观地评价和欣赏他人。要看到他人的优势，认识自身的不足，同时也要看到自身的长处和他人的缺点，做到知己知彼，取长补短，才能不断获得进步。

2. 转化情绪

看到他人的进步和成功时不要极力贬低，恶语诋毁，要正面承认自己和他人之间的差距，嫉妒不能给自己增加砝码，只会更突显自己的自私和狭隘。为什么不把对对手的羡慕转化为积极学习的动力，学习对方的长处，充实、丰富自己，纠正和克服自己的缺点呢？只有学习对方，改变自己才会缩短两者之间的距离，达到减弱以致消除嫉妒的目的。

3. 充实自我

积极寻找和开拓有利于充分发挥自身潜能的领域，寻找新的自我价值，扬长避短，正如“失之东隅，收之桑榆”。通过踏实的学习，使自己处于其他领域的领先位置，成为他人羡慕、欣赏的对象。嫉妒情绪自然会得到化解。

五、自卑

(一) 自卑情绪的主要表现

自卑是指个体由于某种心理或生理缺陷或其他原因所导致的消极自我认知体验。这也是一种在大学生当中普遍常见的情绪问题。自卑是一种消极的情绪，具有自卑心理的人“自发”地认为自己不如别人，自己看不起自己，自惭形秽，自我定位低人一等，对别人给自己的评价过于敏感，自我封闭，逃避现实。自卑者对自己的能力和品质不自信，常过分夸大自己的缺陷，对自己持怀疑态度。自卑是对自我潜能的人为压抑，更是一种自我损害。

大学生产生自卑情绪的根源来自主观因素和客观因素两方面。主观因素主要体现在大学生在面对理想与现实出现差距、自身能力不完善、情感受挫等情况时对自己没有正确的评估。客观因素主要是大学生的成长环境、文化背景、经济条件、个人先天的条件等方面存在差异。

(二) 自卑情绪的调试方法

1. 正确认知自我

自卑情绪往往源于自己，在认知自我时往往忽略自己的闪光点，放大自身的缺点。要仔细地剖析自己的优缺点，不要妄自菲薄。没有人是十全十美的，即使是非常成功的人也会在某个方面存在缺点。要避免“我肯定不行”，“别人都比我强”这样的消极心理暗示，在这种暗示下往往是不战而败。

2. 树立自信

每个人都会存在缺点和不足，具有缺点并不意味着你比其他人差。西方有句谚语说“上帝给你关上了一扇门，必定会在其他地方为你开一扇窗。”要用欣赏的眼光来看待自己，不要总把目光集中在自己的缺点上，把自己的优点逐一列举出来，多关注自己的优点，建立自信心，放宽视野，你就会发现一个全新的自我。

3. 勇敢交往

人生中总是会有荆棘和坎坷，没有人会一辈子都是一帆风顺。由于人的性格、品行存在差异，不要期望所有的人都会喜欢你、善待你，不要因为少数人的刻薄和冷淡而将自己封闭起来。放下心理包袱，坦然接受，尝试友好地接纳别人，勇敢地面对生活，你就会发现世界是美好和光明的。

六、冷漠

（一）冷漠情绪的主要表现

冷漠是指人对外界刺激漠不关心、无动于衷、缺乏响应的消极情绪体验。大学生风华正茂、血气方刚，应该情感丰富、真诚热情。但少数大学生对周围的人和事漠不关心，对集体和同学态度冷淡，对自己的前途命运、国家大事等漠然置之，似乎什么事情都与自身无关，对集体活动也不关心、不参与。具有这种情绪的人往往是由于自己得不到他人的理解；自己的工作得不到他人的支持和认可；对于事情无能为力或力不从心；或是与自身利益无关，不予关注。这类人从表面上看虽然平静、冷漠，但内心却往往有强烈的痛苦、孤寂和压抑感。如果大学生长时间处于这种情绪状态下，会导致责任感下降、生活意义缺失与自我价值放弃，巨大的心理能量无法释放，致使心理平衡遭到破坏，影响身心健康。

（二）冷漠情绪的调试方法

1. 改变认知

正确认识自我与他人、个体与社会之间的关系，并不断矫正自己的非理性观念。每个人生活在社会中，每天都要与他人打交道，个体无法脱离群体和社会而独善其身。事物之间都存在着普遍联系，事物虽然表象上与自身无关，但是都可能内在地对自身产生影响。

2. 积极交际

积极投身于各种形式的群体活动中，如旅游、体育锻炼、文娱活动等。即使本身不愿意参与，也要努力控制自己融入到集体中，感受他人和集体的温暖，进行积极的自我暗示与自我提升。

思考与练习

1. 情绪的自我觉察

通过表现各种情绪来探究自己的情绪，提高情绪的自我觉察能力。

（1）表现出高兴、愤怒、害怕、悲伤、惊奇、厌恶等情绪的表情。

（2）写出代表喜、怒、哀、惧四种基本情绪的词汇，写得越多越好。

喜：

怒：

哀：

惧：

（3）写出自己出现各种情绪时习惯性的反应。

当我生气时，我会：

当我愤怒时，我会：

当我高兴时，我会：

当我紧张时，我会：

当我害怕时，我会：

当我嫉妒时，我会：

当我郁闷时，我会：

（4）根据自己现在的情绪描述情绪特征，并描述情绪产生的背景和原因。

情绪特征：

情绪描述：

2. 突破困境

尝试用正面的语句代替所列出的负面语句，也就是用积极的想法去突破困境。

（1）这问题没法解决。

（2）我有很大压力。

（3）我做不好这件事。

（4）从来没有想过。

（5）以前从来没有人做成功。

3. 思考题

（1）通过本章的学习，你能够准确地觉察自己的情绪吗？

（2）你计划如何提高自己的情绪商数呢？

（3）你情绪中有哪些消极的想法，今后如何改变呢？

Chapter 9

第九章 大学生人际交往

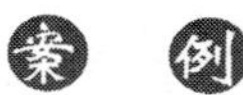

我叫李雷，是沈阳工业大学二年级的学生，性格较内向，中学时没怎么用功学习，但是成绩依然很好。从小到大，即使我取得了成绩，父母也从来没有夸奖过我。

自从考上了大学，我觉得大学老师的授课方式与高中时截然不同了，老师讲课的速度也快了，每堂课的信息量也海量增加了。我仍然按照高中时的学习方式学习，结果期末考试四科不及格。老师和同学都劝我要改变学习方法，才能适应大学的学习生活。虽然我也知道按照高中的老方法学习行不通，却总是提不起精神来。虽然老师和同学都积极地帮我想办法摆脱现状，但是我感觉他们只是表面上对我好，心里肯定觉得我是个差生，瞧不起我。有时候同学主动邀请我参加一些活动，我也推脱不去，因为我觉得别人都在用异样的眼光看我，觉得浑身不舒服。我觉得我现在这种情况没脸面对父母，所以放假也不想回家，他们的电话也不想接听，一想到他们，我就觉得心烦意乱。我也不知道怎么办好，过一天算一天吧。

对于大学生来说，从他们踏入大学校园的那一刻起，就意味着进入了一个与中学时代迥异的新世界，到处充满了诱惑和挑战。大学校园中，人际交往是每个大学生不可缺少的“必修课”，也常常使同学们感到头疼和苦恼。如何理解人际关系，如何面对和处理人际关系中的问题，如何建立良好的人际关系是当代大学生适应社会、寻求发展所应该掌握的一件法宝。本章将围绕这些问题展开。

第一节 人际关系概述

一、人际交往的概念

人际交往是指人们在各种社会领域中，运用语言或非语言符号交换意见、传达思想、表达感情和需要等的交流过程，包括物质交往和精神交往。它反映在群体活动中人们相互之间的情感距离。它是人类社会特有的社会现象，是群体成员之间交流情感、传递信息的重要手段。在人际交往过程中建立和发展起来的人与人之间的关系就是人际关系。

人际交往是缘于个人或群体之间想要达到某种需要、愿望或目标的交往。人际交往是人与人之间最基本的交往，是为了达成人际关系状态产生的感知、识别、理解等行为。在交往过程中总会伴随一定的情绪和情感体验，这些体验反过来又决定对待对方的态度。大学生人际交往是指大学生之间、大学生与其他社会人群之间沟通信息、交流思想、表达情感、协调行为的互动过程。卡内基（Dale Carnegie）认为，一个人的成功15%靠他的专业知识、智商和经验，85%取决于良好的心理素质和人际关系。通过人际交往而建立起来的人际关系对于大学生的成长发展具有重要影响。积极的人际交往和真挚的友谊，有助于促进大学生的社会化进程，深化自我认识，有助于大学生个性发展与完善，同时也是大学生身心健康的重要保证。因此，了解人际交往知识，建立和谐的人际关系，特别是建立真挚的友谊，对大学生具有重要的人生意义。

二、大学生人际交往的人生意义

人的一生几乎都是在与他人的交往中度过的，积极的社会交往有助人的个性形成和社会适应，消极的社会交往会导致心理冲突，阻碍其适应社会，影响人格发展。人际交往是满足人的基本需求的重要途径。大学生人际交往具有沟通信息、交流情感、协调行为、提高人际关系能力的作用。人际交往对大学生个体成长发展有着直接的影响，对大学生素质的提高、人格的完善有着密切的关系。

（一）人际交往有利于大学生认知水平的发展

每个人的听、说、读、写的能力不是天生的，都是在人际交往中学会的，人的行为和思想的形成、发展、社会信息的获得，都不可能离开人际交往。与人交往是一种超出书本之外的学习，是我们获得信息的重要渠道。大学生在与老师、同学和朋友之间的交流、切磋中，可以开阔眼界和思路，拓宽知识面，获得启发，掌握基本知识和技能。尤其是在现今这个信息爆炸的时代，获得信息能力的高低也是决定一个人成功与否的重要因素。

（二）人际交往有利于大学生加速社会化程度

一个人的成长不仅与身心发展水平有关，而且取决于社会化的程度，而社会化程度的提高，又取决于个体的社会交往、实践活动。大学生需要在与他人的交往中，不断地调整自己，通过他人对自己的态度和评价中客观地认识自己以及自己在社会中所处的地位，从而充当正确的社会角色。大学生要使社会化程度不断提高，就必须进行人际交往。在人际交往中发展自我，完善自我，使自己成为社会所需的合格人才。

（三）人际交往有利于大学生深化自我认识

“当局者迷，旁观者清。”人对自己的认识总是在与他人交往中来完成的，大学生总是需要在与他人的交往中通过他人对自己和评价和态度，以及与他人的比较中，把自己的形象反射出来并加以认识。只有与不同的人交往，获得不同的态度体验，才能促使大学生不断提升自我，形成良好的自我形象。离开了交往对象或相比较的对象，就失去了衡量自己的尺子和明鉴自己的镜子。

（四）人际交往有利于大学生的身心健康

心理健康是一种持续的、积极的心理状态，是大学生必备的素质之一，也是大学生更好地适应社会，发展自我，完善自我的重要条件和保证。大学生正处在心理矛盾、冲突和需要最多、最剧烈的青春期，当拥有和谐融洽的人际关系时，就会感到被人尊重、需要和接纳，产生满足感，同时产生愉悦、幸福、成功等积极体验；当人际关系失调时，就会感到不被人理解、接纳和关注，同时也会产生孤独、烦恼、痛苦等消极体验。通过良好的人际交往才能使大学生完善个性，健全人格，排解忧愁，促进大学生的身心健康，体会到人生的快乐和幸福。

相关知识

美国心理学家沙赫特（S. Schachter）曾做过一个孤独对人的影响的实验。他以每小时15美元的报酬请人单独到一个小房间去居住。小房间与外界完全隔绝，没有报纸、没有电话，也不能写信，不准他人进入。有5个应聘者来参与实验。结果有1个人在里面待了2个小时就出来了，有3个人在里面待了2天，有1个人待了8天。待的时间最长的这个人出来后说了一句话："如果我在里面再多待1分钟，我就要疯了。"

资料来源：赵丽琴．大学生心理健康指南［M］．北京：高等教育出版社，2010.

三、大学生人际交往的特点

大学生活是一种完全不同于任何其他时期的生活。每天穿梭于教室、宿舍、食堂、图书馆之间，其中既充满了学习的紧张、枯燥和乏味，同时也充满了生活的自由、浪漫和丰富多彩。大学生处于这种特殊的生活环境和生理年龄下，其人际交往也具有鲜明的时期特点和特色。

（一）交往主体的局限性和交往范围的狭窄性

大学生是大学校园的主体人群，进入大学学习的大学生，尽管他们来自不同的地域、不同的家庭、不同的社会背景，但他们的年龄相近，文化素质水平相近。在这个特殊的校园环境中，大家朝夕相处地生活和学习，具有众多的交往机会、相似的人生经历、共同的学习任务，使得大学生的人际交往对象也具有了鲜明的特色，绝大多数都是与同学、同乡之间的交往。

大学生的人际交往多是与同学之间在学习和生活中发生的交往，其范围主要集中在校园之内，虽然有同学参加社会实践或在择业时接触就业单位人员，但是那些只是少数学生在短时间内的对外交往。所以大学生的人际交往范围具有狭窄性。

（二）交往要求的迫切性和交往行为的被动性

大学生年轻活泼，思想活跃，精力充沛。进入大学学习后，脱离了熟悉的家庭生活圈子，急需建立新的交往群体来弥补情感需求，所以具有迫切的人际交往的愿望。同时对于新环境的新鲜感和好奇心，也促使大学生想结交更多的新朋友。

在实际交往中有很多大学生由于缺乏人际交往的经验，不知道如何与他人进行交往；也有些大学生从小到大被家长溺爱呵护，心高气傲，不懂得隐忍退让，不易与人交往；还有些大学生来自偏远落后的乡村或山区，自卑心理作祟，不敢与人交往等。因此，很多大学生在人际交往过程中处于被动的地位。

（三）交往愿望的单纯性和交往动机的复杂化

对于大学生来说，学习知识是他们的主要目的，功名利禄对他们来说还比较遥远，还是身外之物。因此，大学生交往以功利为目的明显少于社会其他群体。大学生在人际交往中多是单纯地以增进感情和友谊为交往的目的，注重情趣相投，满足交往双方的精神需要。他们在交往中投入了较多的情感，尤其是低年级的学生。

但是，随着年级的逐渐升高，大学生最终将逐渐融入社会，在逐步融入社会的过程中，其价值观也随之发生了变化，大学生的交往动机从较单纯的情感需要扩展到生活、发展、成才、就业等多种需要并重，且逐渐趋向于复杂化。

（四）与异性交往愿望的强烈性和交往的拘谨性

大学生正处于青年期，情感极其丰富。随着生理的成熟，心理上产生了比高中阶段更为强烈的与异性交往的渴望和兴趣，产生了追求爱情的强烈愿望。尤其受到西方文化和社会风气的影响，当代大学生与异性交往的频率大大增强，大学生恋爱的比例也越来越高。

但是，由于人际交往能力有限，异性间交往经验不足，对“爱情”的认识尚不够深刻，在与异性交往过程中，大学生往往怕别人说闲话，怕被对方拒绝等，不敢表达自己的真实想法；或是词不达意，难以准确、恰当表达自己的情感，从而影响了与异性之间的顺利交往。

第二节 大学生人际交往及其影响因素

大学生是社会当中一个比较特殊的群体，大学生的生理和心理特点及所处的环境限制了他们的交往范围和交往对象。即某种程度上决定了人际交往的类型和特点，也细化了影响大学生人际交往的因素。

一、大学生人际交往的类型

（一）按照交往对象的特征划分

1．业缘型

大学生在校园中最基本的活动是学习。因此，围绕学习活动，在学习过程中产生的人际交往是大学生中最基本的人际关系。这种人际交往中包含了学生与各位讲授课程的老师之间形成的师生交往，共同学习的同学与同学之间形成的同窗交往，还有学生与学校各职能部门工作人员产生的业务交往等。其中师生交往最为重要，师生交往是大学生人际交往中的重要内容，师生关系如何，直接影响到大学生能否健康成长。

2. 地域型

大学生来自五湖四海，会因为活动范围的地理位置接近而造成交往意愿增强，交往频率提高，建立相对密切的人际关系。“老乡会”成为大学校园里一道独特的风景，它是有来自同一地区的学生组成的，不分专业和年级，一般以省或市为界，老乡会是同乡之间维系感情的重要载体。因为老乡之间有更多的相似点，更多的共同话题，所以更具有亲切感，形成一种亲密的关系。此外，同一宿舍或相邻宿舍的舍友，相互之间也会因为地理位置接近的原因而形成密友关系。虽然同学们性格、爱好、家庭背景等不尽相同，但因为频繁的接触而建立起亲密关系，在大学宿舍中以兄弟姐妹排行相称，结伴而行，一起活动非常常见。

3. 投缘型

大学生活中经常会有来自不同专业、不同年级、不同地域，甚至是不同院校的学生因为具有相似的性格、共同的兴趣和爱好或奋斗目标而意气相投，结成亲密的朋友关系。大学中有各类如英语口语、舞蹈、棋牌、科技等社团、协会，又有因考级和考证的共同目标聚在一起共同学习的团体，由于具有相似的性格或共同的爱好和目标，大家的观点、意见和态度彼此认同，彼此产生好感，彼此之间建立起亲密的挚友关系，这也是大学生中比较常见的一种交往类型。

4. 情感型

大学生处于生理成熟和心理趋于成熟的特殊阶段，远离亲人和熟悉的环境，会感到孤独、焦虑和恐惧，需要在情感上得到关怀和慰藉。需要在遇到困扰和痛苦时有人可以倾诉，在喜悦时有人可以分享，需要得到关心、支持和尊重。除此之外，这个阶段的大学生也产生了与异性建立亲密关系的渴望和需要。因此，大学生会与在情感上能够吸引和满足他的人形成亲密的人际关系。

（二）按照交往产生原因的时间阶段特征划分

1. 新生型

刚刚进入大学学习，每个人周围是陌生的人群和环境，面对的生活也从原来的与家人一起生活改变为独立的群体生活。尽管每个人可以通过先进的通信手段与家人保持联系，但与家庭生活的联系大大减弱，这样会造成亲情的缺乏，急需有新的情感来弥补，而大学生人际交往过程中产生的情感恰恰可以实现这个功能。此外，刚刚进入新的环境，大学新生充满了新鲜和好奇，对于周围的人和环境的探索欲望增强，也推动大学新生积极与他人进行人际交往。这个阶段是大学生人际交往频率最高、最活跃的时期。

2. 成长型

随着对大学生活的逐渐熟悉和适应，大学生在生理、心理、思想上都逐步更加成熟，在人际交往时已不满足于情感需求，对了解社会、熟悉社会、适应社会的需求愈发强烈，并在人际交往中互相学习，逐渐成长和成熟，这个阶段的人际交往除了情感需求外还趋于功利化，更关注于社会价值的获得和社会能力的培养。这个阶段是大学生人际交往的转型期。

3. 毕业型

进入大学高年级阶段，面临升学和就业问题，大学生除了加强知识和能力的学习和培养外，更加关注于选择职业和推销自己，并感到压力增大。这个阶段的人际交往多围绕在如何顺利毕业，如何找到满意的工作方面，交往的对象倾向于各个招聘单位。人际交往的功利性和现实性增强，交往对象趋于复杂化，交往的目的更具针对性。

二、影响大学生人际交往的因素

（一）接近性与熟悉度

在日常生活中，人们的交往经常是从身边的人开始的。距离近有利于人们之间的交流和沟通，自然空间距离近的人彼此之间存在相对较大的交往可能性，人们常在其中接选择交往或合作的伙伴。人们经常接触和交往最多的人往往会成为朋友。比如邻居、室友等。心理学研究结果表明，熟悉引起喜欢，喜欢有助于人际交往进一步发展。熟悉本身就可以增加一个人对另一个人的喜欢。大学生进入大学后，最初的人际交往都是从室友、老乡、同班同学开始的。相比之下，室友由于安排在一个房间里，彼此的熟悉程度显然高于非本宿舍成员，大学生最好的朋友往往都在同一宿舍，而老乡由于地域关系，在陌生的环境里会产生心理上的亲近感，也成为经常交往的对象。

（二）相似性

如果双方有很多相同或相近的地方，更容易成为朋友。相似是人际交往中双向吸引的重要因素，人们一般会喜欢那些在态度、价值观、兴趣、背景、个性等方面与自己相似的人，交往双方的相似性在人际交往中有着重要的意义，如兴趣爱好相似。球迷相遇，因为一场球的品评，遂成知音。喜欢打扮的人，周围的朋友也大都热衷于追求时尚。有相近职位、地位的人也会更容易成为朋友。经调查研究，在挑选婚姻伴侣时，如果男女双方在年龄、家庭背景、受教育程度、智力水平、外貌、价值观等方面相似或相当，也就是俗语说的“门当户对”，更容易互相吸引，结成的婚姻关系更加稳定、和谐，持续的时间也更加长久。

（三）互补性

人在寻找人际交往对象时，往往都有寻求能够弥补自己不足的朋友的倾向，从而使交往双方共同形成完整人格的一种心理。因为当交往双方能够彼此满足对方的需要和期望时，就会增加吸引力。如依赖性强的人愿意与独立性强的人交朋友；急性子往往愿意与个性较稳重、有较强容忍力的人做朋友；遇事犹豫不决的人希望能有一个处事果断的朋友替他出谋划策。大学生如果选择与性格互补的人交往可以使交往的层次更丰富，对认识世界，开拓处理问题的思路更有益处。

（四）互好性

一般来说，如果对方对我们热情、友善，我们也愿意接纳对方。所以对方是否欣赏我们，也是决定我们是否欣赏对方的一个重要因素。科学研究表明，人们在人际交往中往往喜欢那些对自己有好感、做出积极评价的人，而厌烦对自己做出消极评价的人。当然也有个别自尊心水平较低的人会认为他人对他们的友好行为只是表面现象，虚假行为，相应也不会做出良好反应。

（五）外表吸引

在交往的过程中，特别是初次接触时，人们往往更容易注意到的是他人的外表。一个人的相貌、着装、风度等外在因素起着重要作用。在其他条件相同的条件下，那些相貌漂亮、有气质、风度翩翩的人更容易被人接纳，使人产生与之交往的愿望和行为。这也是人们在人际交往中特别注意第一印象的原因。但随着交往时间越长，外表因素的作用越来越小，人的内在品质的作用越来越大。

相关知识

美国心理学家奥斯特夫（N. Ostove）和赛格尔（H. Sigall）做过一个有趣的实验。他们模拟犯罪案卷让一些人来阅读，这些案卷的封面上贴有罪犯的照片，其中有相貌漂亮的，也有丑陋的。当人们阅读了卷宗后，根据要求对案犯进行判决，结果长得丑陋的罪犯大多数被判得较重，而长得漂亮的罪犯则被判得较轻。

（六）能力吸引

在其他条件相同的情况下，一个人能力越强，就越容易被人喜欢。一定范围内，才能与被人喜欢的程度成正比，比如说，学习成绩好的人容易成为大家的交往对象。才能与被人喜欢的程度在一定范围内成正比，但近乎完美的人往往让人产生距离感，使人倍感压力。也就是说如果能力出众又有一点小缺点或小过失的人往往更具吸引力。在现实中，我们往往有所感触，越是各方面都出类拔萃的学生，反而同学们不愿与之亲近，对他敬而远之。

（七）人格吸引

具有持久吸引力的人是那些具有优秀品质的人。美国心理学家安德森（J. R. Anderson）在1968年做了一项调查：他收集了555个用于描述人品质的形容词，让大学生评价对于这些品质的喜欢程度。结果其中最受人喜欢的六个品质分别是：真诚、诚实、忠诚、真实、可信、可依赖，最让人讨厌的品质是虚伪和说谎。可见一个人的人格因素在人际交往中，起到非常重要的作用，一个人的优秀品质越多，其受他人欢迎的程度越高。

（八）心理效应

社会心理学研究表明，在人际交往中有一些非常有趣的心理效应。科学地利用或者避免人际交往中的心理效应，对大学生进行有效的交往具有重要的指导意义。

1. 首因效应

首因是指在人际交往中第一印象形成的心理效果。首因效应指在人际交往中，第一印象会在相当长的时间里一直直接影响人们对交往对象的评价和看法。人们往往对第一次见面时的印象如对方的容貌、表情、身材等因素记忆深刻，而对后来接触到的因素不太注意甚至忽略。

如果第一印象良好，在以后的交往中总倾向于朝积极的方向去理解对方；反之，则容易形成偏见，朝消极的方向去看待对方。如在恋爱交往中，双方见面时如果第一印象良好，之后能够继续交往的可能性就大大增加。但第一印象往往是建立在外表印象基础上的，并不一定是真实可靠的。首因效应往往在人际交往的初期起重要作用。

2. 近因效应

近因是指在人际交往中近期印象形成的心理效果。近因效应，指的是人际交往中人们往往对最近获得的印象清晰深刻，会冲淡和破坏过去一直存在的印象。同一个人的两段信息被连续感知时，人们会对前一种信息印象更深刻，也更倾向于相信前一种信息。但当同一个人的两段信息被间断感知时，人们往往会更关注于后一种信息，后一种信息会冲淡和破坏之前信息的作用。前者就是我们之前提到的首因效应，后者就是近因效应。

首因效应与近因效应不是对立的，而是一个问题的两个方面。在大学生的人际交往中，第一印象固然重要，但最后的印象也是不可忽视的。在对陌生人的认知中，首因效应比较明显；而对熟识的人的认知中，近因效应比较明显。

3. 光环效应

光环效应又叫晕轮效应，指的是在人际交往中，人们常将对方所具有的某个特性泛化到其他方面的一系列特性上，从局部信息推论形成一个完整印象，做出全面结论的心理现象。

光环效应往往会影响到人们的相互交往，当你认为对方某个方面优秀时，就觉得他处处顺眼，一切方面都优秀，“爱屋及乌”，甚至他的缺点和错误也会觉得可爱；当你认为某人有缺陷时，就觉得他处处不顺眼，对其优点与成绩也视而不见。光环效应容易产生以偏概全的结果，以个别特征代替全部特征，主观地歪曲了交往对象的形象，对人做出不公正评价，这在人际交往中比较常见。我们在人际交往中要特别注意，尽量避免光环效应带来的负面影响。

4. 投射作用

投射作用是指在人际交往中，在形成对别人的印象时总是假设他人与自己有相同的倾向、态度和体验等。把自己的某些心理特性加在他人身上，“以小人之心，度君子之腹”就是这种投射作用的写照。在大学生中这种作用普遍存在，如当一个男生喜欢某个女生时，觉得对方的一笑一颦都在对自己发出爱的信号；在寝室交往中，有的同学对别人有偏见，在生活中也会觉得对方处处都针对他。这种由己及人的主观想象容易造成人际交往中的误会和矛盾。

5. 刻板印象

刻板印象是指人们对于某一类事物或人物形成一种比较固定、概括和笼统的看法，并认为所有的这类事物或人物都具有这些特性。在人际交往的过程中不管他是否呈现出该类人的特征，都把对于这类人的评价强加于他。如对于英国人的普遍看法是传统、具有绅士风度。认为北方人高大威猛、豪爽大方。农村来的同学认为城市里的同学见多识广，但狡猾、虚伪；城市里来的同学则认为农村来的同学孤陋寡闻，但忠厚、老实等。一旦形成了刻板印象就会忽略个体的真实表现，容易形成交往中的偏见和误解。这类心理现象常常是许多人在不知不觉中产生的，会对人际交往带来不同程度的影响。

心理小测试：交友能力测试

在现代生活中，交朋友成了一项越来越重要的活动。事实上，善于交朋结友的人不仅生活过得快乐自在，而且事业上也容易获得成功。那么你的交友能力怎样？下面一组自测题可以帮助你了解个大概。请实事求是地回答每一个问题，如果你的回答是肯定的，就在题号前画“√”，如果回答是否定的，就不要做任何记号。

1. 除了父母、配偶及兄弟姐妹，你是否还有一个可以互诉衷肠的知心人？
2. 你有两个以上交往多年的老朋友吗？
3. 你有起码一个称得上知己的异性朋友吗？
4. 除了同龄人，你是否还有一些忘年交？
5. 当你遇到意外事故时，你是否能轻而易举地找到一个朋友帮助你解难？
6. 你是否每周至少去一次朋友家坐坐？
7. 遇到节假日，你常会想念朋友吗？
8. 朋友邀你去玩时，在一般情况下，你是否会找到诸如“最近我太忙”之类的借口婉言谢绝？
9. 朋友遇到困难（如生病、搬家等）时，你是否会主动去表示关心？
10. 你是否经常用打电话或写信的方法，同远方朋友保持较为紧密的关系？
11. 每一段时间，你是否会增加新朋友？
12. 你交友的目的是为使自己获得某种“方便”，还是纯粹为了赢得友谊和感情？
13. 你正忙时恰遇朋友来访，这时你仍会热情接待吗？
14. 除了赠送礼品，你还有更多增进友谊的办法吗？
15. 当你遇到不幸或感到寂寞时，你会走出家门向朋友诉苦或发牢骚吗？

【计分和评定】

一个“√”为1分，累计总分若达到13～14分，就说明你有很强的交友能力；9～12分，说明你有较好的交友能力；6～8分，意味着你尚能维持与朋友的友谊；5分以下，那就意味着你的交友能力很差。人的心理是动态的，随着时间、地点、条件而转移，而且受到心境的制约，愉快的心境和不愉快的心境都会影响对事物的判断。因此，自测的结果只能作为参考。人贵有自知之明，自测的目的不是下定论，而是帮助人们发现自己，发现自己人际交往的长处与短处，并据以发扬优点，逐渐完善自己。

第三节 大学生人际交往原则及技巧

俗话说“没有规矩，不成方圆”，大学生在人际交往的过程中也要遵循一定的原则，掌握一些技巧，才能使交往积极、顺畅地进行下去，形成良好的人际关系。

一、大学生人际交往的基本原则

（一）平等原则

人与人之间是平等的，无论高矮胖瘦、贫穷富贵还是能力高低，每个人在人格上都是平等的。平等是建立良好人际关系的前提，也是人际交往中最基本的原则。大学生来自祖国的五湖四海，年龄、知识背景、文化水平相似，虽然家庭背景、经济状况、个人能力不同，但在人格上都是平等的，无高低贵贱之分。大学生之间良好的人际交往应该是建立在真诚、平等的基础上，每个人都不要把自己的想法强加于他人，更不能趾高气扬、盛气凌人。只有平等相处，将心比心，不带着有色的眼镜去对待他人才能达到相互间的共情，获得他人的尊重和理解，人际交往才能协调和融洽。

（二）真诚原则

真诚是所有道德品质中最受喜爱的一种，它是人们进行人际交往的基本要求，是人与人之间建立信任关系的基础。真诚是大学生高尚品格的具体表现，也是大学生在人际交往中最重要和最必要的原则。对于别人的优点要真诚地、发自内心地赞美，对于别人的困难，要尽心尽力，竭尽所能地予以帮助。只有在交往中以诚相待，无论说话、做事都发自真心，用真情去打动别人，才能赢得别人的信任，建立深厚的友谊。

（三）宽容原则

在人际交往中要宽以待人、求同存异，要能够容忍他人的过失和不足。宽容并不是无原则的接受一切，而是在非原则性的问题上不斤斤计较。宽容是维系良好人际关系的纽带，也是增强人际吸引的要素。大学生正处于血气方刚的年龄，又处于集体生活中，每个人的性格、习惯、爱好和生活方式都存在或多或少的差异，只有胸襟宽广，相互容忍对方的差异和缺点，才能与他人顺利交往。特别是在寝室中的人际交往，更要学会谦让大度，克制忍让。宽容他人是对自己能力有信心，成熟的表现。

（四）诚信原则

诚信是指在人际交往中诚实、不欺骗、讲信用、遵守诺言。诚信是交往的潜在力量，显示了个体的自重和内心的安全感和尊严，是人与人之间相互信赖的前提和基础。诚信有助于构建和谐轻松的人际关系。大学生都愿意与诚实守信的人交往，不会担心被欺骗和出卖。一个不讲信用的人很难获得别人的信任和接纳，得到真正的友谊，也很难建立良好的人际关系。

（五）互利原则

人与人之间的交往本质上是一种社会交换行为，这不同于简单的物质交换，而是精神、情感等方面的交换，其遵循的原则是一样的。在交往过程中能够满足双方的需要，达到共利、共赢的目的。只有交往双方在过程中都能够满足各自的需求，才能保持良好的互动，在交往中彼此相互关心、相互帮扶、相互爱护才是互利原则的根本体现。单方面付出、索取，或是想少付出多回报，都不会得到良好、稳定的人际关系。

（六）适度原则

适度原则是指在人际交往中要把握好言行举止的尺度和交往的广度，每个人都有各自的性格特征，有相似性也有特殊性，需要找到自己与他人交往的适当距离，距离过近或过远都会让彼此感觉不舒服。适当的距离可以既满足人与人之间沟通、交流的需要，又能保持相对的自我独立空间，让双方都觉得温暖又舒服、放松。

此外，大学生还要注意交往的广度，不要将交际面拓宽得太广，交际范围太广容易分散精力，影响学习。毕竟大学生的主要任务是学习，不能舍本逐末。

相关知识：宿舍关系的建议

1. 协商作息时间

进入大学学习后，就开始了群居生活方式，宿舍不同于自己家中，宿舍成员尽可能统一起居时间。如果有的同学喜欢熬夜，注意在熄灯后尽量减少动作，不要发出声响，可以自己戴着耳机听听英语和音乐；如果有同学不考虑他人的情况，为所欲为，寝室长要代表其他同学直接向他提出建议，要尽量单独交流，避免当众发生冲突。

2. 宿舍卫生分工明确

没有规矩不成方圆。寝室长要安排好值日表，责任到人。如果谁违反或忘记，就要接受一定的惩罚，如果谁多值日，要进行奖励。

3. 理智控制矛盾

俗话说“远亲不如近邻”，尽量避免口舌之争，每个人都有自己的世界观和价值观，不要要求他人看待问题的角度与你一致，可以多听听旁观者的意见。

4. 尊重他人的隐私

尊重别人就是尊重自己。

5. 善待他人

不取笑别人的缺点或身体缺陷，在他人有困难时真诚相助。

6. 宽以待人

不要斤斤计较，宽容会使你更快乐。

7. 及时化解矛盾

不要让小矛盾升级成大冲突，有困扰时及时向亲人、老师和朋友求助，听听他们的意见和建议。

资料来源：赵丽琴. 大学生心理健康指南［M］. 北京：高等教育出版社，2010.

二、大学生人际交往的技巧

人际交往是一种能力，也是一门艺术，需要恰当地运用一定的交往技巧，通过学习和练习提高沟通能力，维系良好的人际关系。

（一）重视第一印象

前文中提到在陌生人初次交往时，首因效应影响深远。如果首次交往中如果给对方留下诚恳、热情、大方的印象；双方进一步的交往就有了良好的基础；相反，如果在首次交往中就留下虚伪、冷漠、呆板的印象，对方就会敬而远之。因此，加强自身的修养，重视交往中的第一印象十分重要。

（二）寻找共同话题

共同感兴趣的事，可以使交往双方产生共鸣。要使交往顺利进行，选择话题很重要。最好是事先了解对方的兴趣与爱好，或者个人经历，交谈一些有共同语言的话题。这样能打破谈话的僵局，拉近双方的交往距离，双方的感情自然会融洽起来。为今后的交往打下良好的基础。

（三）面带微笑

俗语说“伸手不打笑脸人”，微笑有强大的感染力。在人际交往中，真诚、友善的微笑往往会给人留下深刻、美好的印象。微笑能给人以温暖的感觉，让对方感受到你的友好和真诚，也给予对方轻松、愉快的体验。人们都愿意与满面笑容的人交往，而不愿意与一个整天板着脸孔的人在一起。

（四）讲究语言艺术

讲究语言的艺术是成功人际交往的重要内容。要注意正确地运用语言，学会用清晰、准确、简练、生动的语言表达自己的思想，妥善地运用赞扬和批评，赞扬他人要选准角度、恰如其分，态度要真诚。批评他人时要婉转温和，不要挫伤他人的自尊心。力求使语言有幽默感。幽默的语言可以缓解尴尬的气氛，化解没有恶意的冲突。

（五）用心倾听

耐心、虚心地倾听他人的讲话也是一项重要的交往艺术。倾听是人际交往的法宝，当对方讲话时要精神集中、表情专注、要不时地与对方进行目光交流，同时用点头、微笑等动作表示赞同。可以适当发问，对方会感觉你对他的话听得很认真，但不要随意打断别人的谈话。要注意对方表达的情绪，同样的一句话会因为使用的语气、语调、肢体语言等不同而表达出不同的情绪。非语言信息比语言更能反映出一个人内心的真实情感和意图，要学会用心来倾听。

（六）选择适当交往距离

交往的距离过近或过远都会影响人际关系的质量，相距太远会使对方感到冷漠，距离太近又会使对方感到没有自我空间。因此在交往的过程中，把握彼此关系的现状以及对方的性格特征等要素，再在此基础上选择适当的交往距离，这也是交往的一种艺术。

（七）记住对方的名字

记住对方的名字，说明对方在你心目中是有分量的、有地位的，会让对方获得成就感和满足感，在与对方初期交往时，能够记住对方的名字，这会拉近双方之间的距离，增加双方之间的亲切感。记住对方的名字，是对他人的一种变相的赞美和肯定。

（八）主动问候对方

在人际交往中，尤其是在与陌生人进行交往时，大学生往往受到自卑心理和羞怯心理影响，怕自己主动交往却得不到对方的认可和回应，总是畏首畏尾，不愿主动示好。主动问候对方是一块试金石，如果对方也有交往的意愿就会积极的回应，使你得到肯定和满足。即使对方反应冷淡，你也可以从中获得反馈，重新审视与其交往的程度和方式。无论结果如何，你都不会有所损失。若要正常和成功地交往，就必须努力克服上述的交往心理障碍。

（九）换位思考

换位思考对建立良好的人际关系具有重要的指导作用。在处理交往中产生的问题时我们应该经常自我问："如果我处在他的位置上，我会怎样处理？"经常站在对方的角度去理解和处理问题，就会有不同的认知和结果。"己所不欲，勿施于人"就是这个道理，得到朋友的最好办法是使自己成为别人的朋友，而不是一味地要求他人按照自己的方式思考和处理问题。与朋友相处时应求大同，存小异。

（十）乐于助人

要从帮助别人中获得乐趣，对人提供无偿的热情帮助。当别人有困难时积极帮助，竭尽所能地帮助他人，有力出力，有钱出钱，有物出物，出谋划策，别人同样也会投桃报李，"雪中送炭"会使人际关系更融洽，友谊长存。

团队训练活动

游戏：初相识。

同学分成两排，报数，号相同的为初相识的朋友，有30分钟时间自由交谈，相互了解，可自选地点。

30分钟之后，回答以下问题：

1. 谈话时间与停顿时间的比例大约为多少？
2. 你感到30分钟时间

   A. 太短　　B. 不长不短　　C. 太长
3. 你感到交谈的气氛

   A. 轻松自在　　B. 有点紧张　　C. 很难受，希望早点结束
4. 你认为你们的交流

   A. 成功　　B. 不成功　　C. 还可以

5. 通过30分钟的交流，你认为对对方

A. 了解了很多　　B. 有一点了解　　C. 一点不了解

6. 随着时间的推移，你们的交谈

A. 步步深入　　B. 没有深入

7. 除了谈话，你还通过什么方式了解对方

A. 表情　　B. 动作　　C. 其他

讨论：初次相识，交流从何入手？怎样才能使交流步步深入？

练习框架：

1. 寻找自我介绍中的共同点。
2. 寻找共同经历。
3. 寻找思想与感受的共同点。
4. 可以与他拥有一个共同的秘密吗？

心理小测试：处世能力测试

你想检验自己的处世能力吗？如果是，那就请实事求是地做完测试题

对照评定，看看结果如何。

1. 当你埋头赶做一件事时，一个朋友上门来找你倾诉苦闷，你怎么办？

A. 放下手中的工作，耐心倾听

B. 显得很不耐烦

C. 似听非听，还在想自己的事

D. 向他解释，另约时间

2. 在公共汽车上，你无意踩了别人一脚，别人对你骂个不停，你怎么办？

A. 充耳不闻，任其骂去

B. 同他对骂

C. 推说别人先挤你

D. 请他原谅，同时提醒他骂人不对

3. 在电影院里，你的邻座旁若无人地讲话，你感到厌烦，你怎么办？

A. 希望别人会向这个人提意见

B. 大声指责他们

C. 叫来服务员干涉他们

D. 有礼貌地请对方别讲话

4. 家有急事，领导不了解情况，要你加班，你怎么办？

A. 去加班，心中却在埋怨

B. 拒绝加班，言语生硬

C. 推说有病不能加班

D. 同领导商量能否不加班，的确需要加班，就服从安排

5. 你辛苦了好几天，自以为某项工作做得不错，不料领导却批评了你，你怎么办？

A. 满腔委屈，但不作声

B. 拂袖而去，不受委屈

C. 把责任归于客观原因

D. 注意自己做得不够的地方，以后加以改正

【计分和评定】

若多选择A，说明自制力强，胆小怕事，明哲保身，不够直爽，欠缺原则性。

若多选择B，说明自制力很强，虽直爽，但不善于待人接物。

若多选择C，说明虽灵活，但为人不够真诚、坦率。

若多选择D，说明既有较强的自制力，积极向上，又为人真诚、坦率。

检测结果仅供参考。

第四节　大学生人际关系障碍及其调适

每个大学生都希望自己被他人接纳、被他人喜欢，拥有良好的人际关系，但现实中往往会出现困扰和冲突，令人困惑和苦恼，无法顺利解决。这是因为在人际交往中存在一些不健康的心理和行为，阻碍了人际交往顺利进行和发展。想要建立和谐、良好的人际关系就要了解这些人际关系障碍形成的原因，并对其进行合理调适。

一、社交恐惧心理

（一）社交恐惧心理的表现和成因

社交恐惧是人在面对新的环境，接触陌生人群时产生的具有不安和恐怖色彩的情绪反应，常会莫名其妙地感到紧张、害羞、脸红，甚至手足无措，语无伦次，严重时会逃避见人。如果这种情况仅表现在面对异性的时候，称为异性恐惧。

社交恐惧心理的形成通常是出于三种原因：第一种是由个体的个性气质决定的，这类人天性内向、羞怯、谨小慎微、瞻前顾后。对自己的言行和举止过于敏感，怕在他人面前出丑，越是担心，就越是无法控制自己的行为，造成异常紧张。第二种是由于在以往的交往中有过失败的经验，自尊心受到强烈的挫伤，再遇到类似的情况和情境时，失败经验不由自主地涌入脑海，引起莫名的恐慌。第三种是由于自我认知出现偏差，对自己没有自信，在交往过程中过于纠结于自身形象，害怕别人发现自己的弱点，而形成一种自我保护意识的心理压力，缺乏交往的主动性。

（二）社交恐惧心理的调适

社交恐惧是一种因心理过度紧张造成的不良心理状态。它对大学生的身心健康、生活质量

都会产生巨大的影响。克服社交恐惧，可以通过不断的锻炼和练习来实现。

（1）要积极参与人际交往活动，增强人际交往意识和自觉性。有社交恐惧的大学生往往逃避与他人交往，越是逃避，恐惧心理就越强烈。要主动参与社交活动，正确看待人际交往中出现的嘲笑、冷淡、挫折等，只有在积极的人际交往中汲取经验，掌握交往技能，才能增强自己的社交能力。

（2）分析产生恐惧的根源，增强心理承受能力，培养锻炼应激能力，改变个性中不利于人际交往的品质。一旦确定了产生恐惧的原因，就可以对症下药，针对这些情况可以适当做些准备，如在交往时自己应该说什么，可能会出现哪些情况，自己该如何应对这些情况等。也可以适当做些放松训练。

（3）正确认知自我，增强自信。在人际交往过程中，常常会出现失误、遭到别人拒绝甚至嘲笑、讥讽等情况。关键在于如何看待这些现象，不要觉得出现这样的情况就是丢人现眼，要明白这些都是很正常的现象，不要过于担心和恐惧。没有人是十全十美的，不要对自己要求过高，希望自己事事处理得大方得体，表现让人无可挑剔。

二、社交自负心理

（一）社交自负心理的表现和成因

具有社交自负心理的人不能客观地认识自己和他人，过高的评价自己，自命不凡，自以为是。有些大学生在人际交往中往往以自我为中心，处处表现为以自身的兴趣和需要为中心，盲目地坚持自己的意见，不愿接受别人的建议，总喜欢将自己意志强加到别人身上，以自己的态度作为他人态度的“标准”，甚至抬高自己，贬低别人。自负心理并不是天生形成的，而是在后天的身心发展过程中受到周围环境的影响而形成的，往往是由于家长过于溺爱，家庭环境优越；或是在某一方面具有特长，经常被他人夸赞等造成的。这种不良心理严重的影响人际间的正常交往。

（二）社交自负心理的调适

（1）正确评价自己。每个人都不是十全十美的，既要看到自己的长处，也要看到自己的短处。要学会全面地、客观地评价自己。多听取他人的评价和反馈，避免过高评价自己，造成“自命清高”、“孤芳自赏”的情况。

（2）正确评价他人。每个人都会有自己的特长和弱项，要学会用一种客观、谦虚的态度看待他人，学会发现他人的优点和长处，多与他人交流，尊重他人，取长补短。

（3）学会尊重他人。在人际交往中要多尊重他人，顾及他人的感受，而不是只考虑自己的需求和想法，学会从他人的角度考虑问题，尽量满足双方的需求。

三、社交自卑心理

（一）社交自卑心理的表现和成因

社交自卑是指在人际交往过程中个人由于生理或心理缺陷而感到羞愧和畏缩，缺乏自信，感觉别人看不起自己，常常对自己的能力、品质等做出偏低的评价，认为自己低人一等而悲观失望。这类人感情脆弱、多愁善感，不能及时摆脱失败和挫折带来的打击，他们往往是由于自身身体存在缺陷或是失败和挫折的次数多了，害怕遭到别人的嘲笑和讥讽，同时也对自己失去了信心。久而久之，就形成了对自己过低的评价，产生了自卑心理。

（二）社交自卑心理的调适

自卑心理最根本的问题是自己看不起自己，缺乏自信。

（1）正视失败。正确认知生活和学习中的失败和挫折，在大学生活中遭遇失败和挫折都是在所难免的，不要因为几次失败就认为自己不如别人，没有人会一帆风顺，“失败乃成功之母”，正是由于人生中不断地战胜一个又一个“失败”，才取得更大的成功。

（2）正确评价自己。俗话说“尺有所短，寸有所长”，“金无足赤，人无完人”。大学生应正确评价自己，扬长避短，充分认识自身的优点，寻找自身的长处，提高对自己的评价，增强自信心。

（3）积极的自我暗示。在交往活动中，用积极的自我鼓励方式暗示自己，如“没关系的，虽然我长相不出众，但是我的诚意会打动他的。”“不要妄自菲薄，我没有想象的那么差。”这种积极的自我暗示会缓解消极情绪，使个体逐渐增强自信心，将获得的成功经验逐渐累积，就会从自卑的阴影中走出来。

（4）积极参与交往。越是回避交往，越得不到成功的交往经验，要敢于与人交往，要积极参与交往，使自己获得他人更多的理解。通过不断的练习，尤其是获得成功经验后会增强自信，逐渐变得乐观、开朗。

四、社交虚荣心理

（一）社交虚荣心理的表现和成因

社交虚荣是指在人际交往中为了保持自己的自尊心而采取以不适当的虚假方式取得荣誉或吸引他人注意力。它是在交往活动中自尊心过强的表现，是一种不正常的社会情感。在虚荣心的驱使下，有的人往往只追求面子上的好看，不顾现实的条件，最后造成危害。在强烈的虚荣心支使下，有时会产生可怕的动机，带来非常严重的后果。大学生在人际交往中往往“打肿脸充胖子”，死要面子，或是说谎、欺瞒，都是出于自尊心过强的缘故。大学生在人际交往中应努力克服此种心理，实事求是，悦纳自己，从而更好地适应社会。

（二）社交虚荣心理的调适

（1）自尊与自重。社交虚荣心是由于在人际交往中，一个人在各方面的尊重需要得不到满足而产生的。只有做到自尊、自重、诚实、正直，才不至于在外界因素的干扰下失去人格。人有一定的虚荣心是可以理解的，但虚荣心过重不仅不利于人际交往，也不利于自己的健康成长。

（2）树立正确的价值观。正确评价自己，实事求是，不贪图虚名，树立切合实际的理想目标与抱负水平，做到自信、自强，在人际交往中有自知之明。不仅看到自己的长处，也看到存在的不足，时刻为缩小现实与理想之间的差距而努力。

(3) 正确对待舆论。在人际交往中，他人的议论，他人的优越条件，都不应当是影响自己进步的因素。自己获得成功起决定性作用的应该是自己的后天努力。只有自信和自强，才能不被虚荣心驱使。

五、社交孤独心理

(一) 社交孤独心理的表现和成因

社交孤独是指在人际交往中表现为不愿与他人接触，独来独往，但又时常感到孤独和寂寞的心理表现。具有社交孤独心理的大学生往往将自己戒备起来，只喜欢待在自己的独立空间里，不愿与人沟通，不表露自己的真实情感，对别人善意的沟通表现出不耐烦，身边少有知心的朋友。社交孤独心理多是由家庭环境、氛围和父母的教养方式造成的。在吵闹、压抑、暴力等环境下成长的孩子，往往会形成孤僻、冷漠、情绪波动大的性格特点。父母过于严厉，在教养孩子过程中简单、粗暴，也会给孩子造成心理阴影，使孩子变得唯唯诺诺、胆怯、自卑、不信任他人。另外在交往中屡次受挫也可能造成心理阴影，不愿或不敢再与他人交往。

(二) 社交孤独心理的调适

(1) 改变认识。要从主观上认识到社交孤独心理的危害，意识到只有与他人交往才能得到友爱和支持，才能改变孤独、空虚、压抑的现状。只有改变观念才能产生交往的愿望和信心。

(2) 勇于尝试。具有社交孤独心理的大学生多会寻找各种各样的理由回避交往，这些只是他们害怕和拒绝交往的借口。只有鼓起勇气，开放自我，积极参加交往活动，增进与他人的交流，才能消除孤独心理。

六、社交嫉妒心理

(一) 社交嫉妒心理的表现和成因

社交嫉妒心理是指在人际交往中，因与他人比较或竞争中，自感在能力、地位等不如对方而产生的愤愤不平、怨恨、失落等复杂的情感体验。当看到他人取得了超过自己的成绩就忌恨、不满；看到他人失败或陷入麻烦就幸灾乐祸，甚至落井下石。巴尔扎克曾说过：“嫉妒者比任何不幸的人更为病苦，因为别人的幸福和他自己的不幸，都将使他痛苦万分。”社交嫉妒不仅妨碍人际交往活动，还直接损害人的身心健康。大学生中常见的是对他人学习成绩、获得荣誉、外貌穿着、家庭条件等的嫉妒。

(二) 社交嫉妒心理的调适

(1) 树立正确的人生观和价值观。社交嫉妒心理是大学生在人际交往中，偏离了正常轨道的自尊心膨胀，它不是一种独立的心理活动，受到个人人生观和价值观的影响。只有树立了正确的人生观和价值观，才能把来自各方面的压力转化为自己积极进步的动力。

（2）完善自身人格。具有社交嫉妒心理的人心胸狭隘，斤斤计较。只有培养开阔的胸襟，做到“不以物喜，不以己悲”，积极调整心态，转移不良情绪，以客观平和的态度看待问题，才能克服嫉妒的心理。

七、社交猜疑心理

（一）社交猜疑心理的表现和成因

社交猜疑是在人际交往中由主观推测而产生的对他人怀疑、不信任的复杂情感体验。具有猜疑心理的人时刻怀有很强的戒备心，喜欢用主观想象去猜测他人的想法和意图，认为别人在注意他，议论他，说他坏话，跟他作对，疑神疑鬼，容易造成对他人的误解，难以和他人建立信任、真诚的人际关系。它多是由缺乏自信心，心胸狭隘等心理因素引起的。

（二）社交猜疑心理的调适

（1）理智地控制自己的情绪。当猜疑情绪产生时，就会无事实根据的自我证实，越想越觉得自己是正确的。要学会控制自己的情绪，在产生猜疑时，理智地寻找事实根据，没有依据的猜疑就会不攻自破。

（2）增强自信心。很多大学生产生猜疑心理是由于不自信，对自身的缺点和不足过分放大，害怕别人关注自己的缺陷，瞧不起自己，而疑神疑鬼，对他人的言行过于敏感，这是自卑心理作祟的结果。要学会辩证地看问题，增强自信心，学会自我安慰。

（3）即时沟通，消除误会。很多时候猜疑往往是作茧自缚，自我臆断的结果。如果发现问题时可以及时沟通，坦诚地说出自己的想法，就会消除误会，增加彼此的信任感，从而消除猜疑心理。

心理小测试：人际关系综合能力测试

指导语：本测试共28个问题，每个问题用“是”（打“√”）或“否”（打“×”）回答。打“√”的每题给1分，打“×”的每题给0分。请认真回答。

1. 对于自己的烦恼有苦难言。
2. 和陌生人见面时感觉不自然。
3. 过分羡慕和妒忌别人。
4. 与异性交往太少。
5. 对连续不断的会谈感到困难。
6. 在社交场合感到紧张。
7. 时常伤害别人。
8. 与异性来往感觉不自然。

9. 与一大群朋友在一起，常感到孤寂或失落。
10. 极易受窘。
11. 与别人不能和睦相处。
12. 不知道与异性相处如何适可而止。
13. 当不熟悉的人对自己倾诉他的生平遭遇以求同情时，感到不自在。
14. 担心别人对自己有什么坏印象。
15. 总是尽力使别人欣赏自己。
16. 暗自思慕异性。
17. 时常避免表达自己的感受。
18. 对自己的仪表（容貌）缺乏信心。
19. 讨厌某人或被某人所讨厌。
20. 瞧不起异性。
21. 不能专注地倾听。
22. 自己的烦恼无人可倾诉。
23. 受别人排斥与冷漠。
24. 被异性瞧不起。
25. 不能广泛地听取各种意见、看法。
26. 自己常因受伤害而暗自伤心。
27. 常被别人谈论、愚弄。
28. 与异性交往不知如何更好地相处。

说明：

如果总分在0~8分，说明受测者善于交谈，性格开朗，与朋友很好，愿意与他们在一起，彼此相处得不错。

如果总分在9~14分，说明受测者与朋友相处有一定的困扰，人缘一般，与朋友的关系时好时坏，经常处于起伏变动之中。

如果总分在15~28分，说明受测者在与朋友相处时存在严重困扰。分数超过20分，则表明人际关系行为困扰程度极严重，而且在心理上出现较为明显的障碍。

思考与练习

1. 你通常用什么办法结识新朋友，跟别人介绍自己？
2. 你同意以下的说法吗？

   说法一：如果周围的同学不喜欢你，就说明你的人缘不好。

   说法二：如果我拒绝了别人，就会破坏人际关系。

   说法三：为了维持良好的人际关系，我永远只能是一个奉献者。
3. 试分析你在人际交往中存在的主要问题，并思考如何解决这些问题？

Chapter 10

第十章 大学生恋爱心理

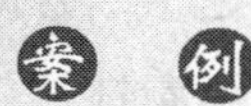

韩梅梅是一名大学二年级的学生。在大一老乡会上，她结识了一个男孩儿。俗话说："老乡见老乡，两眼泪汪汪。"他们两人一见如故，很快就谈起了恋爱。男孩儿高大英俊，热情开朗，对韩梅梅更是非常体贴。

相处半年后，由于学业紧张，两人在一起的时间逐渐减少，韩梅梅感到男孩儿与自己有些疏远。韩梅梅觉得很失落，就经常抱怨男友，两人的争吵多了起来。一天，男友突然提出分手，说他喜欢上了别人。韩梅梅不能接受这个事实，但百般努力也没能使男友回心转意，韩梅梅陷入了失恋的痛苦中。看着身边的人成双成对，韩梅梅总是想起自己跟男友的美好回忆。韩梅梅陷入了深深的悲伤中，从此一蹶不振，学习成绩一落千丈。

爱情是人类独特的情感，是一种特殊的人际关系。正值青春妙龄的大学生，渴望爱情、期待爱情。但是，大学生的恋爱具有双重性：处理得好，会对人生发展起到积极作用；处理得不好，会对人生的发展起消极作用。因此，了解恋爱的心理实质与发展过程，树立正确的恋爱观，妥善处理爱情与友谊、爱情与学业的关系，培养爱的能力，对大学生具有重要的意义。

第一节　爱的心理实质

法国著名作家雨果曾经说过，人有两次出生：第一次是开始生活的那一天；第二次则是在萌发爱情的那一天。步入大学，很多学生都开始了自己的恋爱旅程。然而，什么是爱情，应如何对待爱情，是每个大学生所面临的重要课题。

一、爱的心理实质

（一）什么是爱情

自从有了人类社会，爱情就一直是一个古老而又常新的话题。爱情是一种最复杂、最微妙的情感，人们用最美丽的语言来描述爱情——爱情是一首诗，爱情是一首歌，爱情是涓涓的流水……

古往今来，无论是在哲学、伦理学、心理学、美学、文学艺术等各个不同的领域中，人们都在对爱情进行着这样或那样的探讨，得出的结论和定义，虽然各不相同，但也有相互的共同点，即爱情离不开男女之间的性爱，爱情是一种强烈的内心情感体验，爱情内含着深刻的社会内容，等等。

概括地说，所谓爱情，就是一对男女之间，基于一定的社会关系和共同的生活理想，在各自内心中形成的对对方最真挚的倾慕，并渴望对方成为自己终身伴侣的最强烈的感情。爱情是两颗心灵相互向往、吸引、达到精神升华的产物，是一种高尚的精神生活。

（二）爱情的心理实质

（1）对异性的欲望与需求，是爱情产生的前提和基础。当一个人开始进入青春发育期，随着性生理和心理的迅速发展，自然会发生对异性的好感和相互的吸引，产生与之相结合的欲望需求，这是人的生理本能，人类正是依靠这种本能得以繁衍后代、延续种族。随着性意识成熟而萌发的对异性的欲望、向往和追求，是爱情产生的自然前提和生理基础。

心理小故事：自然属性是谁也扼杀不了的

有一个小和尚，自幼由山上庙宇里的老和尚抚养大，从来没有接触过女性。长到十八九岁时，老和尚才带他下山去赶集。一路上，小和尚看到许多从未见过的东西，当他看到几位姑娘在河边嬉水打逗时，便驻足不前，问老和尚："这是什么"？老和尚怕他起凡心，就答道："这是老虎，要吃人的。"之后便拉着小和尚匆匆离去。回到庙后，老和尚问小和尚："你今天所看到的东西什么最可爱？"小和尚不假思索地说："老虎最可爱。"

资料来源：莎伦·布雷姆．爱情心理学［M］．北京：人民邮电出版社，2010．

（2）相互炽烈的情感，是爱情产生和发展的内在动因。爱情是人类所特有的一种异性之间相互爱慕倾心的特殊情感。爱情的产生不仅有其生理基础，更有心理的内在动因。它是男女之间，双方相貌的相互吸引，性格气质的相容，理想信念的一致所萌发的情感共鸣，产生的兴奋、愉悦、和谐、眷恋和炽烈的内心体验，从而达到精神上的情感交融、心灵相连，渴望相互结合的强烈感情。这种任何他人所无法替代的情感，是爱情产生和发展的内在心理动因。

（3）深刻的社会性，是爱情心理的本质属性。现实生活中，爱情无论是萌发于性爱的需要，或是表现为强烈的情感，都是存在于一定的社会关系之中，是以一定的社会物质条件和社会文化习俗为背景构成爱情存在的社会基础。爱情心理是生理性、情感性与社会性的内在统一，其中，社会性是爱情的本质属性。

第一，爱情体现人的社会性本质。人的生理性欲的表达，要受到社会文化、道德习俗等社会生活方式的制约，是经过人类文明净化的性爱需求。

第二，爱情是人类发展到一定历史阶段的社会现象，是随着与现代文明相适应的人类婚姻家庭制度的出现与演变，形成一夫一妻制家庭，得以使爱情产生与发展，从而构成人类社会婚姻家庭的基础。

第三，爱情内嵌了深刻的社会内容，是在人们的社会交往中逐步萌发的。人们对于爱情的理解、对恋爱对象的选择，是和特定的社会政治经济、思想文化与社会习俗密切相关的，反映了其不同的世界观与人生观。社会生活的丰富与变化，形成了爱情心理的不同内容与形式。

第四，爱情本身体现的是一种社会行为，不单纯只是一种个体的情感。爱情的追求，婚姻的缔结，家庭的组建，既关系到个人的幸福和双方的幸福，又关系到抚育子女、赡养老人等家庭和社会的责任与义务。

人类追求爱情，是追求富有情感的性爱，这是人的自然本性。但在确定与异性的关系时，又是以善良、美丽为基础的，这是人的社会性。正是在爱情中性、善、美的结合，使人类的性爱具有了一种崇高的精神价值。

二、爱的心理成分

美国心理学家斯滕伯格（R. J. Sternberg）提出了爱情的三因素理论，认为爱情包括亲密、激情、承诺三种基本要素。

亲密，是指与伴侣间心灵相近、互相契合、互相归属的感觉，属于爱情的情感成分；

激情，是指强烈地渴望与伴侣结合，它是两性产生浪漫和外在吸引力的动机，也就是与性相关的动机驱力，属于爱情的动机成分；

承诺，则包括短期和长期两个部分，短期的部分是指个体决定去爱一个人，长期的部分是指对两人之间亲密关系所作的持久性承诺，属于爱情的认知成分。

这三个要素分别代表了爱情三角形的三个顶点，任意改变三角形的一边，就会形成不同的爱情三角，爱情关系中的亲密、激情和承诺随着时间的变化，所占的比例也会不断变化。在爱情初期激情具有重大作用，但随着时间推移，亲密必须不断加强，并加入承诺的约束，以促使关系稳定，如图 10-1 所示。

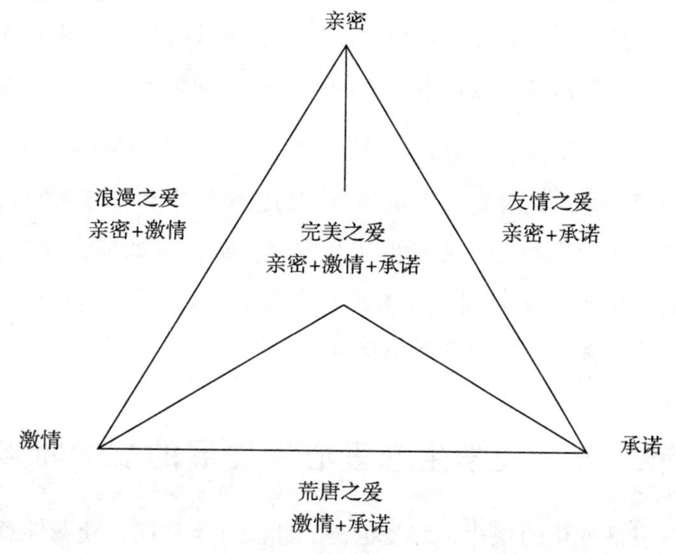

图 10-1　斯滕伯格爱情三因素理论

三、爱情的基本特征

（一）互爱性

爱情是一种纯洁、复杂而又高尚的感情交流，是男女双方心心相印的双向感情交流，是在共同生活目标下的共鸣、精神上的相互倾慕。真正的爱情是不可强求的，只能以当事人的互爱为前提。在爱情发展中，男女双方处于平等互爱的地位。单恋虽然也是一种强烈的情感，但它不是互爱意义上的爱情。

（二）排他性

排他性，是指恋爱一方排斥他人对自己所钟爱对象的任何亲近或接触的心理倾向。爱情是两颗心相撞发出的共鸣，男女一旦相爱，就会要求相互忠贞，并且排斥任何第三者亲近双方中的一方。伟大的教育家陶行知曾经说过："爱情之酒甜而苦，两人喝是甘露，三人喝是酸醋，随便喝要中毒"。"三角恋爱"和"多角恋爱"都不会发展为美好的爱情，只会产生人间悲剧。

相关知识：友谊和爱情的区别

日本的心理学家通过研究提出了区别友谊和爱情的五条标准：第一，支柱不同，友谊的支柱是理解，爱情的支柱是感情。第二，地位不同，友谊的地位是平等，爱情的地位是一体化。第三，体系不同，友谊是开放的，爱情是关闭的。第四，基础不同，友谊的基础是信赖，爱情则纠缠着不安。第五，心境不同，友谊充满"充足感"，爱情则充满"欠缺感"。

资料来源：朱民锋．大学生素质教育在实践中探索［M］．北京：兵器工业出版社，2008.

（三）无私性

爱情是一种责任，爱情意味着你对伴侣的命运、前途承担责任。借爱情寻欢作乐的人，是贪淫好色之徒，是道德的堕落者。爱情意味着把自己的一切献给爱侣，与他缔结幸福。

（四）持久性

爱情是一棵苍松而不是一枝昙花，爱情所包含的感情因素和义务因素，不仅存在于婚前的整个恋爱过程中，而且延续到婚后的夫妻生活和家庭生活。恰如莎士比亚所说："真正的爱，非环境所能改变；真正的爱，非时间所能磨灭；真正的爱，给我们带来欢乐和生命。"此外，"少年夫妻老来伴"、"相濡以沫"都讲的是爱情的持久性。

第二节 大学生恋爱心理发展的规律特点

任何事物都有其发展变化的规律，恋爱也是如此。青年初期，随着性意识的萌发和逐渐成熟，进入恋爱时期。人的性心理和恋爱心理的形成，是一个逐步发生和发展的过程。

一、大学生恋爱的原动力

英国性心理学家埃利斯（Ellis）曾说，“爱情的动力和内在本质是男子与女子的性欲”。大学生恋爱是大学生生理和心理发展成熟的自然结果。

（一）性生理的成熟

大多数大学生处于身心发育基本成熟的青年早期。这个时期最大的生理变化是生殖系统发育成熟，也叫性生理成熟。性生理成熟是极为广泛的整个生理机能的变化，它不仅包括身高体重的增加，肌肉能力和运动能力的发达等外形上的发育成熟，还包括内分泌腺的变化和神经系统、内在诸器官的发育等。直接影响性生理成熟的是脑垂体前叶分泌的性激素。性激素的激活唤醒了性意识，性意识的萌发产生对异性的好奇、爱慕和吸引等。

（二）性心理的逐渐成熟

性是爱情心理结构的基础，在关于性征、性欲、性行为等方面，有着极其复杂的性心理。个体性心理的发展是与性的生理发育和性的社会文化影响密切相关的，并大致经历了如下四个阶段。

（1）异性疏远期。一般在 12～14 岁，在青春期开始时，少男少女对性的差别特别敏感。第二性征的出现，在他们内心深处产生了春情初动的朦胧感觉，他们把异性的秘密和男女之间的关系也看得很神秘，与异性交往时往往会表现出羞涩、忸怩或不自然。这是由于性意识的出现所产生的闭锁性心理状态，在短时间内很难消除。

（2）异性向往期。一般在 15～16 岁，随着性生理的发育，尤其是性意识的发展，男女生逐渐从疏远、抵触开始转向为彼此产生好感，欲求一起学习、游戏和活动。

（3）异性接近期。一般从 16～18 岁，在完全进入青年期之后，随着生理机能的进一步发展，生活阅历的日趋增加，青少年对异性之间的关系有了进一步的理解和认识，异性间的羞涩心理较之前大大减少，对性意识的情感体验也开始有了新的变化，对异性开始产生朦胧的、隐蔽的、泛泛的好感和爱慕。

（4）异性爱恋期。18 岁以后，随着性生理和性意识的成熟，对异性之间的关系有了正确的态度，开始各自扮演社会赋予每个性别的特定角色，期盼着自己的理想恋人。

二、大学生性心理发展的特点

（一）性心理的内容

人的性心理活动是围绕性征、性欲和性行为而展开的一个动态的过程，大致包括如下几方面的内容。

（1）性感情，指因性而生的两性之间微妙的感情关系，正是这种性感情促成两性之间具有充分的吸引力。

（2）性意识，是对性的言语水平的知觉，主要包括是男是女的性别意识和青春期后萌发的性欲意识。

（3）性知识，是经耳闻目睹获得的有关性问题的知识内容。

（4）性经验，是经身体力行获得的关于性的实际感受和体验。

（5）性观念，指对有关性问题的较为稳定的看法和持有的态度评价。

（二）大学生性心理发展的一般特征

1. 性心理的本能性和朦胧性

大学生的性心理尤其是低年级大学生的性心理，通常缺乏深刻的社会内容，主要还是生理发育成熟带来的本能作用，好像情不自禁地对异性发生兴趣、好感和爱慕。加上不少学生不了解性的基本知识，对性有较浓厚的神秘感，使得这种萌动又罩上了一层朦胧的色彩。

2. 性意识的强烈性和表现上的掩饰性

大学生十分重视自己在异性心目中的形象，十分看重来自异性的评价，但表现上却可能显得拘谨和羞涩。如心里对某一异性很感兴趣，表面上却有意无意地表现得无动于衷，甚至不屑一顾，或做出回避的样子；表面上很讨厌男女间的亲昵动作，可内心里可能很希望体验等。

3. 性心理的动荡性和压抑性

青年期是一生中性欲最旺盛的时期。大学生心理还不够成熟，尚未形成稳固的道德观和恋爱观，自控和自制的能力有限，他们的性心理易受外界各种影响而显得动荡不安。与此同时，大学生并不具有通常意义上满足性冲动的配偶条件，易导致过分的焦虑和压抑。

4. 性别差异性

大学生的性心理因性别不同仍然存在明显差异。比如，在对异性感情的流露上，男生显得较为外显和热烈，女生往往表现得含蓄而温存；在内心体验上，男生更多是新奇、神秘和喜悦，女生则常常是惊慌、羞涩和不知所措；在表达方式上，男生比较主动和直接，女生往往采取暗示的方式等。当然，由于个人的生理、心理条件的不同，家庭环境、地区及文化背景的差异，大学生性心理发展的各种特征呈现出参差不齐的复杂局面。

三、大学生恋爱发展的心理过程

爱情的培育过程也就是爱情双方情感的不断深化和相互交融的心理过程。在心理学家看来，一个成熟的、称得上真爱的恋情必须经历四个阶段。

第一个阶段：共存。恋人不论何时何地总是希望能在一起，总有说不完的话，甚至可能为此而寝食难安，心甘情愿地消耗大把时间，为心上人魂牵梦绕。

第二个阶段：反依赖。待到情感比较稳定后，恋人不能永远停留在互相吸引的阶段，否则什么学习、工作等其他事情都进行不下去了。这时，至少会有一方想要有多一点自己的时间，做自己想做的事，这时的另一方就可能有被冷落感，激情慢慢地会有一点点减少，但这是另外一个爱情阶段的开始。

第三个阶段：独立。这是第二个阶段的延续，双方都要求有更多独立自主的时间，做自己想做的事情。这个阶段里恋人间要学习怎么处理冲突，不断地经营爱情，更加全面地了解对方。

第四个阶段：共生。这个时候新的相处之道已经成形，你的他（她）已经成为你最亲的人。双方在一起相互扶持，共同开创属于你们自己的人生。而这时，双方在一起不会互相牵绊，而是互相成长。

据调查，很多恋情都通不过第二、第三阶段。这主要是因为爱情中常出现自我的因素，如怀疑、任性、不沟通等导致两人分道扬镳。因此，处在爱情的第二、第三阶段，只有互相信任，勤于沟通，才能缩短经过的时间，从而顺利地进入幸福的第四阶段。

四、大学生恋爱的心理特点

当代大学生是青年群体中文化层次较高的一部分，与其他同龄人以及以前的大学生相比，他们的恋爱具有自己明显的特点。

（一）恋爱选择的自主性

大学生脱离了家庭的束缚，自主自立意识明显增强。在恋爱问题上，他们个性突出，大多是自己做主、自由选择，不受传统习俗的局限，显示出较强的独立性。

（二）表达方式公开化

越来越多恋爱中的大学生一改过去的隐蔽形式，转为公开的表达方式。他们不再躲躲闪闪，不在乎别人的注目，在校园里形影不离。他们认为这是两个人之间的私事，别人无权干涉；认为这是感情真诚奔放的自然流露。

（三）情感不成熟性

在大学生中，尤其是低年级学生中，由于社会阅历浅，思想单纯，很多学生对自己的人生目标和需要，还没有一个很清楚的概念，造成在对待恋爱问题上简单、幼稚和不成熟。在恋爱择偶标准上，往往重外表、轻内在，男生倾向于追求漂亮、温柔；女生则倾向于追求才华出众，有男子汉风度。在恋爱方式上，往往重形式，轻内容，追求和模仿现代影视文学作品中吃吃喝喝的浪漫，而缺乏彼此深刻的相互了解和思想交流。在恋爱行为中，往往重过程，轻结果；重享乐，轻责任，把爱情视为一种“生活消遣”，而缺乏对自己、对对方、对他人和社会的责任意识。

（四）自我控制与耐挫折力差

一方面，大学生的恋爱行为中，缺乏理智的驾驭能力，不善于控制自己的情感，有些学生一旦陷入热恋之中，往往任感情随意放纵，荒废了学业，耽误了前程。另一方面，大学生恋爱中普遍缺乏对挫折的耐受力，一旦恋爱受挫，即会情绪失控，无法自拔，给学习造成严重影响。还有些学生，在对待恋爱问题上过于自卑，情绪压抑，存在着这样或那样的心理障碍。

第三节 大学生恋爱心理问题及其调适

恋爱给人带来美妙的感觉，但爱情就像玫瑰花，它给我们带来馨香的同时，也会刺伤脆弱的心灵。大学生生理发育成熟而心理渐趋成熟的矛盾，丰富的情感与脆弱的理智的矛盾，导致他们在恋爱过程中常会出现各种苦恼，直接影响着他们的身心健康与发展。因此，大学生学会调适恋爱过程中的各种心理困惑，正确对待失恋，有利于大学生的身心健康和全面发展。

一、大学生常见的恋爱心理困惑

（一）单恋

单恋是指异性关系中的一方倾心于另一方，却得不到对方回报的单方面的“爱情”。一个人执著地想获得一样东西，但又无法获得，这是最令人痛苦的事。尤其当想获得的是爱情时，痛苦倍增。单恋就属于这种情况，误认为别人爱上了自己或明知别人不爱自己，但却深深爱着对方，这种爱的情感越深，它所带来的情感折磨就越痛苦。

单恋通常表现为三类：一种是自作多情，明知对方不爱自己，还一味地追求和纠缠。二是误会，一些人因缺乏同异性交往的经验，因而在与异性接触时，对对方的言行、情感过于敏感，误把对方的友情当做爱情。三是自己深爱对方，又怯于表达，从而苦苦思念。

单恋形成的原因很复杂，主要与单恋者的性格特征与认知偏差有关系。单恋现象较多地出现在性格内向、敏感、富于幻想、有自卑感的人身上。之所以出现单恋，主要是因为当事人把对方的言行举止纳入自己主观需要来理解，造成对对方认知的偏差。

相关知识：单相思只能持续36天

英国心理学家佛曼斯特（Fomansite）是全世界独一无二专门研究“单相思”问题的专家。2006年，他在《人格与社会心理》杂志上发表了自己的研究心得。佛曼斯特指出，单相思比恋爱更常见。在英国，每年有100余万人不幸陷进“单相思”泥潭，尤以男性居多。

单相思的模式大多是：起初双方仅是精神交流，接着其中一方萌生爱意，并陷进自己编织的情网中难以自拔，不时用隐晦的语言和行动暗示对方。假如对方年龄在25岁以下，通常会直接拒绝单恋者，30岁以上的人则大多“默不作声”，这往往使单恋者产生误解，两人陷进尴尬关系中。

单相思可能发生于任何年龄段，但在14~18岁时更常见，因为少男少女此时正处于爱幻想的青春期，不善于自我控制。而在适婚男女中，60%的人“单相思”过，20%的“多情种子”还可能每年单恋他人2~3次。另外，60岁以上老人也不时出现单恋。

佛曼斯特认为，单相思的普遍化，与电影文化的影响息息相关。因为影片中锲而不舍的单恋比比皆是，终于感动对方的成功案例更让人心动，于是很多人误以为，感情就是由单恋发展起来的，所以很容易陷入“单相思”中难以自拔。

单恋他人的人显得可怜兮兮，但研究显示，被恋的人到最后往往也会忧心忡忡。70%被他人“单恋”的男女在接受调查时说，起初他（她）会为自己的魅力扬扬得意，但后来渐渐因难以开口正面拒绝，不胜其扰而感到烦恼，甚至生自己的气。值得庆幸的是，“单相思”大多“寿命”不长，平均每次持续时间仅为36天，绝大多数人能很快走出阴影。

资料来源：欧阳辉，闫华，林征．大学生心理健康应用教程［M］．沈阳：辽宁教育出版社，2010.

（二）失恋

当沉浸在美好的爱情当中时，我们对生活充满了憧憬，充满了幸福感和价值感。如果一旦失去这份感情，会给当事人带来严重的创伤。失恋是指恋爱的一方否认或者终止恋爱关系，是一种痛苦的情感体验。

失恋带来最直接的感受就是自卑感和挫败感。有的同学失恋后，觉得自己在别人面前抬不起头来；有的则对自己的各方面表现感到不满，觉得自己一无是处。但是，成长过程中，人生不如意十有八九，失恋是人生经验，也是成熟的代价。有一项调查表明，和初恋对象结婚并且一直幸福的人不超过12%。这就是说，人们在和初恋对象分手之后，往往会继续开始新的恋爱，直到最后走向婚姻。

（三）三角恋

三角恋或多角恋，是指一个人同时与两个或两个以上的人建立恋爱关系，是一种反常的恋爱现象。

导致三角或多角恋的原因主要有以下几个方面：一是大学生信念感差，择偶标准未成型。一些大学生没有明确的择偶标准，与多位异性保持亲密关系，但又不确定哪个更适合自己，导致三角恋的出现。二是受社会上一些错误思想的影响，没有树立正确的恋爱观，将恋爱视作游戏。三是由于一些大学生虚荣心强，以追求者众多为荣，导致脚踏两只船的现象。对于三角恋或多角恋的现象，最重要的是要端正自己的恋爱观，正确面对，妥善处理。

二、大学生恋爱心理问题的调适

（一）单恋的自我调适

一些学生处在单恋的情形下，既不敢大胆表白，又无法停止自我折磨，似乎很难从痛苦中摆脱出来。但只要真正认清当前的处境，问题也是不难解决的。

1. 克服爱情错觉

心理单恋者往往由于对倾慕对象一往情深，希望得到对方的爱情的动机十分强烈，常常会把对方的言行举止纳入自己的主观需要来理解，从而造成对对方认知的偏差。因为自己爱对方，于是觉得对方也一定在爱着自己，看他（她）的一言一行都好像在向自己示爱，这是人们常犯的所谓“爱情错觉”。如果一时难辨自己感觉的真伪，可以将自己的心事告诉密友，让其帮助自己进行客观地分析判断，拨开自己心中的迷雾。必须客观看待对方的言行，勇于承认自己产生了爱情错觉，才可能成功地转移自己的感情。

2. 克服羞怯和自卑心理，以适当的方式传递自己的感情

对自己身边的同学、朋友产生了单恋后，可以委婉地试探。比如开玩笑地问他（她）对象的一些情况等，观察他（她）的反应。

典型案例：借上帝之手求爱

摩西·门德尔松是德国知名作曲家费利克斯·门德尔松的祖父。摩西外貌极其平凡，身材五短，而且还是个古怪可笑的驼子。

一天，他到汉堡去拜访一个商人，这个商人有个心爱的女儿名叫弗西，摩西无可救药地爱上了她。

到了必须离开的时候，摩西鼓起了所有的勇气，上楼到弗西的房间，把握最后和她说话的机会。她有着天使般的脸孔，但让他十分沮丧的是，弗西始终拒绝正眼看他。经过多次尝试性的沟通，他害羞地问："你相信姻缘天注定吗?"

她眼睛盯着地板答了一句："相信。"然后反问他："你相信吗?"

他回答："我听说，每个男孩出生之前，上帝便会告诉他，将来要娶的是哪一个女孩。我出生的时候，未来的新娘便已许配给我了，上帝还告诉我，我的新娘是个驼子。我当时向上帝恳求：'上帝啊！一个驼背的女人将是个悲剧，求你把驼背赐给我，再将美貌留给我的新娘吧。'结果，我就成了现在这个样子，你就成了美丽的姑娘。"

当时弗西看着摩西的眼睛，内心深处被他说的故事深深感动，她把手伸向他。之后，弗西成了他最挚爱的妻子。

资料来源：钟明. 名人的幽默［M］. 北京：金盾出版社，2009.

3. 扩大人际交往

要将自己已经积聚的相思之情冲淡，并转化成更广泛的爱，如增加对父母的关心，与朋友加强联系，积极参加集体活动等。

（二）失恋的自我调试

恋爱是甜蜜的，失恋却是人生的苦果。面对失恋，有的大学生能够自己调控情感和行为，尽快从失恋的苦恼中解脱出来；有的却在痛苦的深渊里越陷越深，日渐消沉，出现以痛苦情绪、绝望体验和难堪心理为特征的所谓"失恋症候群"。那么，该如何清除失恋苦果的苦涩呢?

摆脱失恋的痛苦，需要外界的帮助，但更重要的是提高自己的心理承受力，增强心理适应性，学会自我心理调节，从而达到新的心理平衡。

1. 逆向思考

冷静分析自己失恋的原因，如性格不合、兴趣不同、价值观不一致等。因为种种原因，恋爱结束，不必过于痛苦，不妨学着逆向思考，如果勉强凑合下去，造成以后的感情不和，两人也很难获得幸福。失恋固然不是幸事，然而不是志同道合、个性契合的恋人，及早分手也并非坏事，"塞翁失马，焉知非福？"

2. 合理化

根据理性情绪疗法的观点，一个人失恋之后，顿感昔日恋人一切都好，认定自己绝对不可能再找寻到如此美好的爱情，把失恋看得糟糕透顶、可怕至极等，都是源于非理性的信念。因此，针对失恋，应该通过自己跟自己辩论的方式，有意识地在头脑中强化理性的信念，如"天涯何处无芳草"等。再加上"酸葡萄"与"甜柠檬"效应，多想想昔日恋人的缺点，多罗列自己的优点，对于缓解失恋的焦灼和苦恼是有利的。

3. 情感宣泄

不要过分埋藏和压抑失恋的痛苦。找亲朋好友倾诉一番，甚至大哭一场，你会感觉轻松好受得多。如果感到积郁很深，实在难以排解，甚至自觉已有某些神经症性的症状，就有必要寻求专门的心理咨询机构帮助。

4. 升华

要尽快把精力引向学习及自身事业的发展之中，把失恋升华为一种奋发向上的动力。爱情固然重要，但不是生活的全部。对于大学生来说，切不可因为盲目的爱，而将别的人生意义全盘丢失了。要提醒自己不断地进步，会有机会赢得新的、更为美好的爱情的。

总之，失恋并不意味着失去一切，特别是不要因为失恋而失去爱与被爱的能力。

（三）三角恋的自我调适

三角或多角恋违背恋爱道德，应及时从中退出，正确面对，妥善处理。

1. 正确认识三角恋的危害

恋爱过程就是培养和加深爱情的过程，如果三角恋发生，三人之间将无法把精力投入到对对方的了解和加深感情上，而是过多地纠缠于感情冲突中。此时的恋爱，很大程度上失去了正常的恋爱特征，而更多的是矛盾、痛苦、纠葛等，令当事人烦恼不堪，也会给以后的恋爱生活留下阴影。

2. 树立正确的恋爱观

恋爱是一件非常严肃的事，但有些人对此不以为然，特别是受西方性文化的影响，对恋爱持一种轻率、随便的态度，认为爱情应该是多方位的。但生活之中爱情不是游戏，三角恋必将给当事者带来痛苦和伤害。

3. 学会拒绝和放弃

作为被追求者来讲，要学会拒绝。在恋爱过程中，如果自己有了恋爱对象，同时被别人追求，一定要明确拒绝。但也应注意拒绝的艺术，做到既拒绝了对方，又不伤害对方的自尊。

作为爱情的竞争者来讲，应以宽容和理解的态度处理自己的感情危机。如果发现自己误入别人的圈子，或者发现与恋人的关系不可能发展下去，就应该学会放弃，积极地退出来。这种做法看似消极，实际上却是解决三角恋问题的一种积极策略。因为在三角关系中，人的感情往往是说不清道不明的，如果再在上面耗费时间和精力，是没有多大价值的，而且一旦陷入感情的纠葛中去，可能会给自己的感情带来更大的伤害。“急流勇退”是摆脱三角恋感情纠葛的最明智的选择。瓦西列夫说：一旦发现自己是“多余的人”，就应该主动退出来，高尚地忍受自己的不幸和痛苦。

第四节 培养健康恋爱观和择偶观

埃里克·弗洛姆（Erich Fromm）认为，爱是一门需要学习的艺术。对于高校大学生来讲，在大学生涯中正确认识爱情，树立健康的恋爱观，也是一门必修的功课。美好的爱情能促使人更健康地发展，相反，消极的情感会给人的成长带来阻碍。大学生正处在世界观、人生观的形成阶段，如何树立正确的恋爱观，就成为一个值得重视的问题。

一、培养健康的恋爱观

（一）提倡志同道合的爱情

在恋人的选择上最重要的条件应该是志同道合，思想品德、事业理想和生活情趣等大体一致，应该是理想、道德、义务、事业和性爱的有机结合。

（二）摆正爱情与学业的关系

大学生应该把学业放在首位，摆正爱情与学业的关系，不能把宝贵的时间都用于谈情说爱而放松了学习。因为学业是大学生价值感的主要支柱。当大学生把爱情视为生命的唯一时，爱情就是一株温室中的花朵，娇弱美丽却经不起任何的打击。当爱情成为女性唯一的存在价值时，她本人就会失去人格的独立和魅力，也很容易失去被爱的理由。

典型案例：迟来的爱也美好

1936年春，南京国立中央大学物理系一名叫吴健雄的女生收到了几封热情洋溢的求爱信。中央大学的女生本来就是凤毛麟角，而能让人望而生畏的物理系毕业的，更是少之又少。这使得那些风度翩翩的男生趋之若鹜。面对雪片般飘来的求爱信，吴健雄心静如水，她想，自己还年轻，如果过早地考虑婚恋问题，今后将一事无成。就这样，年已24岁的吴健雄远渡重洋，赴美国著名的加利福尼亚大学伯克利分校继续深造。在伯克利，她结识了留美学子袁家骝。这两位身在异国他乡的青年，彼此一见面，就给对方留下了深刻的印象，但想到学路漫漫，谁也不愿先捅破那层爱的窗纸。他们共同感到，自己正值苦读年华，必须为未来的人生打下坚实的基础，不能因个人的情感延误了自己毕生追求的科学事业。6年过去了，吴健雄的研究成果一次又一次震惊了世界，她被世界物理界称赞为“中国的居里夫人”。直到此时，吴健雄和袁家骝，这两位双双取得博士学位、在科学上有相当建树的有情人，才共同步入爱的殿堂。

资料来源：孤草．逆境心理学［M］．北京：大众文艺出版社，2001．

（三）懂得爱情是一种相互理解，是相互信任，是一份责任和奉献

理解对方可以为个人和对方营造一种轻松和快乐的氛围，没有人追逐爱情只是为了被约束。相互信任是自信的表现，自己都不相信自己值得别人去爱的人，别人会全心全意爱他吗？责任和奉献则意味着个人道德的修养，它是获得崇高的爱情的基础。

二、树立正确的择偶观

择偶是否适当，关系到一生的幸福。在择偶时，应侧重考虑以下几个方面的因素。

（一）男女双方志同道合

主要指有共同的理想，共同的追求。对各自的发展道路能相互理解，对各自的工作相互支持，在生活中相互体贴，相互帮助。

恩格斯在谈到莉希·白恩士时指出：“我的妻子也是一个地地道道的血统的爱尔兰无产者，她对本阶级的天赋的热爱，对我是无比珍贵的，在关键时刻，这种感情给我的支持，比起‘有教养的’、‘多愁善感的’资产阶级小姐的细腻和小聪明可能给予的还要多些。”对无产阶级事业的热爱和忠诚构成了恩格斯与莉希·白恩士坚实的爱情基础。真正的持久的爱情，绝不仅仅是外形和肉体的吸引，更重要的是情操、志趣和理想的和谐与一致。

典型案例：马克思志同道合的爱情

伟大的革命导师马克思同其夫人燕妮之间的笃厚爱情，是为世人所称道的。燕妮出身于贵族，她的家庭十分富有，她本人天资聪慧，才华出众，是当地最漂亮的姑娘。但是，她对那些不学无术，胸无点墨的豪门子弟根本不屑一顾，而热恋着出身于普通律师家庭但却有远大抱负的马克思。就在马克思被迫流亡国外的最困难的时刻，燕妮抛弃了豪华舒适的生活，毅然同马克思结婚了。他们婚后，多年的日子，三次流亡国外，过着极端贫困的生活。经常伴随着他们的是饥饿、寒冷、商人和房东的逼债、典当衣物的窘迫。贫穷甚至夺走了他们三个心爱的孩子的生命。燕妮这个出身高贵、家庭富有的女子，为什么心甘情愿地跟着马克思过着如此穷困潦倒的生活呢？是共同的革命理想，火热的斗争生活把他们紧紧地联系在了一起。燕妮曾这样说过：“他（指马克思）的道路就是我的道路，他的思想就是我的思想，——相信我们目标的一致，要不然我为什么献身于他而不献身于另一个人呢？”正是由于这种共同的思想基础，才使他们的爱情忠贞不渝、始终如一，即使在最艰苦的环境里，仍然燃烧着健康、充实的火焰。

资料来源：喻新安，白威凉，乔培华．反思与觉醒［M］．郑州：中原农民出版社，1988．

（二）心理上要做到相互协调，情投意合

每个人由于出身、经历及周围生活环境的不同，气质、性格也不可能完全一样。但通过主

观努力，双方可以相互适应，达到心理上相互协调。比如，在情趣相投方面，两个人的信仰、观念、爱好、习惯等趋向一致，互相能够想到一处、说到一处、做到一处，能够互相欣赏、互相支持、互相需要。当两人相处时，能够做到毫无掩饰、真正放松。

（三）注重品德和人格特征

爱美是人的天性，一般人在择偶时都希望对方的身材与相貌美丽动人。然而，比相貌更为重要的是一个人的品德与人格。生活并不是一帆风顺的，我们会遇到各种困难与坎坷。在家庭和事业出现危机时，理解会使创伤得以恢复，关怀会使危机变成坦途，信任会使孤独变成冷静，支持会使苦难变成磨炼。相反，徒有其貌，人格卑俗之人，往往以牢骚、埋怨、怀疑、争吵来面对问题。家庭生活的朝夕相处会使美丽的外貌变得熟悉平常，但人格气质和知识风度却耐得住磨砺，守得住青春，具有持久的美丽。外在美只可取悦一时，内在美方可经久不衰。

心理小故事：三夫争妻

孙知县遇上一个头痛案子：三个男人争夺一个姑娘刘小娇。事情是这样：陈家生下陈大通，刘家生下小娇，两家为儿女定下了娃娃亲。几年后，陈某携带家眷返回原籍，从此中断音信。

小娇十八岁时，父亲病故了，母亲把她许配给一个商人。那商人外出经商，一去两年不回。母亲以为他死了，又将小娇许给同乡小财主。就在小财主筹办婚事的时候，商人回来了，陈某的儿子陈大通也来迎亲了。孙知县问明情况后，一时难下判决，只得宣布退堂。第二天升堂，孙知县对小娇说：“你不能同时嫁三个男人，如何是好？”小娇想：一个姑娘有三个男人真叫人笑掉大牙，不由得又羞又恼，说了句绝话：“让我死吧！”县官说：“恐怕你这只是说说而已。”小娇被县官激怒了：“我马上就想死！”知县对一个差役耳语几句，然后对小娇说：“只有你死了才能平息这场官司！”知县命差役拿来酒壶递给小娇，她母亲和陈大通上前来夺，被差役拦住。小娇喝下毒药不久，在地上滚了几滚，就不动了。知县叫小财主领回尸体，小财主说：“既然以前有未婚夫，我就让给他吧！”那商人也说愿意把姑娘让给陈大通。陈大通含着眼泪说：“小生愿意领回，用对待妻子的礼节埋葬她。”陈大通把小娇背走了。当晚小娇却苏醒过来。原来知县让她喝的不是毒药，而是麻醉药。不久，两个人成了亲。

资料来源：左夫．走过，还要悟过［M］．北京：中国国际广播出版社，2004.

（四）不能盲目地追求金钱和地位

不少人在择偶时很注重社会地位、家庭背景等物质条件。事实上，若是没有志向、道德和人品的修养做基础，豪华富足的物质条件只能成为卑劣者诱捕猎物的陷阱，筑不起真正爱的港湾。金钱和地位只能由双方去努力，共同劳动，共同创造。众所周知，金钱能买来婚姻，却永远买不来爱情。

双方更应忠于爱情，不能朝三暮四，要做到“八互”：互敬、互爱、互信、互助，互谅、互让、互勉、互学，携手共进，同舟共济，这样才能度过美好的一生。一旦组成家庭，就要对双方有一定的责任感，不能办事随便，毫无责任心，否则很难在未来的家庭里担负起自己的角色。

三、发展健康的恋爱行为

大学生在恋爱中，要相互尊重、彼此坦诚，要做到行为端正文明、有分寸，不可随心所欲，无视社会公德。

（一）恋爱行为要大方

一般来说，男女双方初次恋爱，在开始时常感到羞涩与紧张，随着交往的增加会逐渐自然与大方。这个时期要注意行为举止的检点。高雅的亲昵动作发挥爱情的愉悦感和心理效应，而粗俗的亲昵动作往往引起情感分离的消极心理效果，有损于爱情的纯洁与尊严，有损于大学生的形象，同时对旁人也是一种不良的心理刺激。大学校园很多地方，如图书馆、自习室、操场等不适合做出亲昵行为，应当尽力克制。

（二）恋爱过程中要平等相待，相敬如宾

不要拿自身的优点去比较对方的不足，以此炫耀抬高自己，戏弄贬低对方。也不宜想方设法考验对方或摆架子，因为这些都可能挫伤对方的自尊心，影响双方的感情。

（三）善于控制感情，理智行事

恋爱中的男女常常会有性的幻想和冲动，一方面，大学生应懂得克制自己，男生要清楚这是一种责任，女生要注意保护自己；另一方面，要注意转移和升华，如参加各种文娱互动，与恋人多谈谈学习和工作，把恋爱行为限制在社会规范内，不致越轨，要使爱情沿着健康的道路发展。

四、培养爱的能力与责任

（一）迎接爱的能力

包括施爱的能力和接受爱的能力。一个人心中有了爱，在理智分析之后，要敢于表达、善于表达，这是一种爱的能力。一个人面对别人的施爱，能及时准确地对爱做出判断，并做出接受、谢绝或再观察的选择，这也是一种爱的能力。

缺乏这种能力的人，或是匆忙行事，或是无从把握。大学生要具有迎接爱的能力，就应懂得爱是什么，有健康的恋爱价值观，知道自己喜欢什么，需要什么，适合什么。就应对自己对他人对万事保持敏感和热情，就应主动关心他人，热爱他人。当别人向你表达爱时，能及时准确地对爱的信息做出判断，坦然地做出选择。能承受求爱被拒绝或拒绝求爱所引起的心理扰乱。

典型案例：马克思机智的直露式求爱方式

一次约会中，马克思半认真半开玩笑地对燕妮说：“我爱上一个姑娘，准备结婚，不知道她同意不？”燕妮大惊：“你有女朋友了？”“是的，认识很久了，这里有她的照片。”燕妮颤抖

地打开他递过来的小木匣，惊呆了——原来里面放着一面镜子，“照片”里的人就是她自己，她欣喜万分地扑向马克思。马克思做了绝顶聪明的试探，又明确地表达了自己的深挚感情。

资料来源：［美］莎伦·布雷姆．爱情心理学［M］．北京：人民邮电出版社，2010.

（二）拒绝爱的能力

对自己不愿或不值得接受的爱应有勇气加以拒绝。拒绝爱要注意两个方面：一是在并不希望得到的爱情到来时，要果断，勇敢地说“不”，因为爱情来不得半点勉强和将就。如果优柔寡断或屈服于对方的穷追不舍，这样发展下去对双方都是不利的。二是要掌握恰当的拒绝方式，虽然每个人都有拒绝爱的权利，但是珍重每一份真挚的感情是对他人的尊重，也是一种自重，同时是对一个人道德情操的检验。不顾情面，处理方法简单轻率，甚至恶语相加，结果使对方的感情和自尊心受到伤害，这些做法是很不妥当的。

（三）发展爱的能力，培养爱的责任

美国著名诗人沃尔特·惠特曼（Walt Whitman）说：“爱，不是一种单纯的行为，而是我们生活中的一种气候，一种需要我们终身学习、发现和不断前进的活动。”发展爱的能力，并不是非要具体到对某一异性的爱，可以是更广泛意义上的爱。我们的亲人、同学、朋友、祖国和人民，都值得我们去热爱。发展爱的能力，就是要培养无私的品格和奉献精神，要培养善于处理矛盾的能力，有效地化解恋爱和家庭生活中的矛盾纠纷，为恋人负责，为社会负责，才能创造出幸福美满的婚恋。

爱情之花是美丽而娇嫩的，人们热切地追寻它，但有时候往往不知如何去呵护它，以至于爱情之花夭折。恋爱中出现的许多问题源于人们以被人爱代替了去爱人，爱是一种给予和付出，需要用心，需要尊重，需要宽容，更需要懂得珍惜。

五、提高恋爱挫折承受能力

大学生的恋爱受多种因素的制约，因而大学生在追求爱情的过程中遇到各种波折是在所难免的。威廉·莎士比亚（W. William Shakespeare）说过：“爱是一种甜蜜的痛苦，真诚的爱情不是走一条平坦的道路。”前面所提到的单相思、爱情错觉、失恋、三角恋等恋爱心理挫折对大学生的心理承受能力就是一种考验。如果承受能力较强，就能较好地应付挫折，否则就有可能无法承受，导致不良后果。因此，提高恋爱挫折承受能力对大学生的心理健康是非常重要的。

当爱情受挫后，用理智来驾驭感情，通过增强理智感，分析原因，总结经验教训，寻找解决问题的方法和途径，在新的追求中确认和实现自己的价值，从而提高自己的心理承受能力和思想水平。

思考与练习

1. 爱情的心理实质是什么？

2. 当自己身边的同学面临单恋、失恋等恋爱心理问题时，怎样帮助他走出心理困扰？
3. 如何正确处理好爱情与学业的关系？
4. 结合自己的实际，谈谈大学生应怎样树立正确的恋爱观和择偶观，培养爱的能力。
5. 团体训练活动

心中最爱——爱情价值观

一、活动主题：心中最爱——爱情价值观

二、活动目的：考察所持的爱情观，澄清自己的爱情期望

三、活动程序：

（一）异性标准讨论

1. 按每10人一组将学生按男女生分别分组；
2. 请每名学生写出自己喜欢什么样的异性；
3. 按男女分组讨论“我喜欢什么样的异性”。

我喜欢的异性特质：

外表：____________________

性格：____________________

行为方式：____________________

我不喜欢的异性特质：____________________

外表：____________________

性格：____________________

行为方式：____________________

（二）爱情价值观的探讨

（1）学生按6人一组分组，小组成员围圈坐好。

（2）设定情境：假如你是一个即将破产的商人，你有一些资源可以用来拍卖，这些资源到最后可能只能保留一个，请你按拍卖的顺序写出这些资源的顺序。这些资源是亲情、友情、爱情、知识、智慧、荣誉、健康、事业。

（3）学生听完给定的情境后，认真思考，做出自己的选择。

（4）以小组为单位，通过探讨，给出一组的共同选择。

（5）在以上的讨论中，你发现什么是生命中最重要的？

（三）团体分享今天训练的收获

6. 心理测试

恋爱观测试

本测试由15道题组成，每道题有4个备选答案。请根据实际情况选择一个最符合自己心理状态的答案。不要在一道题上花费太多时间，第一反应的答案最准确。此测试用于测量恋爱观。

(1) 你打定主意与对方建立恋爱关系时所依据的条件是

A. 各有所长，但二人条件相当
B. 我比对方优越
C. 对方比我优越
D. 没考虑

(2) 对恋爱日程和起始的时间安排是

A. 懂得了人生的真谛和爱情的内涵，又确定了事业的前进方向和出发点
B. 随着年龄增长，自有贤妻和好丈夫光临，“月下老人”总有空闲的时候
C. 早下手为强，越早越主动
D. 还没想过

(3) 你认为恋爱最终达到的目的是

A. 结为情投意合的伴侣
B. 成家过日子，养儿育女
C. 满足情欲的需要
D. 只是看着恋爱好玩儿，下步没想什么

(4)（男答）你对未来妻子首先考虑的是

A. 善于理家，进得厨房
B. 容貌漂亮，出得厅堂
C. 人品好，能体贴、帮助自己
D. 只要爱，其他无所谓

（女答）对未来丈夫首先考虑的是

A. 潇洒有风度
B. 金钱、权势占优势
C. 为人正直，待人和蔼可亲，有上进心
D. 只要他爱我，其他都不考虑

(5) 你希望同你的恋人结识是这样开始的

A. 青梅竹马，一往情深
B. 一见钟情，难分难舍
C. 在工作和学习中逐渐产生感情
D. 经人介绍

(6) 你认为巩固爱情的最佳途径是

A. 设法讨好对方
B. 努力使自己变得更完美
C. 对恋人诚恳，言听计从
D. 无计可施

(7) 恋爱的过程是互相了解、互相适应和培养感情的过程，既然是个过程，就需要时间，那么，你希望恋爱的时间是

A. 越短越好，最好是“闪电式”
B. 时间尽可能长些
C. 时间很长
D. 自己无所谓，听对方的

(8) 你认为了解恋人的最佳途径是

A. 自己精心设计某些场面，对恋人做无休止的考验
B. 诚挚地交谈，细心地考察
C. 通过朋友
D. 没想过

(9) 当你在恋爱过程中遇到一位比恋人条件更好的异性对你有好感时，你会

A. 说明真相，更忠于恋人
B. 对其冷淡，但保持友谊
C. 讨好对方并瞒着恋人和其来往
D. 感到困惑，不知如何是好

(10) 你原以为恋人很理想，随着时间的推移发现恋人也有缺点和不足时，你会

A. 使用对方能接受的方式帮助对方改进
B. 因事先没想到而伤脑筋
C. 嫌弃对方，犹豫动摇
D. 不知道如何是好

（11）恋爱进程不是一帆风顺的，你对恋爱中出现波折的认识是
A. 最好不要出现，既然出现也是件好事，是对双方的互相了解和考验
B. 有点儿难过，认为这是不幸
C. 疑心丛生，打算分手
D. 束手无策

（12）当你倾慕某异性并开始追求她（他）时，你发现她（他）已经另有所爱，你将
A. 静观待变　　B. 千方百计“切入”
C. 抽身止步，成人之美　　D. 没想过

（13）当你们的爱情小舟在行驶中由于对方的原因搁浅时，你会
A. 千方百计缠着对方　　B. 毁坏对方的名誉
C. 说声“再见”，各奔前程　　D. 不知所措

（14）当你的恋人背信弃义，甩掉你之后，你会
A. 只当自己瞎了眼　　B. 想报复对方
C. 吸取教训，重新开始　　D. 悲愤痛苦，不知所以

（15）当你多次恋爱都未成功，随着年龄增长成了“老大难”时，你将
A. 一如既往，宁缺毋滥　　B. 自暴自弃，随便找一个了结
C. 检查一下择偶标准是否切合实际　　D. 自认命不好，对恋爱感到绝望

计分与结果解释：

（1）以下列出的是各题选项的对应分值，对照一下，然后将各题得分相加得到总分。

题号/得分/选项	A	B	C	D
1	3	2	1	0
2	3	2	1	0
3	3	2	1	1
4	2	1	3	1
5	2	1	3	1
6	1	3	2	0
7	1	3	2	0
8	1	3	2	0
9	3	2	1	0
10	3	2	1	0
11	3	2	1	0
12	2	1	3	0
13	2	1	3	0
14	2	1	3	0
15	2	1	3	0

（2）结果解释

35～45分：恋爱观正确。这是你进入情场的最佳入场券，进场以后也可能有点儿曲折，这种曲折只不过是你实现目标的暂时困难，你最终会寻觅到称心如意的恋人，预祝你爱情幸福美满。

25～34分：恋爱观尚可。你在情场上虽不至于有大的失误，但一时也难以得到真正的爱情。爱情是圣洁的，为了你的幸福，最好把恋爱观再校正一下，变“尚可”为“正确”后，再跨入情场不迟。

15～24分：恋爱观需要好好端正。这是因为你的恋爱观中有不少问题，甚至还有些霉点，这些霉点使你辛勤播撒的爱情种子难以萌芽，即使萌芽了也难结甜蜜之果。

得7个以上0分：你的恋爱观还没有确定。

Chapter 11

第十一章

大学生压力管理与挫折应对

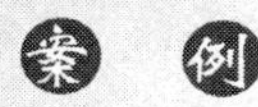

李雷，男，21岁，大学二年级学生。李雷的父母都是具有高级职称的知识分子，他从小就受到十分严格的要求。读中学时，李雷的学习成绩非常优异，每次都是班里的前三名。上大学后，李雷为自己做了细致的学业规划：成绩要拔尖，大二通过英语四、六级，大三入党等。然而，大学的学习并不像想象中的那么轻松，在大学的第一次考试中，李雷就出现了挂科。这对李雷的打击很大，他觉得在同学面前抬不起头来，也不敢告诉父母。面对考试失利，他将其归因于自己的能力水平太低，过分抱怨和责备自己，从而情绪低落，整天闷闷不乐。

现实生活中，大学生的学习和生活不可能一帆风顺，每个人的生命历程难免风风雨雨、坎坷不平。挫折可以使人磨炼意志，变得坚强起来；也可使人遭受打击，消沉低落。因此，大学生学习了解压力和挫折的性质、正确对待挫折、提高挫折承受力，对大学生的健康成长具有重要的意义。

第一节　压力和挫折概述

一、压力和挫折的含义

（一）压力的含义

压力这一概念最早是在1936年由加拿大著名内分泌专家汉斯·薛利（Hans Selye）博士提出的，因此他被称为“压力之父”。汉斯认为，压力是表现出的某种特殊症状的一种状态，这种状态是由生理系统中应对刺激的反应所引发的非特定性变化所组成的。

目前，国内比较普遍的关于压力的定义，是指由刺激引起的、伴有躯体机能以及心理活动改变的一种身心紧张状态，即压力是人在环境中受到种种刺激因素的影响而产生的紧张情绪。

压力好比胡椒、味精等作料，适量可调味，过量则有害。在生活中，有压力才有动力，某种程度的压力是必要的。正常的压力可以使个体保持奋发的精神状态，保持高的工作效率；但如果压力过大，身心则会受到伤害。

相关知识：南瓜的力量

麻省 Amherst 学院进行了一个很有意思的试验。试验人员用铁圈将一个小南瓜整个箍住，以观察当南瓜逐渐长大时，对这个铁圈产生的压力有多大。

最初他们估计南瓜最大能够承受大约 500 磅[①]的压力。在试验的第一个月，南瓜承受了 500 磅的压力；试验到第二个月时，这个南瓜承受了 1 500 磅的压力，当他承受到 2 000 磅的压力时，研究人员必须对铁圈加固，以免南瓜将铁圈撑开。最后当研究结束时，整个南瓜承受了超过 5 000 磅的压力！瓜皮破裂后，他们打开南瓜，发现它已无法食用，因为它的中间充满了坚韧牢固的层层纤维，试图想要突破包围它的铁圈。

为了吸收充分的养分，以便于突破限制它成长的铁圈，它所有的根柱往不同的方向全方位地伸展，直到控制了整个花园的土壤和资源。

我们对于自己能够变得多么坚强，常常毫无概念。假如南瓜能够承受如此大的压力，那么我们人类在相同环境下又能承受多大的压力？

① 1 磅 =0. 453 6 千克。

资料来源：郭凡．决定成败的 10 种心态［M］．北京：海潮出版社，2005.

（二）挫折的含义

挫折是指个体的意志行为受到无法克服的干扰或阻碍，预定目标不能实现时所产生的一种紧张状态和情绪反应，也就是俗话所说的“碰钉子”。如人们准备去参加一次重要的会议，由于交通堵塞而不能按时到会，因此而产生一种烦躁不安的内心紧张状态和情绪反应。

挫折包含着三层含义：

一是挫折情境，即干扰或阻碍意志行为的情境，如学生由于考试过于紧张没有正常发挥而高考落榜。

二是挫折认知，即个体对挫折情境的认知、态度和评价，这是产生挫折和如何对待挫折的关键。挫折情境能否构成挫折，在很大程度上取决于个体对挫折情境的态度和评价，同一挫折情境由于个体的志向水平不同，感受挫折的程度也是有区别的。如有的学生满足 60 分的成绩，而有的学生对同样的成绩则会感到失败和沮丧。

第三是挫折行为，即伴随着挫折认知而产生的情绪和行为反应，如愤怒、焦虑和攻击等。当挫折情境、挫折认知和挫折反应同时存在时，便构成心理挫折。

相关知识

有研究（Amsel & Rossel，1952）表明，动物在遭到挫折后会出现反应率暂时提高的现象。

研究将大白鼠分成两组，一组是强化组，一组是挫折组。实验要求它们穿越一个通道，在这个通道的中间设置一个目标盒，在通道的尽头也设有一个目标盒，即通道上有两个目标盒。强化组的条件是在两个目标盒中都放有食物；挫折组的条件是在第一个目标盒中没有放食物，只在第二个目标盒中方有食物。试验结果表明，挫折组的大白鼠比强化组的大白鼠跑得快。

当然，人类对挫折的反应要比动物复杂得多。但是，这个实验表明了个体在受挫情境下可以出现努力奋进的行为。

资料来源：彭聃龄．普通心理学［M］．北京：北京师范大学出版社，2012.

二、大学生的压力与挫折的关系

当同学们怀着梦想走进大学校园的时候，展现在大家面前的是一个崭新的世界。新的学习与生活环境让人充满期待，同时也让大家感受到了新的挑战。如果能正确面对这些挑战，它们会成为生活中前行的动力；如果不善应对，则会变成压力。

挫折是人们在实现目标过程中受到阻碍时所产生的紧张状态与情绪反应。个体的心理压力与遭受的挫折密不可分，生活中的挫折、失败则是大学生产生心理压力的主要来源。如在大学校园内，无法正确处理人际关系问题，则会产生挫折感，而挫折感使个体产生人际交往压力。因此，如何正确认识与对待挫折，是个体合理进行压力管理、积极解决问题、克服困难、健康成长的关键所在。

三、挫折的性质与转化

（一）挫折具有客观性

在人的生活实践中，挫折是不可避免的，随时随地都有可能发生。正如古人所言：“人生逆境十之八九。”人是具有社会性的，所以往往各种社会、政治、经济、自然灾害等客观因素的制约使人的需要常常不能得到完全满足，使人产生挫折感。可以说，挫折是个体生活中的一部分，每个人都会遇到各种不幸。纵观古今，许多有成就的科学家、文学家大都是从逆境和坎坷中磨砺过来的。

典型案例：美国总统林肯的简历

1809 年 2 月 12 日，出生。

1818 年（9 岁），母亲去世。

1831 年（22 岁），经商失败。

1832 年（23 岁），竞选州议员落选。想就读法学院，但未获得入学资格。

1833 年（24 岁），向朋友借钱经商。同年年底再次失败。接下来，他花了 16 年时间才把债还清。

1834 年（25 岁），再次竞选州议员，这次赢了。

1835年（26岁），订婚后即将结婚时，未婚妻去世。

1836年（27岁），精神完全崩溃，卧病在床六个月。

1838年（29岁），争取成为州议员的发言人，没有成功。

1840年（31岁），争取成为州议员，结果落选。

1843年（34岁），参加国会大选，再度落选。

1846年（37岁），再次参加国会大选——这回当选了。前往华盛顿特区任职，表现可圈可点。

1848年（39岁），寻求国会议员连任，失败。

1849年（40岁），想在自己州内担任土地局局长的工作，遭到拒绝。

1854年（45岁），竞选美国参议员，落选。

1856年（47岁），在共和党内争取副总统提名，得票不足100张。

1860年（51岁），当选美国第十六任总统，成为美国历史上最伟大的总统之一。

资料来源：聂振伟. 大学心理［M］. 北京：中国人民大学出版社，2009.

（二）挫折具有两重性

挫折具有两重性，既有利又有弊。如果挫折超过了个人的容忍力，可能使人心理痛苦、情绪低落、行为消极，甚至引起躯体和精神上的疾病。另一方面挫折又给人们教益，使人反思与总结，认识自己的不足，积累经验教训；能磨炼人的意志，使人更加成熟、坚强。

挫折的消极性和积极性都是相对的，是可以转化的。挫折的转化是指当人们遇到挫折时，以积极的态度，将挫折变为动力，以顽强的毅力继续奋斗，或重新调整目标，从而使需要或动机获得新满足的心理过程和实践过程，即减少挫折的消极因素，积极寻找挫折积极的一面，促使挫折产生的消极因素向积极方面转化的过程。

第二节　大学生压力和挫折的产生与特点

一、大学生常见的压力和挫折类型

挫折普遍存在于人生的各个领域，对于一个涉世未深而又渴望有所作为的大学生来说，挫折更是难以避免的。大学生常见的压力和挫折有以下几种：

（一）学业问题

大学生都是中学时代的佼佼者，但进入大学后，面对高手如林的同学，要想在学习与能力发展上获得双丰收，并不是那么容易的事。

第一，与中学相比，大学的学习环境、学习任务、学习方法都发生了很大变化。大学的课程多，难度大，要求高，更大的差别是大学生强调自学和独立思考的能力，学习时间由自己掌握，教师很少像中学那样指导，一部分大学生很难适应大学的学习，产生学习压力。

第二，一些学生不能合理分配学习时间，不能正确处理学习科学文化知识与参加课外实践活动的关系，忙于参加各种社团、兴趣小组等，导致学习成绩下降；更有甚者学习被动，思想松懈，沉溺于网吧、游戏室，学习成绩一落千丈。

（二）人际交往问题

人际交往伴随人的一生，是人的基本需要之一。大学生重视人际交往，珍视友谊，但多数学生没有经历过集体宿舍生活，他们来自祖国各地，每个人的家庭背景、经济条件、生活阅历等各不相同，加之其生活阅历少、社会经验不足，缺乏人际沟通和交往技巧，容易造成人际关系紧张。

（三）恋爱挫折

大学生渴望接触异性，向往美好爱情，但在追求爱情的过程中，或多或少地会遇到种种挫折。如双方因个性特征、兴趣爱好不一致等原因终止恋爱关系，给一方或双方造成心理伤害，形成情感上的挫折。

（四）就业压力与挫折

物竞天择，适者生存。随着人才市场的建立和完善，“双向选择”成为大学生步入社会，寻找就业机会，展示英雄用武之地的主要途径和舞台。当前社会就业形势严峻，大学扩招后，毕业生供需矛盾十分突出；同时一些大学生就业期望值过高，对自己缺乏客观的评价，找不到适合自己的岗位，给他们自己带来就业的压力与挫折。

二、大学生压力和挫折产生的原因

人的需要、动机是一种主观愿望，它同客观现实之间总是存在着这样或那样的矛盾。这种主观愿望和客观现实之间的矛盾是挫折心理产生的重要原因。大学生挫折心理产生的原因是多方面和复杂的，主要与自然环境、社会环境、自身条件和个人的动机冲突等多种因素有关。

（一）大学生挫折产生的客观因素

构成挫折的客观因素是指个人自身因素以外的自然因素和社会因素给人带来的限制与阻碍，使人的需要不能满足和目标不能实现而产生挫折。

1. 自然环境因素

构成挫折的自然因素是指个人不能预料和控制的天灾人祸、时空限制、意外事件等，如地震、洪水、交通事故等。自然因素造成的挫折每个人随时都可能遇到，如家里遭受洪水、地震等自然灾害破坏，由于噪音的干扰无法安心学习等。

2. 社会环境因素

构成挫折的社会因素是指个人在社会生活中受到的各种人为因素的限制与阻碍，包括政治、经济、法律、风俗习惯等方面。如入党、考研等因为名额限制而不能实现，因种族的不同，一对相爱的恋人无法结婚等。

3. 学校环境因素

有研究表明，大学生从高考到入校后的两三年中，普遍存在挫折感，且91.3%的学生曾遭受三项以上的挫折，这涉及大学学习目标、政治目标、经济条件等。这些挫折的产生，除了与学生自身因素密切相关外，一个不可忽视的影响因素就是学校环境，主要表现在学习环境、学校管理制度及方式、教师的职业道德与业务能力、班集体氛围等。

（二）大学生挫折产生的主观因素

1. 个体生理条件的限制

个体因生理素质、体力、外貌、健康以及某些生理缺陷所带来的限制，导致活动的失败，从而无法实现既定目标。如色盲的人不能从事自己喜爱的医疗或美术工作，身材矮小的人不能成为职业篮球运动员等。

2. 认知模式

认知心理学认为，挫折的产生主要是由人们对挫折情境的认知，即对刺激事件的认识、评价、信念所引起的。任何心理问题与心理障碍都有其认知根源，不健康的心理常常来源于不健康的认知。正如古希腊哲学家爱比克泰德（Epictetus）所说："人不是被事情本身所困扰，而是被其对事情的看法所困扰。"

心理小故事：一念之差

在推销员中，广泛流传着一个这样的故事：两个欧洲人到非洲去推销皮鞋，由于气候炎热，非洲人向来都是打赤脚。第一个推销员看到非洲人都打赤脚，立刻失望起来："这些人都打赤脚，怎么会要我的鞋呢？"于是他放弃努力，失败沮丧而回；另一个推销员看到非洲人都打赤脚，惊喜万分："这些人都没有皮鞋穿，这皮鞋市场大得很呢。"于是想方设法引导洲人购买皮鞋，最后发大财而回。

这就是一念之差导致的天壤之别。同样是非洲市场，同样面对打赤脚的非洲人，由于一念之差，一个人灰心丧气，不战而败；而另一个人满怀信心，大获全胜。

资料来源：田野．拿破仑·希尔 成功学全书［M］．北京：经济日报出版社，1997.

3. 动机冲突

在现实生活中，人们的需要是多种多样的，常常会因多种需要而产生多个动机，并指向多个目标。当这些并存的动机相互排斥，或者由于条件限制不可能全部实现而必须有所取舍时，就形成了动机冲突。动机冲突常常导致部分需要和目标不能满足，于是就产生了挫折。常见的动机冲突主要有以下四种形式：

（1）双趋冲突。指人们在有目的的活动中，同时有两个并存的具有同样吸引力的目标，而这两个目标因条件所限又无法同时实现，从而产生难以取舍的冲突情境。如有些学生在谈恋爱期间同时对两个异性有好感，但只能选择其中一个而放弃另一个；有些学生想做好社会工作，又不想影响学习取得好成绩等。

（2）双避冲突。指人们同时遇到两个具有相同威胁性的事物，两者都想躲避，但因条件所限而必须选择其一，从而产生左右为难的冲突情境。如既不想努力学习，又怕考试不及格。

（3）趋避冲突。指人们在面对同一目标时产生的互相矛盾的心态，即这一目标既具有吸引力，能够满足某些需要，同时又具有排斥力，构成某些威胁。如考试时，有些学生因平时没有认真学习和复习害怕考试不及格，于是就产生了作弊的想法，但又怕被监考老师发现受到校纪处分；有些学生想参加演讲比赛，但又怕失败有损自尊心。

（4）双重趋避冲突。指人们同时遇到两个或两个以上的目标，而每一个目标又同时存在趋避冲突。例如，身处学习气氛不浓的宿舍，想认真学习，但又怕被周围同学讥笑；想不理会他们，又担心影响人际关系；想随大流，有觉得虚度光阴，于心不安。面对就业，想回家找工作，有熟悉的人际关系和父母的照顾，生活比较容易，但是地方小，机会少，怕影响事业发展；想留在大城市，机会多，对事业发展有利，但一切都要从零开始，会遇到很多困难。

第三节　压力和挫折对大学生心理的影响

一、大学生的挫折反应

人们遭受挫折后，或强或弱、或多或少都会做出一定的反应。概括地讲，个体对挫折的反应表现为两个方面，即情绪性反应和理智性反应。

（一）情绪性反应

情绪性反应指个体在遭受挫折时伴随出现的紧张、烦恼、焦虑等情绪反应。自然的情绪反应是正常的，但如果超出必要的限度，则会带来消极的后果。特别是当这种情绪强度过大、或持续时间过长时，往往会直接危害大学生的身心健康，使心理活动失去平衡，严重影响其正常的学习与生活。

1. 攻击

攻击是情绪性反应中最常见的，是个体遭受挫折后发泄愤怒情绪的过激行为。攻击分为直接攻击和间接攻击。直接攻击指将愤怒的情绪直接指向阻碍其目标实现的人或物，如大学校园里的打架斗殴等。间接攻击指个体受挫后，如果不能直接攻击阻碍自己达到目标的对象，就会转向攻击其他替代物，如受到老师批评后，回到寝室对同学发脾气或摔东西。

2. 焦虑

个体受到挫折后，情绪反应比较复杂，包括自尊心的损伤、失败感的增加，最终形成一种紧张、不安、忧虑、恐惧等交织所组成的复杂心情，成为焦虑。适度的焦虑对提高学习和工作的效率，激发潜能有一定的积极作用，但过度的焦虑却是有害的，严重的导致身心疾病，发展为焦虑症。

3. 退化

退化指个体在遭受挫折后，表现出与自身年龄、身份很不相称的幼稚行为，如装病、耍赖、蒙头大睡等。当个体受到挫折后，如果以成人的方式面对挫折，就会产生心理上的紧张、焦虑和不安，为避免这种情况出现，个体往往会无意识地放弃已习得的成人行为方式，恢复早期幼儿的方式加以应付，从而减轻内心的心理压力。

4. 冷漠

往往是受挫折者长期遭受挫折，或改善情境已无希望或攻击时表现出来的一种复杂的心理反应。表面上看受挫折者采取一种“事不关己，高高挂起”的态度，但实际上蕴涵着一种压抑的愤怒。这种反应在缺乏民主、缺乏正常宣泄途径的环境下，较容易产生。

5. 固执

个体受挫后，不去寻找积极的解决方法，而是采取刻板的方式，盲目地重复某种无效的动作或行为。如有的大学生因成绩滑坡，秉烛夜读，影响白天学习，以致恶性循环，明知这样做不好，却仍固执地这样做；一位性格内向、不善交际的女大学生，每当与陌生人坐在一起时，就反复揉衣角，这种动作无助于她提高交往能力，但她仍重复地做着这一动作，这就是一种固执行为。

（二）理智性反应

理智性反应是指个体受挫后，能审时度势，面对现实，找出原因，采取积极有效的态度和行为来对付挫折。主要包括坚定目标，再作努力；改变策略，再作尝试；化消极为积极，努力升华。挫折是不可避免的，关键在于怎样对待挫折。大学生应学会用理智的态度和积极的行为来对待各种挫折。

相关知识：逆商

美国优秀小说《汤姆叔叔的小屋》中汤姆叔叔的原型乔·赛·亨森原是一名黑奴，他在历尽曲折道路、战胜重重逆境而获得人身自由和经营的成功后，坎特博雷主教问他：“先生，你是从什么大学毕业的?”亨森回答道：“逆境大学。”

每个人在生活中都不同程度地受到挫折，人们在受挫折后恢复的能力却各不相同，有些人弹性十足，有些人受挫后一蹶不振，而大多数人则介于两者之间。保罗·斯托茨在20世纪90年代中期率先提出了“逆境商数”（adversity quotient，缩写为AQ），逆商是人们面对逆境，在逆境中的成长能力的商数，用来测量每个人面对逆境时的应变能力和适应能力的大小。

心理学家认为，一个人事业成功必须具备高智商、高情商和高逆商这三个因素。在智商都跟别人相差不大的情况下，逆商对一个人的事业成功起着决定性作用。可口可乐的总裁古滋·维塔就是一个高逆商的人。这位著名的古巴人40年前随全家人匆匆离开古巴，来到美国，身上只带了40美元和100张可口可乐的股票。同样是这个古巴人，后来竟然能够领导可口可乐公司，并让这家公司在他退休时股票增长了7倍！整个可口可乐价值增长了30倍！他在总结自己的成功历程时讲了这样一句话："一个人即使走到了绝境，只要你有坚定的信念，抱着必胜的决心，你仍然还有成功的可能。"古滋·维塔是高逆商的代表，他的一生经历了无数的坎坷，但都一次又一次地被他超越了。

资料来源：欧阳辉，闫华，林征．大学生心理健康应用教程［M］．沈阳：辽宁教育出版社，2010.

二、挫折对大学生心理健康发展的影响

挫折普遍存在于人生的各个领域，只要有追求、有欲望、有需求，就会有失败、有失望、有失落，尤其是对一个涉世未深而又渴望有所作为的大学生来说，挫折更是难以避免。巴尔扎克曾说："苦难对于天才来说是一块垫脚石，对于能干的人是一笔财富，而对于弱者是一个万丈深渊。"挫折对大学生心理的影响，既有积极的一面，也有消极的一面。

（一）挫折对大学生心理的积极影响

1. 挫折有利于提高个体的认识水平

失败是成功之母，爱迪生说过："失败也是我们所需要的，它和成功对我一样有价值。只有在我知道一切做不好的方法以后，我才知道做好一件工作的方法是什么"。当人们遭遇挫折后，往往会总结经验，吸取教训，寻找解决问题的有效方法。"吃一堑，长一智"，挫折会使大学生学会反省、思考、总结、探索，不断提高自己的认识水平，在思想和行为上走向成熟。

2. 挫折能激发大学生的进取精神

牛顿曾说："如果你问一个善于溜冰的人如何学得成功时，他会告诉你：跌倒了，爬起来，便会成功。"对于一个有志气的大学生来说，挫折的发生会唤起他的斗志、激发他的进取心。因此，挫折是使人迈向成功的催化剂。

典型案例：开普勒的经历

德国天文学家开普勒，是7个月的早产儿，从童年开始便多灾多难，天花把他变成了麻子，猩红热弄坏了他的眼睛。但他凭着顽强的意志发愤读书，学习成绩遥遥领先于他的同伴。后来由于父亲欠债使他不能继续读书，于是他边自学边研究天文学。后来，他又经历了多病、良师和妻子去世等一连串的打击，但他仍未停下对天文学的研究，终于在年近60岁时发现了天体运行的三大定律。

资料来源：燕良轼．大学生心理健康教程［M］．长沙：中南大学出版社，2006.

3. 挫折能增强大学生的情绪反应能力和解决实际问题的能力

当大学生面临困难或挫折时，强烈的刺激会引起情绪激奋、精力集中，使整个神经系统兴奋水平提高，因而精神焕发，思维加快，情绪反应能力大大提高。同时，在解决困难和对付挫折的过程中，大学生可以从中学习到经验与方法，提高分析问题和解决问题的能力。

4. 挫折能增强大学生的承受力

人们对挫折的承受力大小与其过去生活中的挫折经验相关。不同社会阅历的大学生，挫折

承受力也不同。挫折经验多、体验深的大学生，在同逆境的搏斗中锻炼了自己应对逆境、战胜困难、摆脱困境的能力，增强了对挫折的承受力。

5. 挫折能磨砺大学生的意志

挫折在给人打击的同时又给人以一定的压力，它能磨砺出人的意志和毅力。“自古英雄多磨难，从来纨绔少伟男”。历史上一帆风顺而又有大成就的人是少见的，真正出类拔萃的人，大都是那些历尽艰辛，在挫折中磨炼出坚强意志，在逆境中不懈地奋斗的人。越王勾践卧薪尝胆三年，终报亡国之仇；罗斯福身有残疾，却凭借渊博的知识、睿智的头脑、自强不息的精神获得人民的拥护，连任三届美国总统。

相关知识：塞利格曼效应

塞利格曼效应来源于一个心理学实验：1967 年，美国宾夕法尼亚大学著名心理学教授马丁·塞利格曼（Martin E. P. Seligman）做了个实验：他把狗分成两组，一组为实验组，一组为对照组。

首先，塞利格曼把实验组的狗放进一个笼子里，狗在这个笼子是逃不出来的。然后给狗施加电击，这些狗在一开始被电击时，拼命挣扎，想逃脱这个笼子，但经过再三的努力，发觉无法逃脱后，狗挣扎的程度就逐渐降低了。

随后，塞利格曼把这一组的狗放进另一个笼子，这个笼子由两部分组成，中间用隔板隔开，隔板的高度是狗可以很容易跳过去的。隔板的一端有电击，另一端没有电击。当把经过前面实验的狗放进这个笼子时，发现它们除了在头半分钟惊恐一阵子之外，此后一直卧倒在地上接受电击，那么容易逃脱的环境，它们却连试都不去试一下。

而把对照组中的狗，即那些没有经过前面第一个程序实验的狗直接放进后一个笼子里，却发现它们能全部逃脱电击之苦，从有电击的一边跳到安全的另一边。

这个实验在心理学界引起了相当大的反响。因此心理学上把这种现象称为“塞利格曼效应”。塞利格曼在实验结束后总结时说：当一个人遭遇失败或受到挫折后，会产生绝望、抑郁、意志消沉的情绪，从而错失下一次机会。

生活中，我们常常会遇到各种各样的挫折，但是，千万不要错误地把挫折视为失败，过早地放弃努力，从而导致前功尽弃、一事无成。要知道，我们做任何事都不可能是一帆风顺的。事物的发展始终是曲折的螺旋式的，所以，我们不要被一点点挫折和困难所吓倒，不要轻易放弃。

资料来源：康石．人生最重要的70个黄金法则［M］．哈尔滨：黑龙江科学技术出版社，2008.

（二）挫折对大学生心理的消极影响

1. 影响个体实现目标的积极性

挫折使个体的情绪处于不安、烦恼等消极状态之中，过低估计自己的能力，过高估计各种困难，信心不足，从而降低个体的抱负水平，影响积极性，难以达到预期的目标。

2. 降低学习效率

学习是一种积极的思维活动，学习效率除受个体的智力水平和知识水平的制约之外，还与学习者的情绪状态、自信心等因素密切相关。大学生遭遇挫折后，自信心降低，情绪状态长期处于焦虑不安之中，使原有的思维能力受到影响，从而会降低学习效率。

3. 降低创造性思维活动的水平

个体遭受挫折会引起情绪紧张、苦恼、失望等消极反应。如果是重大挫折，则会引起情绪状态的剧变，会直接使神经系统，特别是大脑功能处于紊乱、失调状态，这样当然无法进行创造性思维活动。现代生理心理学研究表明：在不良的情绪状态下，大脑会释放一种使人身心疲劳的有害物质，从而影响个体对问题的分析和解决。

4. 有损于身心健康

大学生受挫后，整个身心都处于一种紧张、压抑和焦虑不安的状态。这种消极的心理能量如果长期得不到释放，就会损害身心健康。有时可能成为心理障碍甚至精神疾病发病的诱因。

相关知识：A 型人格与健康

A 型人格或称 A 型行为模式的提出是心理学对于身心疾病研究的一大贡献。长期以来医学界认为诱发心脏病的原因是高血压、血清胆固醇、吸烟等，但这些因素解释或预测不到心脏病的半数。后来心理学提出易患心脏病的人有一种共同的行为模式，称为 A 型行为模式。目前，在临床上用是否为 A 型行为模式预测心脏病具有很高的准确性。

A 型行为模式其特征如下：其一，雄心勃勃，争强好胜，对自己寄予极大的期望；其二，苛求自己，不惜任何代价实现目标；其三，以事业上的成功与否，作为评价人生价值的标准；其四，把工作日程排得满满的，试图在极少的时间里，做极多的工作；其五，终日忙忙碌碌、紧紧张张，不知道放松自己，极不情愿把时间花在日常琐事上。

A 型人格的人，由于对自己期望过高，以致在心理和生理上，负担都十分沉重。他们被自己顽强的意志力所驱使，抱着“只能成功，不能失败”的坚定信念，不惜牺牲自己的一切，乃至宝贵的生命，拼命直奔超出自己实际能力的既定目标。由于他们长期生活在紧张的节奏之中，其所具有的思想、信念、情感和行为的独特模式，都在源源不断地产生内部的紧张和压力。

A 型人格的人由于一系列的紧张积累，极易导致心血管病，甚至可随时发生心肌梗死而猝死。有统计表明，85%的心血管疾病，与 A 型行为模式有关。同样，有关研究也表明，A 型人格与冠心病的发生密切相关。在心脏病患者中，A 型人格高达 98%。

心理学研究认为，“经常想到有许多事情要做，却没有时间去做”，这种左右为难的复杂心态，会使我们紧张、忧虑得心力交瘁，高血压、心脏病、溃疡病便会随之发生。

B 型人格的特点是，性情不温不火，举止稳重，对工作和生活的满足感强，喜欢慢步调的生活节奏，在需要审慎思考和耐心的工作中，B 型人比 A 型人好，他们属于平凡之人。对冠心病患者的调查表明，B 型人格只占其中的 1/3。

资料来源：宋宝萍. 大学生心理健康教育 [M]. 西安：西安电子科技大学出版社，2007.

5. 导致性格改变和出现行为偏差

当大学生遭到重大挫折或持续挫折而又无法做出相应调整时，就会出现性格改变的现象。同时，由于受挫的大学生处在应激状态下，感情易冲动。自控能力较差，不能正确评价自己的行为及其后果，可能会做出违反社会规范的行为。

世界上一切事物都是在曲折中不断发展前进的。挫折具有客观性，它是不依赖于人的意志为转移的客观存在。“人生不如意之事十有八九”，挫折是人生的一笔财富。因此，大学生在面对挫折时要尽量从积极意义方面来看待，充分发挥其积极影响，尽量减轻或避免其消极作用。

第四节 压力管理与挫折应对

人生并不完全是绚烂多姿的朝霞，它是由痛苦、磨难、幸福、快乐共同织成的一张网。当遭遇挫折时，我们是气馁消沉，还是积极奋发？强者选择后者，因为生活告诉我们：哭泣和哀叹只会使我们跌得更惨，伤得更重。

一、心理防御机制

心理防御机制是弗洛伊德精神分析学说的基本概念之一，指个体面临挫折或冲突的紧张情境时，在其内部心理活动中具有的自觉或不自觉地解脱烦恼，减轻内心不安，以恢复心理平衡与稳定的一种适应性倾向。

心理防御机制是人们应对挫折时的自我保护，可以帮助人们走出困境。心理防御机制既有积极的作用，又有消极的作用。积极的心理防御机制在缓冲心理挫折时，表现出自信、进取的倾向，有助于战胜挫折；而消极的心理防御机制大多表现出退缩、冷漠、逃避的倾向，虽然能暂时缓解内心冲突，但从长远看，会阻碍个体面对现实。

（一）积极的心理防御机制

1. 认同

指一个人在遭受挫折而痛苦时，将自己想象为某一成功者，效仿其优良品质和其获得成功的经验和方法，能够使自己的思想、信仰、目标和言行更适合环境和社会的要求，增强自信心，减少挫折感。例如，大学生常常把一些历史名人、学术权威、英雄楷模、身边的优秀同学作为自己的认同对象，从他们的人生经历中吸取营养和动力，从而奋发进取。

2. 升华

在遭受挫折而痛苦时，确立一个比较崇高、具有创造性和建设性的目标，借以弥补因受挫而丧失的自尊与自信，减轻痛苦。升华是最积极的行为反应，如贝多芬失聪而作《命运交响曲》；歌德遭受失恋的痛苦但在事业上发愤努力，写出名著《少年维特之烦恼》等。

3. 补偿

当由于主客观条件限制和阻碍使个体目标无法实现时，设法以新的目标代替原有的目标，以现在的成功体验去弥补原有失败的痛苦，称为补偿，即所谓的“失之东隅，收之桑榆”。如大学生失恋后，发奋学习，用优异的成绩来弥补失恋的痛苦。

4. 幽默

指当个体遭受挫折、身处逆境或面临尴尬时，用幽默的方式来化解困境，维护自己的心理平衡。这不仅是一种聪明的做法，也是心理素质较高的表现。

典型案例：“派克”的来历

20世纪50年代，有一次周恩来总理和一位美国记者谈话时，记者看到总理办公室有一支派克钢笔，便带着几分讽刺，得意地发问：“总理阁下也迷信我国的钢笔吗?”周恩来听了风趣地说：“这是一位朝鲜朋友送给我的。这位朋友对我说，‘这是美军在板门店投降签字仪式上用过的，你留下做个纪念吧!’我觉得这支钢笔的来历很有意义，就留下了贵国的这支钢笔。”美国记者的脸一直红到了耳根。

资料来源：陈旭．中国现代名人益世趣闻［M］．西安：陕西人民出版社，1990.

（二）消极的心理防御机制

1. 否定

拒绝承认发生的事情是事实，以减轻或逃避心理的痛苦。例如，有人在听到亲人患绝症的消息时，矢口否认，坚持认为是医院诊断错了。

2. 合理化

用看似合理的理由和事实来解释自己所遭受的挫折，以减轻或消除心理困扰。它的表现形式可以概括为“找借口”、“酸葡萄效应”、“甜柠檬效应”等。如有同学考试不理想，以身体欠佳为借口来安慰自己，避免挫折感。

合理化能够暂时缓解内心冲突，保持暂时的心理平衡，但更多的是对心理发展起消极作用。因为合理化的“理由”往往是不真实的或次要的理由，使人自我欺骗和自我麻痹，无法实事求是地面对现实和做积极改变。

相关知识：酸葡萄效应

在《伊索寓言》中，有一只饥饿的狐狸，它看到一串串甜熟的葡萄，垂涎欲滴；但因葡萄架过高，三跌而不得食。它为了维护自己的面子，就对身边的动物说：“葡萄味酸，非我所欲也。”可见，酸葡萄反应是一种通过否定他难以达到的目标的优越性，夸大渴望获得物品的缺点来维护心理平衡的一种防御手段。例如，有的同学当不上班级干部，虽然内心很苦恼、很失望，却安慰自己“当了学生干部杂事太多，耽误学习，得不偿失。”

资料来源：欧阳辉，闫华，林征．大学生心理健康应用教程［M］．沈阳：辽宁教育出版社，2010.

3. 压抑

压抑是一种较常用的心理防御机制，是人们在遭受挫折后，把意识所不能接受的、使人感到困扰或痛苦的思想、欲望或体验压抑到潜意识中，不再想起，不去回忆，主动遗忘，以保持内心的安宁，使自己避免痛苦。在这种遗忘中，被压抑的东西并没有消失，往往悄无声息地影响人们的心理和日常行为。

4. 投射

指个体将自己内心某些不能为社会规范或自我良心所接受的感觉、态度、欲望、意念等转移到别人身上，认为别人有这种恶习或品质，以此来减轻自己的内疚和焦虑，逃避心理上的不安，即所谓的“以小人之心，度君子之腹”。

5. 反向

指为了防止自认为不好的动机外露，采取与动机方向相反的行为表现出来，以掩盖自己的本意，避免或减轻心理应激。例如，有的学生内心很自卑，却总是以自高自大的表现来掩盖自己的弱点。

反向行为虽然可以在一定程度上掩饰个体的真实动机，但是掩饰包含着压抑，长期运用会从根本上扭曲自我，使动机与行为脱节，造成心理异常。

二、积极应对压力和挫折

挫折是人生的必修课，没有人能够躲开它。既然必须面对，所以，每个人与其痛苦不堪地面对，不如面带微笑地积极面对，在挫折中成长、成熟。

（一）克服不良认知，正确对待挫折

很多学生在遇到挫折时都会产生很大的情绪波动，无法沉着冷静，主要原因是对挫折的不良认知，如“这根本不应该发生我身上”，“我是最倒霉的”等。埃利斯的情绪 ABC 理论指出，引起挫折感的不是事件本身，而是人们对事件的看法和评价。对于同样的事情，不同的人会产生不同的反应。因此，击垮人的不是挫折本身，而是人面对挫折时所持有的看法和抱有的心态。当我们在每一次的挫折中，尝试着去发现它的积极面，就会有合理的认知，许多问题终将迎刃而解。

作为当代大学生，要充分认识挫折的客观性。在人的成长过程中，不可能一帆风顺、尽如人意。挫折是生活的组成部分，人的成长就是在不断战胜挫折中前进的。还要认识挫折的两面性，树立正确的挫折观。一方面，挫折对人有消极的影响，会影响实现目标的积极性，降低创造性思维水平，损害身心健康等；另一方面，挫折也有积极作用，挫折能增强情绪反应力量，增强容忍力，提高对挫折的认识水平。挫折，对于强者它是一块垫脚石，能为成功铺垫阶梯。

典型案例：灾难自有它的价值

1942 年 12 月，发明家爱迪生的实验室在一场大火中化为灰烬，损失超过 200 万美元。爱迪生一生的心血在这场灾难中付之一炬。

大火最凶的时候，他平静地看着火势，对他的儿子说："查理斯，你快去把你母亲找来，这辈子恐怕再也见不着这样的场面了。"

第二天早上，爱迪生看着一片废墟说："灾难自有它的价值，瞧，我们以前所有的谬误过失都给大火烧了个一干二净，感谢上帝，这下我们又可以从头再来了。"

火灾刚过去三个星期，爱迪生就发明了世界上第一部留声机。

告诫：是的，当你的人生遭遇无情灾难的时候，仍要去感谢"上帝"，它让我们反省，让我们总结经验——它是在让我们从灾难中找出价值。

资料来源：[美] 约翰 A. 辛德勒. 破解情绪密码 [M]. 北京：中国长安出版社，2009.

（二）客观分析，合理归因

归因是指个体按照主观感受或经验，对行为原因进行推测和判断的过程。一般情况下，挫折由客观因素（运气、任务难度）和主观因素（能力水平、努力程度）造成。人们把失败归因于何种因素，对以后的活动积极性有很大影响。

大学生应正确分析自己的归因模式，特别要避免两种错误的归因模式。一是有的学生总是把自己学习的成败归因于外在因素，如一个学生认为自己成绩不好主要是因为教师教学水平太低或是考卷难度太大，从而不去努力克服困难。二是有的学生把失败归因于自身的能力过低，从而过多地抱怨和责备自己。这两种习惯性的归因，不可能找出真正原因，无助于战胜挫折。因此，大学生要学会多方面收集信息，从事实出发，冷静、客观地分析自己失败的真正原因，从而对挫折做出恰当的反应，找出对策，转败为胜。

（三）总结经验教训

学会总结失败和挫折中的经验教训是提高挫折承受力的重要方面。一方面，从失败中吸取教训，以积极态度冷静地分析遭受挫折的主、客观原因，及时找出失败的症结所在，发现自己的弱点，排除障碍，毫不动摇地朝预定目标迈进。另一方面，要发现自己的优点和长处，从而振作精神，鼓起战胜挫折的勇气，树立信心，提高对挫折的承受力。

（四）调节抱负水平

抱负水平是指一个人在从事活动前，对自己所要达到的目标或成就的标准。它是人们进行成就活动的动力，而能否成功则决定于抱负水平的高低是否适合个体的能力或条件。抱负水平过低或过高都不利于增强个体的自信心和自尊心。在过低的抱负水平下，即使成功了，人们也不能产生成就感；抱负水平过高，在达不到预定目标时，就容易产生挫折感。所以，要使个体在活动中产生成就感又不至于受到挫折，就要提出适合个体能力水平的、具有挑战性的标准。

（五）建立和谐的人际关系

研究表明，具有良好的人际关系和社会交往的人，其挫折承受力和社会适应能力更强。良好的人际关系可以为个体提供强有力的社会支持，可以提供亲密感、信任感、安全感和依附感；知心朋友之间的内心相互交流沟通和自我袒露类似心理减压的过程，可以增加自我了解和接纳的程度，缓解挫折压力；可以使个体获得肯定，增强信心，提高自尊；可以提供实际的帮助；可以提供各种信息；参加团体活动，受到别人的接纳，可以使个人感到在整个社会关系中受到接受与肯定，提高个人的价值感。

因此，大学生要学会交往，建立和谐的人际关系，在遇到挫折后，应主动找自己的朋友、家人沟通，寻求他们的支持和帮助，有效应对挫折。

思考与练习

1. 进入大学后，你都遇到过什么样的挫折？你是如何战胜它的？
2. 在生活中遭受挫折时，自己常用的心理防御机制有哪些？
3. 挫折与成功、失败有什么关系？作为当代大学生，如何积极应对挫折，走向成功？
4. 团体训练活动

改变不良认知，积极拥抱挫折

一、活动主题：改变不良认知，积极拥抱挫折

二、活动目的：正确对待挫折

三、活动程序：

（一）塞利格曼的ABCDE记录介绍。

“人生逆境十之八九”，挫折是普遍存在的。法国作家巴尔扎克说：“挫折就像一块石头，对于弱者来说是绊脚石，让你却步不前；而对于强者来说却是垫脚石，使你站得更高。”引起挫折感的不是事件本身，而是人们对事件所持有的态度和看法。

塞利格曼在埃利斯的情绪ABC理论的基础上，发展了他的认知疗法，其中最关键的是做ABCDE反驳记录。在一个不愉快事件之后，仔细倾听你自己的想法，观察这个想法带来的后果，然后无情地反驳你的想法，观察自己成功地处理悲观念头所获得的激励，将这些都登记下来，格式如下：

A（Activating events）不愉快的事件：

B（Beliefs）念头：

C（Consequences）结果：

D（Disputing）反驳：

E（Effects）激励：

（二）请问同学们：你们进入大学后都遇到过什么挫折？以一位同学的挫折事件为例，进行ABCDE记录。

例如：A不愉快事件：好朋友出卖了自己。

B念头：为什么我最好的朋友出卖了我呢？为什么我总是这么倒霉？世界上还有可以信赖的人吗？这是一个尔虞我诈的社会，不可能有人会真诚待人，我不再相信任何人了。

C结果：我不想再与任何人真诚交往了，情绪压抑，做任何事情都提不起精神。

D反驳：以一个好朋友出卖我来衡量这个社会，是否是片面的？好朋友出卖我，肯定是原

因的，我为什么不去弄清事情真相，再做判断呢？如果他有什么苦衷，我宽容地对待他，或许我们还可以继续做朋友；即使他真的出卖了我，那也不是我的错误，我为什么要用别人的错误来惩罚自己呢？我相信世界是美好的，大部分人都是善良的。

E 激励：我重新建立人际交往的信心，吸取经验教训，使自己在以后的人际交往中更加成熟。

（三）让学生每 4 人一组，共同练习做塞利格曼 ABCDE 记录。

（四）团体分享今天训练的感受。

5. 心理测试

挫折承受力测验

同学，你承受挫折的能力如何呢？这份测验能帮助你了解自己的受挫能力。请你在下面每项的 A、B、C 三者之间选择最符合自己的一项，并对所选的画个记号，如"√"。

1. 碰到令人担心的事

A. 无法着手工作　　B. 照干不误　　C. 两者之间

2. 碰到讨厌的对手时

A. 感情用事，无法应付　　B. 能控制感情，应付自如　　C. 两者之间

3. 失败时

A. 不想再干了　　B. 努力寻找成功的机会　　C. 两者之间

4. 工作进展不快时

A. 焦躁万分，无法思考　　B. 可以冷静地想办法　　C. 两者之间

5. 工作中感到疲劳时

A. 脑子不好使了　　B. 耐住疲劳继续工作　　C. 两者之间

6. 工作条件恶劣时

A. 无法干好工作　　B. 克服困难创造条件　　C. 两者之间

7. 在绝望的情况下

A. 听任命运摆布　　B. 力挽狂澜　　C. 两者之间

8. 碰到困难时

A. 失去信心　　B. 开动脑筋　　C. 两者之间

9. 接到很难完成的任务或很难完成的工作时

A. 顶回去　　B. 千方百计干好它　　C. 两者之间

10. 困难落到自己的头上时

A. 厌恶之极　　B. 欣然努力克服　　C. 两者之间

计分与结果解释：

选 A 为 0 分，选 B 为 2 分，选 C 为 1 分，将各题得分相加得到总分。总分在 17 分以上，说明挫折承受力很强；总分在 10～16 分之间，说明挫折承受力较强，但对某些特定挫折的承受力较弱；总分在 9 分以下，说明挫折承受力较弱，需要加强训练。

Chapter 12

第十二章 大学生生命教育与心理危机应对

案例

杨愈青，1997年高考青岛文科状元，随后进入复旦大学新闻学院开始大学的学习生活。4年后，在她即将毕业、走上社会，实现她人生理想价值的时候，她却选择了自杀。中央电视台曾在《新闻调查》栏目对此事进行了长篇报道。调查得知，她的自杀原因为抑郁症。

关于高校大学生自杀事件近年来媒体多有报道，1995年北京、广州、武汉三地在5月初就有14名大学生相继自杀身亡，对学生、学校、社会影响极大。对高校大学生开展生命教育刻不容缓。

第一节 生命的意义

一、生命的概念

生命泛指一类具有稳定的物质和能量代谢现象（能够稳定地从外界获取物质和能量并将体内产生的废物和多余的热量排放到外界）、能回应刺激、能进行自我复制（繁殖）的半开放物质系统。生命个体通常都要经历出生、成长和死亡。生命种群则在一代代个体的更替中经过自然选择、进化以适应环境。生物学则是以研究生命为中心的科学。

具有以上特征的个体均被视为生物，不过并非所有对生命的定义都以上述条件为标准。例如新陈代谢和自我复制的能力有时被视为判断生命的根本条件，我们称为生命现象。病毒在有寄主可寄生的时候，会表现出生命现象；但在没有寄主可寄生的时候，不会表现生命现象，所以病毒是介于生命与无生命之间的一种奇妙的生物。

时至近日，生命没有公认定义。不同的科学家提出过各种定义，但如何以明确的词汇定义生命对科学家来说仍然是一个难题。

心理小故事：活着的目的

有个人在他童年的时候，母亲就因为想不开而自杀身亡。母亲自杀的时候，他正好看见了，于是在他幼小的心灵中就留下了阴影，这阴影一直无法从他的心中抹去。

在他15岁的时候，弟弟也自杀了。亲人接连不断地死亡给了他一种错觉："死亡才是人的最终去处。"于是他也尝试自杀，但是屡次得救。

报恩寺的主持看他可怜，将他收容在寺中，但是他认为自己没有任何用处，留在人间只能是痛苦，还不如一死了之。

一天住持去看望他，见他神情委靡，便对他说："我不能救你，你要自救！你可以每日坐禅，但是我要告诉你的是，坐禅其实是没有用的。"

那人疑惑地问到："既然没有用，那为什么还要坐禅呢？"

住持答道："就是因为没有用，所以才要坐禅呀！"

那人顿悟了："人活着不是为了用处，而是为了生存。"

死亡本身并没有生命可怕，死了就死了，不必担心，只是将自己的事交给别人去处理，这是一种不负责任的态度。人应该为自己的事负责，而不是将自己的事交给别人！

点评：人活着不是为了用处，而是为了生存。死亡容易，生存却难，生存得好一些更难！所以，珍惜眼前，才能够把握人生。

资料来源：铃木大拙．禅与生活［M］．刘大悲，译．黄山：黄山书社，2010.

二、生命的功能

科学家经常认为只有生物体会展现以下功能。

（一）体内平衡

能够调节体内环境以维持身体处于一个相对恒定的状态，例如，恒温动物能发汗来降低过热的体温，也能靠发抖来产生额外的热量以保持体温。

（二）组织性

由一个或以上的生物基本单位——细胞所组成。

（三）新陈代谢

能够通过转换非生物为细胞成分（组成代谢）以及分解有机物（分解代谢）来获取和转化能量。生物体需要能量来维持体内平衡及产生其他生命现象。

（四）生长

使组成代谢的速率高于分解代谢的速率来让细胞体积增大，并在细胞分裂后使细胞成长。一个生长中的有机体增加其细胞的数量和体积，而不止是将得到的物质积存起来。某些物种的个体可以长得很巨大，例如蓝鲸。

（五）适应

对环境变化做出反应的能力，与生物当前的身体构造、生活习性及遗传有关。这种能力对生存是很重要的。生物可以通过进化适应环境。

（六）对刺激做出反应

反应可以以很多方式进行，从单细胞变形虫被触碰时的收缩到高等生物在不同情况下的复杂反射。最常见的反应是运动，例如植物的叶片转向太阳以及动物追捕其猎物。

（七）繁殖

能够产生新的个体，包括只需一个亲本的无性生殖和需要至少两个亲本的有性生殖。

三、生命的意义

生命的意义自从有了人类社会以来就没停止过讨论，不同领域对生命意义理解都不同。

《钢铁是怎样炼成的》这样理解生命的意义：人最宝贵的东西是生命，生命属于人只有一次。一个人的一生应该是这样度过的：当他回首往事的时候，他不会因为虚度年华而悔恨，也不会因为碌碌无为而羞耻；这样，在临死的时候，他就能够说："我的整个生命和全部精力，都已经献给世界上最壮丽的事业——为人类的解放而斗争。"

恩格斯在《反杜林论》中对生命是这样概括的：生命是蛋白体的存在形式，这个存在形式的基本因素在于和它周围外部自然界不断地新陈代谢，而且这种新陈代谢一旦停止，生命就随之停止，结果便是蛋白质的分解。

典型案例：雷锋日记选录

如果你是一滴水，你是否滋润了一寸土地？如果你是一线阳光，你是否照亮了一分黑暗？如果你是一颗粮食，你是否哺育了有用的生命？如果你是一颗最小的螺丝钉，你是否永远守在你生活的岗位上？如果你要告诉我们什么思想，你是否在日夜宣扬那最美丽的理想？你既然活着，你又是否为了未来的人类生活付出你的劳动，使世界一天天变得更美丽？我想问你为未来带来了什么？在生活的仓库里，我们不应该只是个无穷尽的支取者。

资料来源：轻舟，刘畈人，鲍竹．中华好儿女——雷锋等革命英雄故事选［M］．北京：学苑出版社，1990.

现代科学从生物学角度研究生命是由 DNA 构成的，即生命是由核酸和蛋白质特别是酶的相互作用产生的，可以不断繁殖的物质反馈循环系统。这种说法是对生命物质的微观结构及其运动过程的描述。当代大学生对生命意义的理解需要我们每个人去不断地探索和深思。尤其是近年来，高校大学生自杀事件频出，表现出我们大学生对生命的理解出现了错位，给高校大学生的心理健康教育提出了更高的要求。

四、生命教育

（一）生命教育的起源及各国生命教育的发展情况

20世纪60年代，美国学者杰·唐纳·华特士（J. Donald Walters）于1968年首次提出生命教育这一理念。多年来，生命教育在全球得到迅速发展，各个国家和地区大力倡导生命教育，生命教育越来越受到人们的重视。

美国的生命教育开始的主题是死亡教育，通过死亡让孩子树立正确的生死观念，并以正确的态度追求生命的价值和意义。从1968年到现在，美国已有上千所学校开设了生命教育课程。

日本在1989年教育大纲中就对生命教育提出了足够的重视，提出了“热爱生命，选择坚强”。

1997年我国台湾“教育部”组织相关院校及专家规划“生命教育实施计划”。

我国的生命教育滞后于国外，但近年来受到了国家、社会和学校的高度重视，国家教委原副主任柳斌是我国生命教育的主要倡导者之一，倡导以人为本，尊重、关心、理解和信任每一个人。其他的道德教育理论和实践也围绕生命教育的主体展开。

（二）生命教育的概念及其内容

生命教育是以生命为核心主题，以各种教育手段，倡导大学生学会认识自我、珍惜、尊重、享受、超越生命的一种提升生命质量、获得生命价值的教育获得。让大学生认识和珍爱生命，是这一教育活动的重点内容。大学生生命教育的主要内容有以下几个方面。

1. 人生观教育

人生观是指对人生的看法，也就是对于人类生存的目的、价值、意义等的看法。正确的人生观对大学生的成长、成才具有极其重要的指导作用，没有正确的人生观，生命教育便不可能达到真正的目的。

在人生观教育中，要引导学生正确认识生命中的坎坷与挫折，不断调整心态，积极乐观地面对生活的困境；要培养学生的自信心，使其做到自我认同与自我肯定，这样才能彰显生命的价值。

2. 生命意识教育

人的生命是很脆弱的，在自然、灾难、疾病、意外事故面前，生命会显得很渺小，显得不堪一击。因此，要通过生命意识教育让学生认识到，人的生命只有一次，生命是宝贵的，要珍爱自己的生命。一棵小草、一粒种子可以从岩石缝隙中探出头，依靠阳光和雨露，生根发芽，创作自己的生命。只有心中有一种珍爱生命的意识，生命之火就会越烧越旺。维克多·弗兰克（Viktor Emil Frankl）在《活出意义来》中反复强调，无论处境多么悲惨，我们都有责任为生命找出一个意义来。他认为人类的生命无论在何种情况下，都有其意义。因此，大学生应保持不向困难低头的精神，活出生命的意义。

心理小故事：帝王蛾的故事

世界上有一种名叫“帝王蛾”的蛾子。它的双翼长达几十厘米，但这并不是它以帝王为名的全部原因。它的生命需要突破命运苛刻的设定，经过艰难的努力和等待，才能走出持久的死寂，从而快乐地飞翔。

原来，帝王蛾的整个幼虫时期都是在一个洞口极其狭小的茧中度过的。在那段死寂的岁月，帝王蛾只能默默地等待，等待生命发生质的飞跃。而这个时候，对于它的生命来说，就是一场涅槃。因为它们娇嫩的身躯需要拼尽全力才能破茧而出。通过那狭小的茧口，就像是通过一道鬼门关。许多的帝王蛾的幼虫在通过那道茧口的时候力竭身亡，无法自由飞翔。

有些人不忍看帝王蛾进行这样的冒险，恻隐之心让他们产生了帮助帝王蛾的冲动。人们便动手把幼虫的生命通道剪宽一点，这样，茧中的幼虫不需要费多大力气，就能够轻易地钻出那个禁锢着它们的牢笼。可是。人们很遗憾地发现，那些得到救助见到天日的蛾子空有一副帝王蛾的样子，却再也不是真正的帝王蛾了。它们只能拖着累赘的双翅在地上艰难地爬行，却再也飞不起来了。原来那个对帝王蛾来说就像是鬼门关一样的狭小茧洞恰恰是上天给予帝王蛾，即帮助它们双翅成长的关键所在，帝王蛾在艰难的穿越过程中，需要用力挤压、耐心等待，血液才能顺利地进入蛾翼的组织中，这样，两翼充血的帝王蛾才能真正地飞翔。而被剪大了茧洞的蛾子，因为没有经历过艰辛的努力和耐心的等待过程，两翼无法充血，翅膀就丧失了飞翔的功能。

一双奋飞的翅膀不可能轻而易举地得到，在那个艰难时刻的等待和坚持，才是成就生命的必须。

任何事我们都不可能一蹴而就。很多时候，我们总要经历艰难，所以要学会等待。等待看上去沉闷死寂，甚至浪费掉了我们很多时间，可是时机的成熟才是成就事情的关键。如果总是想走捷径，反而会弄巧成拙。

有时候，在我们的生命中需要奋斗乃至挣扎。

如果生命中没有障碍。我们就会很脆弱，我们就不会像现在那样强健，我们就可能永远不能飞翔！

我们祈求力量，上帝给我们困难去克服，使我们变得强壮！

我们祈求智慧，上帝给我们问题让我们去解决！

我们祈求勇气，上帝设置障碍让我们去克服！

我们祈求爱，上帝指引我们去帮助需要关爱的人！

我们祈求成功，上帝让我们学会等待！

资料来源：何景洋. 大学生心理健康教育 [M]. 哈尔滨：哈尔滨工程大学出版社，2008.

3. 生命价值教育

每个生命都是独一无二的，都有其存在的价值。生命是价值的本源，生命的存在是一切思维和社会活动的基础，没有了生命，一切就无从谈起。对人的生命的渴求是人的本能，生命在人的价值体系中处于最高地位，只有珍惜生命，才能成就自我。要让学生领悟生命的意义和价值，尊重生命，善待生命，使自己的生活充满力量和智慧，同时为别人的生活创造快乐。人要想有意义地活着，就必须在有限的生命中，追求一种生命的永恒价值，实现自己的人生理想。

4. 生命责任感教育

身体发肤，受之父母，不敢毁伤，孝之始也。生命意味着一种责任，活着，不仅是为了自己，也为了父母、家庭和社会。如果一个人随意处置自己的生命，用死逃避生命的责任，那是对父母、对家庭和对社会的一种不负责任。生命因承重、承担着对家庭、社会的责任而显得充实而有意义。因此，要培养学生的生命责任感，正确引导学生用于承担自己生命的责任。

第二节　大学生心理危机的表现

一、心理危机的概念

（一）心理危机的概念

日常生活中，我们经常听到“经济危机”、“政治危机”这样的概念，对于“心理危机”很多人感到很陌生。什么是心理危机呢？心理危机这一概念是美国心理学家卡普兰（G. Caplan）首次提出的。他认为，心理危机是当个体面临突然或重大生活事件（如亲人死亡、婚姻破裂或天灾人祸）时所出现的心理失衡状态。他认为，每个人都在努力保持一种内心的稳定状态，使自身与环境稳定协调，当重大问题和剧烈变化使个体感到问题难以解决，平衡就会打破，正常的生活受到干扰，内心的紧张不断积累，继而出现无所适从甚至思维和行为的紊乱，进入一种失衡状态，这就是心理危机的状态。

危机有两层含义：一是指突发事件，出乎人们意料发生的，如地震、水灾、空难、疾病爆发、亲人丧失、恐怖袭击、战争等；二是指人所处的紧急状态。

（二）心理危机的类型

大学生常见的心理危机可以分为以下三类。

1. 发展性心理危机

按照心理学家埃里克森（Erikson）的成长阶段理论，人生是由一系列连续发展的阶段组成的，每一阶段都有特定的身心发展课题。对于每个阶段，他都鉴别出一种对立过程，并指出其中存在的心理社会危机。因此，发展性心理危机是指学生在成长阶段，由于发生生理、心理、环境等急剧变化而产生的心理危机。发展性心理危机是可以预料的，如生命周期中不同发展阶段所遇到的重大问题，其特征是情绪的剧烈变化，导致个人心理失衡，如青春期的心理危机。

2. 境遇性心理危机

境遇性心理危机是突如其来的、无法预料和难以控制的心理危机，如受到恐吓、自然灾害、躯体重大疾病等。境遇性心理危机的主要特点在于它是随机的、突然的、震慑性的、强烈的和灾难性的。心理危机发生后，如果得不到及时有效的帮助和支持，通过调动其自身的潜能重新建立和恢复其危机水平前的心理水平，则可导致精神崩溃，产生自杀或攻击他人的不良后果。

3. 存在性危机

存在性危机是指大学生伴随着重要的人生问题，如人生的意义、人生的目的、人生的责任等出现的内部冲突和焦虑。对大学生来说，是否出国，是否考研等现实存在的问题，都会产生心理危机。存在性心理危机的成功解决，对于大学生的人生观、价值观、世界观形成具有重大影响。

二、心理危机的发展过程

（一）心理危机的发展过程

心理学研究发现，人们对危机的心理反应通常经历 4 个不同的阶段，即冲击期、防御期、解决期和成长期。

1. 冲击期

这个心理反应发生在危机事件爆发当时或不久之后，人们感到震惊、恐慌、不知所措；如汶川地震、菲律宾海啸等。恐惧和焦虑是这一时期最明显的心理变化。

2. 防御期

主要表现为人们想恢复心理上的平衡，控制焦虑和情绪紊乱，恢复受到伤害的认知功能，但不知如何做，会出现对不平衡心理的否认或加以合理化等反应；这个时期典型的心理反应是出现否认、合理化等。

3. 解决期

人们积极采取各种方法接受现实，寻求各种资源，想方设法解决问题，使焦虑减轻、自信增加、社会功能恢复。

4. 成长期

人们经历了危机而在心理上变得更加成熟，并获得了应对危机的技巧，但仍会有人消极应对，出现种种心理不健康的行为，如心理疾病、抑郁、回避、自杀等。危机事件主要集中在这个时期发生，这个时期也是心理危机的关键。

（二）心理危机的结果

心理危机是一种正常的生活经历，并非疾病或病理过程，每个人在人生不同阶段都会经历这种危机，由于处理危机的方法不同，结果也就不同：

（1）顺利度过危机，学会处理危机的方法和策略，提高了心理健康水平；

（2）留下心理创伤，影响今后的社会适应；

（3）出现自伤行为，承受不住强烈的刺激而出现一过性的自伤行为；

（4）严重心理障碍，未能度过危机而出现严重的心理障碍；

（5）自杀。

对于大多数人来说，危机反应无论在程度上还是在时间上，都不会给生活带来永久性或者极端的影响，他们需要的只是时间，加上亲友之间的体谅和支持，就能够逐步恢复对现状和生活的信心。

三、大学生心理危机的表现

（一）大学生常见的心理危机

1. 学业危机

由于独立学习能力不足、竞争的压力加大、角色地位的改变等环境和心理因素的影响，很多大学生出现学习焦虑过度、学习动力缺乏等学习问题，有的甚至经常逃课、上网，不思进取，并出现厌学现象。再加上现在就业形势严峻，大学生很容易产生心理问题。

2. 生活危机

不少家庭经济条件差的同学很难维持一种相当水平的生活，很多同学为了维持基本的学习生活，不得不课外打工。

3. 情感人际危机

大学生恋爱问题已经成为我们不可回避的一个现实问题。但是面对感情，大学生理性不足而冲动有余，久而久之，个人感情受挫后出现心理或行为异常，造成了一系列感情危机。当代大学生大多数是独生子女，相对来说，他们都有着不同程度的依赖心理和征服欲望，进入大学以后面对陌生的人际关系往往无所适从。

这里需要提及的是在媒体报道的大学生自杀危机事件中，女大学生涉及情感问题时较多，因此对女大学生的心理健康教育，需要采用更适合、更有效的积极手段。

4. 突发事件危机

在人生道路上，我们随时都有可能遇到突发事件或难以克服的困难。当个体所遇到的突发事件是个人资源和原有的解决机制解决不了的，而这些困难导致的紧张情绪又得不到及时缓解，就会导致大学生出现心理危机。

（二）大学生心理危机的表现

危机的表现对于个体自身而言一般都是外显的，但有些同学善于隐藏、不易外显，但从其一贯稳定的一些特性中也不难发现。危机发生后，个体会在性格、情绪、言语、行为等方面发生种种变化。

性格：平时性格开朗、生活态度积极乐观，出现危机时则相反，如果平时性格内向，可能会加重。或许性格变得暴躁、易怒、抱怨一切事情，甚至认为社会对他不公平等，这个时期的消极行为显著。

情绪：紧张、恐惧、怕见人、情绪低落或不稳、或表面平静、给人的感觉眼神游离，与平常相差很大，给人的感觉很不自然。

言语：沉默少语、或言语本身带来特定意义、令人费解，如打听什么方式自杀没有痛苦、直接询问哪种药物吃多少会死、说活着不如死了，等等。

行为：躲避人、对关心他的人采取回避的态度、呆坐沉思、麻木。

其他：失眠、食欲食量变化、做事注意力不集中、工作、学习能力下降，严重者出现自杀、药物滥用等。

四、大学生心理危机的特征及其产生原因

（一）大学生心理危机的特征

（1）危机是一种正常的生活经历，并非疾病和病理过程。情绪危机表明个体正在努力抗争，力求保持内心的安宁和自身与环境间的平衡。

（2）引发危机的应激事件可以是个体外部的，如自然灾害，也可以是自身内部的，如患了难以治愈的疾病；可以是突发灾难性的，如交通事故，也可以是一系列事件的日积月累，如人际关系恶化。

（3）危机的程度与发生事件的强度不一定成正比，而更取决于个体对事件的认识、个体的应对能力、既往经历和个性等。

（4）危机引起个体情绪扰乱、认知能力下降、防御机制削弱，但是这些改变均不符合任何精神疾病的诊断标准，心理治疗性干预能帮助他们度过危机，并有望达到事半功倍的效果。

（5）情绪危机具有自限性，急性期通常在6周左右，如果未得到及时解决，可能导致精神疾病或出现自杀、攻击他人等适应不良行为。

（6）危机的成功解决能使个体从中得到对现状的把握，对过去冲突的重新认识，以及学到更好地处理危机的应对策略和手段。

（二）大学生心理危机产生的原因

1. 主观原因

大学生容易发生心理危机有其自身的特点：看问题比较表面和消极；过分内向；做事瞻前顾后、犹豫不决；情绪不稳定；自信心低；过于依赖他人；行为冲动等。

2. 客观原因

大学生产生心理危机有其客观原因，主要包括家庭因素，如父母离异、家长教育方式专制蛮横、家庭变故等；社会因素，如社会上的一些不良风气、社会飞速发展、竞争激烈等。

大学生心理危机的产生的成因通常是由社会因素、家庭因素、大学生的人格特点等相互作用产生的，加上大学生的心理尚未发展成熟，因此，他们的心理危机产生的成因复杂，比较容易产生激情犯罪和冲动自杀。

第三节　大学生心理危机的预防与干预

大学生心理危机问题日益成为一个严重的社会问题。加强对大学生心理危机的防范与干预，关注生命，采取各种必要措施减少悲剧的发生，是国家、社会、学校都在积极探索、解决的问题。

每一个人在其一生中都会遭遇各种各样的危机，对处在危机状态下的人进行专业的帮助便称为危机干预。广义的危机干预可以是全方位的帮助，而狭义的危机干预便是作为简短心理疗法的危机干预。

一、如何识别处于心理危机状态的学生

（一）容易产生心理危机的时段

（1）学习、生活环境发生重大变化，如开学前后、新生入学后。

（2）重要考试之前或考试成绩公布后。

（3）群体或个体性突发事件发生后。

（4）发生严重冲突后。

（5）季节交替前后。

（6）毕业求职期间、毕业生离校前。

（二）容易产生心理危机的对象

（1）遭遇突发事件而出现心理或行为异常的学生，如家庭发生重大变故、遭遇性危机、受到自然或社会意外刺激的学生。

（2）患有严重心理疾病，如患有抑郁症、恐惧症、强迫症、癔症、焦虑症、精神分裂症、情感性精神病等疾病的学生。

（3）既往有自杀未遂史或家族中有自杀者的学生。

（4）身体患有严重疾病、个人很痛苦、治疗周期长的学生。

（5）学习压力过大、学习困难而出现心理异常的学生。

（6）个人感情受挫后出现心理或行为异常的学生。

（7）人际关系失调后出现心理或行为异常的学生。

（8）性格过于内向、孤僻、缺乏社会支持的学生。

（9）严重环境适应不良导致心理或行为异常的学生。

（10）家境贫困、经济负担重、深感自卑的学生。

（11）由于身边的同学出现个体危机状况而受到影响，产生恐慌、担心、焦虑、困扰的学生。

（12）其他有情绪困扰、行为异常的学生。尤其要关注上述多种特征并存的学生，其危险

程度更大，应成为重点干预的对象。

二、如何进行危机干预

对于高校大学生的心理危机预防与干预，主要可以从以下几个方面着手。

（一）学校方面

1. 建立高校心理咨询机构，关注大学生中的特殊人群和自杀高危人群

心理咨询可以持续、稳定地帮助大学生摆脱各种心理困扰，防止大学生用偏激极端的行为对待自己或他人。有条件的院校可建立有专职心理医生坐诊的心理咨询室，开通心理咨询热线，昼夜派专人值班，并利用校园网建立心灵绿色通道。同时学校还要组织思想政治教师队伍、学生处、保卫处、辅导员、学生干部、寝室长等担负起心灵卫士的责任，时刻关注自己身边的同学。

要从入学的大一新生开始，开展心理调查，建立他们个人的心理健康资料，要及时存档，严格保密，时刻关注大学生中的特殊人群和高危自杀人群的心理健康状况，要进行有针对性的心理辅导和教育，并保持长期的关系和经常性的帮助。

2. 全面系统开展大学生心理健康教育，帮助大学生树立心理保健意识

（1）在大学生中宣传普及各种心理健康知识，强化大学的心理卫生意识，是防止大学生自杀的一个有效的办法。开设大学生心理健康课程，开展实例分析和讨论；定期开展关于大学生心理健康方面的讲座；利用校园网开辟大学心理健康网页；带动学生利用课余时间或节假日时间组织和参与有心理卫生知识的文艺汇演或知识竞赛、演讲比赛等；帮助学生了解和掌握一些青年期心理适应的技巧，如合理的宣泄、代偿移情、升华等，提高他们心理承受能力和应对挫折的能力。

（2）普及有关大学生心理危机前的各种表现特征，及时发现和处理。有关调查发现，大多数自杀者自杀前患有明显的抑郁症。医学专家在伦敦抑郁症讨论会上指出，到2020年，世界范围内的抑郁症很可能成为除心脏病外最大的一种疾病。抑郁症是最常见的精神疾病，它犹如生理上得到感冒一样，是一种精神感冒，人们大可不必因此而歧视患者。抑郁症患者与其他精神病患者不同，他们的思维和行为处于清醒状态，基本上没有攻击行为，不会造成对他人的伤害。

由于抑郁症患者内分泌系统紊乱，患者常常睡眠质量降低，常常早醒，早晨起来很早，处于一种难以自控的焦虑状态，四处游走、情绪低落、思维迟钝、没有快乐感、对任何事物失去兴趣、不喜交际、常常沉溺于自我思维当中。患者思维进入一种恶性循环当中，常常自主思维、难以自拔；严重的患者，脸部肌肉僵硬、生理反应缓慢。

抑郁症与神经衰弱有许多类似的地方，但区分的症状却十分明显：抑郁症通常上午严重，下午到晚上症状有所缓解；而神经衰弱则是上午症状很轻，而下午晚上症状加重。中度和重度抑郁症患者并不是通过开导和心理咨询就可以化解的，必须通过药物进行控制，通常需要服药

半年以上才能恢复常态，其后才可逐渐减量，以防复发。抑郁症患者的恢复要在专科医生的指导之下进行服药，需要忌酒，同时注意培养自己的兴趣和爱好，多参加运动和交际，以分散自己的注意力。由于抑郁症患者处于非常痛苦的状态之中，他们需要向人倾诉，同学和教师应该多关心他们，并注意观察其恢复状况，防患于未然。

上述有关知识要在老师和学生们中间进行有效的普及，以便及时发现，及时应对。有关资料发现，对抑郁症患者进行对症的药物治疗和心理疏导可以得到很好的效果。由于抑郁症患者的生理发生了很大的变化，其大脑中多巴胺、去甲肾上腺素和5-羟色胺分泌的变化，导致了患者情绪的低落，运用药物可以提高患者体内的这些激素水平。这些治疗需要到心理咨询中心或精神疾病医院由专家有针对性地进行。

总之，学校应加强对大学生心理危机的防范与干预，关注生命，采取各种必要措施减少悲剧的发生。

（二）大学生自身方面

就大学生自身而言，他们既是心理危机的制造者，同时也是心理危机事件的受害者。尽管大学生心理危机事件的发生有这样和那样的客观因素，但如何提高其自身心理素质，优化自身的心理品质是最重要的一个环节。

1. 树立正确的生命价值观，提高对生命的重新认知

生命不仅仅是个体的私有财产，更是牵动于家庭、学校和社会。因此，我们应尊重生命、爱护生命、善待生命。一个人自杀可以直接或间接伤害到150个人，这150人里面又有多少人因为亲人的离去而造成心理上的创伤呢？因此，要重新认识自我、重新认识生命、重新认识人生。

2. 提高自身心理品质

（1）关注自身的心理健康

大学生心理问题大多属于适应性或发展性的问题，只要拥有科学的健康观念，并掌握了基本的自我调节方法，就能自觉维护心理健康。一名当代大学生，应具备一定的心理健康知识，应时刻关注自身心理健康，不分时期，不分阶段，并贯穿人的整个生命历程。

（2）认识自我，悦纳自我

奥格·曼迪诺（Og Mandino）说："每个人都是自然界最伟大的奇迹。自从上帝创造了天地万物以来，没有一个人跟你一样，你是独一无二的造化。"每个人都有自己的独特性，真正认识自己的人，才是最有力量的人。因此，要学习心理知识，了解自我意识，学会多角度、全方位地了解自己，客观看待自己的优缺点，学会调整自我意识发展偏差，塑造和健全自我。

心理小故事：气球能不能升起来，不是因为颜色

美国著名心理学家基恩小时候经历过一件让他终生难忘的事，正是这件事使得基恩从自卑走向了自信，也正是这种自信，使他一步步走向成功。

有一次，他躲在公园的角落里偷偷地看几个白人小孩在快乐地玩。基恩很羡慕他们，也很想和他们一起玩，但他不敢，因为他是一个黑人小孩，心里很自卑。

这时，一位老人举着大把气球进了公园。白人孩子一窝蜂地跑过去，每人买了一个气球，高高兴兴地把气球放飞到空中。

白人小孩走了以后，基恩才胆怯地走到老人面前，低声请求："你可以卖一个气球给我吗?"老人慈祥地说："当然，你要一个什么颜色的?"基恩鼓起勇气说："我要一个黑色的。"老人给了他一个黑色的气球，他接过气球，小手一松，黑气球慢慢地升上了天空。老人一边眯着眼睛看着气球上升，一边用手轻轻地拍着基恩的后脑勺，说："记住，气球能不能升起，不是因为颜色，而是气球内部充满了氢气。一个人的成败不是因为种族和出身，关键是你内心有没有自信。"

资料来源：李锦云．大学生心理健康辅导［M］．北京：北京大学出版社，2010.

（3）增强自身的适应能力

改变能改变的，接受不能改变的。当我们不能改变世界、改变环境的时候，需要我们增强自身的适应能力，调整好自己的心态，积极寻找适合自己发展的途径和方法。增强自身适应能力，首先，要客观认识自我，树立自信心；其次，要对生活采取积极的态度，切忌以自我为中心。

（4）学会管理自身情绪的方法

人有七情六欲，一个人的工作顺逆、事业成败、人际关系好坏，都会引发不同的情绪，切忌因某一小事而怒发冲冠或垂头丧气。大学生应掌握情绪管理的有效方法，准确体察自己的情绪，适当表达和宣泄自己的情绪，如找好友倾诉、逛街、运动、听音乐等。无论什么时候和情境我们都要保持积极乐观的情绪状态。快乐在于发现、在于体验、在于创造，谁拥有了快乐谁的生命就会更璀璨。

相关知识

美国的心理学家艾尔玛做了一个实验，纯净的0℃的冰和水，加入人体呼出的气体。人在正常情绪状态下呼出的气体清澈透明、没有沉淀；人在悲痛状态下呼出的气体混浊，有白色沉淀；人在极度愤怒的状态下呼出的气体有紫色沉淀，如果将溶液注入小白鼠体内，几分钟后小白鼠就会身亡。

这说明一个人在心理状态不好的时候，产生了很多对身体有害的物质，这些有害物质危害了我们的身体健康。

资料来源：任超奇．家庭养生全书［M］．武汉：崇文书局，2006.

（5）提高自身的人际交往能力，学会人际交往的技巧

现实生活中，我们离不开与人打交道，因此，成功的人际关系是我们心理健康、人生幸福的前提。在日常生活中，大学生应学会主动与人交往，在交往过程中要善于倾听、尊重别人、关心别人、理解别人，要学会赞美别人。良好的人际交往会使自己有快乐让人分享，有忧愁让人分担，因此我们应不断积淀自己的人脉资源。

(6) 提高自己的耐挫折能力，磨炼自己的应对挫折的意志

人生没有完全的顺境，我们来到整个世界就是要不断的解决问题，通过解决问题才能实现自我价值。风雨随时都会袭向我们，如何抗击风雨是我们自身的事情，更是内力力量的较量。

(7) 制订好自己的职业规划

大学生应学会制订自己的职业生涯规划，让自己的大学生活更切合未来的实际发展。制订职业生涯规划时，职业发展目标要契合自己的性格、特长与兴趣，并具有可持续发展性；职业规划要考虑实际情况，并具有可执行性。职业生涯规划应包括评估自我、确定短期和长期目标、制订行动计划和内容、选择采取的方式和付诸行动。

(8) 学会恋爱

大学期间，我们是否恋爱并不是一成不变的，如何应对情感问题是不能回避的，如何认识爱情与婚姻，需要学习、需要观察、需要衡量。作为一名大学生，我们应正确看待爱情在生活中的位置，培养爱情中的道德感和责任感，学会正确处理和应对恋爱挫折。

(9) 学会利用心理咨询

善待心理、提升心理品质、优化心理健康，心理咨询是最便捷、最有效的一个途径。大学期间一旦有了心理困惑或心理问题，应及时进行心理健康评估，与心理咨询机构共同探讨解决方法和途径。大学生应学会利用这一资源，帮助自己提升心理健康水平。

我国心理学目前还处于起步阶段，整个社会对心理咨询的认知上还停留在朦胧的阶段，在一般人的头脑中还是将心理问题与精神病画等号；而在国外，心理学已经很普及了，他们做心理咨询去看心理医生甚至比到医院去看感冒都普及。因此，大学生应进一步提高对心理学的认识，明确心理咨询对个体健康成长的重要性，合理利用高校的心理咨询机构，及时与心理咨询教师进行沟通，探讨心理问题发生的根源，及时调整心理状态，提高个人的心理素质，加强心理健康的培养，使自己健康成长、成才。

思考与练习

1. 生命的意义是什么？生命具有哪些功能？
2. 什么是心理危机？心理危机的表现是什么？
3. 大学生如何才能有效地预防心理危机?
4. 心理测试

自杀态度问卷（QSA）

本问卷旨在了解个体对自杀的态度，以期为自杀预防工作提供资料和指导。在下列每个问题后，有1~5五个数字供你选择。数字1~5分别代表你对问题从完全赞同到完全不赞同的态度，请根据你自己的实际情况，在相应的数字上画“√”。

(1) 自杀是一种疯狂的行为。　1　2　3　4　5

(2) 自杀死亡者应与自然死亡者享受同样的待遇。　1　2　3　4　5

(3) 一般情况下，我不愿意和有过自杀行为的人深交。	1	2	3	4	5
(4) 在整个自杀事件中，最痛苦的是自杀者的家属。	1	2	3	4	5
(5) 对于身患绝症又极度痛苦的病人，可由医务人员在法律的支持下帮助病人结束生命（主动安乐死）。	1	2	3	4	5
(6) 在处理自杀事件过程中，应该对其家属表示同情和关心并尽可能为他们提供帮助。	1	2	3	4	5
(7) 自杀是对人生命尊严的践踏。	1	2	3	4	5
(8) 不应为自杀死亡者开追悼会。	1	2	3	4	5
(9) 如果我的朋友自杀未遂，我会比以前更关心他。	1	2	3	4	5
(10) 如果我的邻居家里有人自杀，我会逐渐疏远和他们的关系。	1	2	3	4	5
(11) 安乐死是对人生命尊严的践踏。	1	2	3	4	5
(12) 自杀是对家庭和社会一种不负责任的行为。	1	2	3	4	5
(13) 人们不应该对自杀死亡者评头论足。	1	2	3	4	5
(14) 我对那些反复自杀者很反感，因为他们常常将自杀作为一种控制别人的手段。	1	2	3	4	5
(15) 对于自杀，自杀者的家属在不同程度上都应负有一定的责任。	1	2	3	4	5
(16) 假如我自己身患绝症又处于极度痛苦之中，我希望医务人员能帮助我结束自己的生命。	1	2	3	4	5
(17) 个体为某种伟大的、超过人生命价值的目的而自杀是值得赞许的。	1	2	3	4	5
(18) 一般情况下，我不愿去看望自杀未遂者，即使是亲人或好朋友也不例外。	1	2	3	4	5
(19) 自杀只是一种生命现象，无所谓道德上的好与坏。	1	2	3	4	5
(20) 自杀未遂者不值得同情。	1	2	3	4	5
(21) 对于身患绝症又极度痛苦的病人，可不再为其进行维持生命的治疗（被动安乐死）。	1	2	3	4	5
(22) 自杀是对亲人、朋友的背叛。	1	2	3	4	5
(23) 人有时为了尊严和荣誉而不得不自杀。	1	2	3	4	5
(24) 在交友时，我不太介意对方是否有过自杀行为。	1	2	3	4	5
(25) 对自杀未遂者应给予更多的关心与帮助。	1	2	3	4	5
(26) 当生命已无欢乐可言时，自杀是可以理解的。	1	2	3	4	5
(27) 假如我自己身患绝症又处于极度痛苦之中，我不愿再接受维持生命的治疗。	1	2	3	4	5
(28) 一般情况下，我不会和家中有过自杀者的人结婚。	1	2	3	4	5

(29) 人应有选择自杀的权利。　　1　2　3　4　5

计分方法：

1. 3、7、8、10、11、12、14、15、18、20、22、25 题为反向计分，即选择“1”、“2”、“3”、“4”、“5”分别计5、4、3、2、1分；其余条目均为正向计分，即选择“1”、“2”、“3”、“4”、“5”分别计1、2、3、4、5分。

对自杀行为性质的认识	1、7、12、17、19、22、23、26、29 项均分
对自杀者的态度	2、3、8、9、13、14、18、20、24、25 项均分
对自杀者家属的态度	4、6、10、15、28 项均分
对安乐死的态度	5、11、16、21、27 项均分

分别计算4个维度的均分，以2.5和3.5为两个分界值，将对自杀的态度划分为三种情况：

得分小于或等于2.5分，对自杀持肯定、认可、理解和宽容的态度；

得分在2.5到3.5之间，对自杀持矛盾或中立态度；

得分大于或等于3.5，对自杀持反对、否定、排斥和歧视态度。

5. 心理训练

生命的价值

一、活动主题：生命如花——珍爱生命，享受生命

二、活动目的：正确认识生命价值，体会生命的意义

三、活动程序：

(一) 生命价值观探索

(1) 按每6人一组将学生分组。

(2) 请学生思考并将答案写在纸上：假设现在发生了火灾，情况危急，你只能从火海中带走三样东西，你会选择哪样？选择的顺序是什么？为什么选择这三样？它们有什么价值？还有什么重要的物品不在抢救之列？

(3) 小组内分享自己的选择。

(二) 生命的思考

(1) 按每6人一组将学生分组。

(2) 请学生思考并将答案写在纸上：由于某种原因，你即将面临死亡，在剩下的时间里，你只能做最后的5件事，你会做哪些事？顺序是什么？你觉得自己今生最成功的事是什么？最遗憾的是什么？然后再写下你的遗嘱。

(3) 小组内分享自己的选择以及感受。

(三) 团体分享今天训练的收获

参考文献

[1] 贾晓明. 大学生心理健康：走向和谐与适应［M］. 北京：北京理工大学出版社，2010.

[2] 周家华，王金凤. 大学生心理健康教育［M］. 北京：清华大学出版社，2010.

[3] 胡华北，孙晓峰. 大学生心理健康指导［M］. 合肥：合肥工业大学出版社，2009.

[4] 欧阳辉，闫华，林征. 大学生心理健康应用教程［M］. 沈阳：辽宁教育出版社，2010.

[5] 刘晓明，杨平. 大学生心理健康教育——体验·认知·训练［M］. 北京：科学出版社，2009.

[6] 高春梅. 心理健康教育与生命成长［D］. 长春：东北师范大学，2005.

[7] 黄希庭，郑涌. 大学生心理健康教育［M］. 上海：华东师范大学出版社，2009.

[8] 王新塘，骆新华，李殿录. 大学生心理健康教育［M］. 西安：陕西人民教育出版社，2009.

[9] 许德宽，朱俊梅. 大学生心理健康教育［M］. 北京：清华大学出版社，2009.

[10] 朱民锋. 大学生素质教育在实践中探索［M］. 北京：兵器工业出版社，2008.

[11] 郑洪利. 大学生心理素质训练教程［M］. 上海：上海交通大学出版社，2005.

[12] 匡霞，陈静. 心理健康与辅导［M］. 北京：北京师范大学出版社，2009.

[13] 燕良轼. 大学生心理健康教程［M］. 长沙：中南大学出版社，2006.

[14] 樊富珉，王建中. 当代大学生心理健康教程［M］. 武汉：武汉大学出版社，2006.

[15] 叶红梅，王贤明，刘晓霖. 大学生心理健康教育［M］. 北京：中国传媒大学出版社，2007.

[16] 张大均，吴明霞. 大学生心理健康［M］. 北京：清华大学出版社，2007.

[17] 汪艳丽. 大学生心理素质训练［M］. 北京：高等教育出版社，2010.

[18] 文书锋，胡邓，俞国良. 大学生心理健康通识［M］. 北京：中国人民大学出版社，2010.

[19] 刘峰，蔡迎春. 大学生心理健康——心灵成长之旅［M］. 北京：清华大学出版社，2011.

[20] 张成山，江远. 新编大学生心理健康教育［M］. 北京：清华大学出版社，2010.

[21] 明月，孙荣利. 大学生心理健康指导教程［M］. 北京：世界知识出版社，2010.

[22] 王为正，韩玉霞. 大学生心理自助读本——感悟·求索·升华［M］. 北京：科学出版社，2010.

[23] 杨振升，王朝庄. 大学生心理健康教育的理论与实践［M］. 郑州：大象出版

社，2008.
[24] 何景洋．大学生心理健康教育［M］．哈尔滨：哈尔滨工程大学出版社，2008.
[25] 赵丽琴．大学生心理健康指南［M］．北京：高等教育出版社，2010.
[26] 李锦云．大学生心理健康辅导［M］．北京：北京大学出版社，2010.
[27] 王祖莉，初铭铜．大学生心理健康教育［M］．北京：科学出版社，2010.
[28] 耿步建．大学生心理学［M］．南京：东南大学出版社，2005.
[29] 房素兰．让快乐伴你成长——大学生心理健康教育读本［M］．沈阳：辽宁大学出版社，2006.
[30] 刘爽．每天懂点爱情心理学［M］．哈尔滨：黑龙江科学技术出版社，2011.
[31] 沈继英，祖嘉合．人生理论与实践［M］．北京：北京大学出版社，1995.
[32] 冯培．思想道德修养［M］．北京：北京工业大学出版社，1998.
[33] 钟明．名人的幽默［M］．北京：金盾出版社，2009.
[34] 孤草．逆境心理学［M］．北京：大众文艺出版社，2001.
[35] 喻新安，白威凉，乔培华．反思与觉醒［M］．郑州：中原农民出版社，1988.
[36] 左夫．走过，还要悟过［M］．北京：中国国际广播出版社，2004.
[37] 莎伦·布雷姆．爱情心理学［M］．北京：人民邮电出版社，2010.
[38] 韦克难．现代管理心理学［M］．成都：四川人民出版社，2004.
[39] 彭聃龄．普通心理学［M］．北京：北京师范大学出版社，2012.
[40] 余孟辉．大学生心理健康教育［M］．北京：中国水利水电出版社，2008.
[41] 张渝成，潘绿萍，刘雪梅．大学生心理健康与成长［M］．重庆：重庆出版社，2007.
[42] 宋宝萍．大学生心理健康教育［M］．西安：西安电子科技大学出版社，2007.
[43] 郭凡．决定成败的10种心态［M］．北京：海潮出版社，2005.
[44] 聂振伟．大学心理［M］．北京：中国人民大学出版社，2009.
[45] 田野．拿破仑·希尔成功学全书［M］．北京：经济日报出版社，1997.
[46] 陈旭．中国现代名人益世趣闻［M］．西安：陕西人民出版社，1990.
[47] 约翰 A. 辛德勒．破解情绪密码［M］．北京：中国长安出版社，2009.
[48] 康石．人生最重要的70个黄金法则［M］．哈尔滨：黑龙江科学技术出版社，2008.
[49] 朱理哲，刘韧，朱雄．当代大学生恋爱心理问题及调试［J］．当代教育理论与实践，2010（1）：11-13.
[50] 周晏．提高当代大学生挫折承受力的有效途径探析［J］．长春金融高等专科学校学报，2010（2）：91-93.
[51] 王聪聪．大学校园“生命教育”调查报道［J］．成才之路，2008（34）.
[52] 马军．浅谈中国当代大学生自杀问题［J］．赤峰学院学报：自然科学版，2009（7）.
[53] 熊宁佳．大学生自杀现象分析及启示［J］．卫生职业教育，2008（15）.
[54] 叶华松．大学生生命教育［J］．教育，2011（23）.
[55] 赵国秋．心理危机干预技术［J］．中国全科医学，2008（1）.

[56] 樊富珉．危机心理干预及实施［J］．清华大学学报：社会科学版，2005（30）．
[57] 段鑫星，程婧．大学生心理危机干预［M］．北京：科学出版社，2006．
[58] 孟庆恩．大学生自杀问题与危机干预的研究［J］．健康心理学杂志，2001，6．
[59] 吉列兰，詹姆斯．危机干预策略［M］．北京：中国轻工业出版社，2000．
[60] 王登峰．临床心理学［M］．北京：人民教育出版社，1999．
[61] 温志大．超越死亡——自杀行为防治［M］．上海：上海医科大学出版社，1998．
[62] 姚月红．大学生自杀行为的预防和干预［J］．青年研究，2000（2）．
[63] 杨杨．大学生生命教育新探索［J］．考试周刊，2010（25）．
[64] 田克．当代大学生生命教育的理论与实践探讨［J］．科技信息，2007（12）：100-101．
[65] 刘丽萍．大学生生命教育探讨［J］．鸡西大学学报，2008（6）：11-12．
[66] 刘宪亮，徐玉梅，徐颖．论医科大学生生命教育的内容及途径［J］．医学与社会，2011（6）：99-102．